Sonja Güthoff, Petra Harrer, Isabell Dützmann, Stephan Dützmann
Die 50 wichtigsten Fälle Chirurgie

Sonja Güthoff, Petra Harrer,
Isabell Dützmann, Stephan Dützmann

Die 50 wichtigsten Fälle Chirurgie

3. Auflage

ELSEVIER

ELSEVIER

Hackerbrücke 6, 80335 München, Deutschland
Wir freuen uns über Ihr Feedback und Ihre Anregungen an books.cs.muc@elsevier.com

ISBN 978-3-437-42664-3
eISBN 978-3-437-09758-4

Alle Rechte vorbehalten
3. Auflage 2018
© Elsevier GmbH, Deutschland

Wichtiger Hinweis für den Benutzer
Ärzte/Praktiker und Forscher müssen sich bei der Bewertung und Anwendung aller hier beschriebenen Informationen, Methoden, Wirkstoffe oder Experimente stets auf ihre eigenen Erfahrungen und Kenntnisse verlassen. Bedingt durch den schnellen Wissenszuwachs insbesondere in den medizinischen Wissenschaften sollte eine unabhängige Überprüfung von Diagnosen und Arzneimitteldosierungen erfolgen. Im größtmöglichen Umfang des Gesetzes wird von Elsevier, den Autoren, Redakteuren oder Beitragenden keinerlei Haftung in Bezug auf jegliche Verletzung und/oder Schäden an Personen oder Eigentum, im Rahmen von Produkthaftung, Fahrlässigkeit oder anderweitig, übernommen. Dies gilt gleichermaßen für jegliche Anwendung oder Bedienung der in diesem Werk aufgeführten Methoden, Produkte, Anweisungen oder Konzepte.

Für die Vollständigkeit und Auswahl der aufgeführten Medikamente übernimmt der Verlag keine Gewähr.
Geschützte Warennamen (Warenzeichen) werden in der Regel besonders kenntlich gemacht (®). Aus dem Fehlen eines solchen Hinweises kann jedoch nicht automatisch geschlossen werden, dass es sich um einen freien Warennamen handelt.

Bibliografische Information der Deutschen Nationalbibliothek
Die Deutsche Nationalbibliothek verzeichnet diese Publikation in der Deutschen Nationalbibliografie; detaillierte bibliografische Daten sind im Internet über http://dnb.d-nb.de abrufbar.

20 21 22 23   5 4 3 2

Für Copyright in Bezug auf das verwendete Bildmaterial siehe Abbildungsnachweis
Das Werk einschließlich aller seiner Teile ist urheberrechtlich geschützt. Jede Verwertung außerhalb der engen Grenzen des Urheberrechtsgesetzes ist ohne Zustimmung des Verlages unzulässig und strafbar. Das gilt insbesondere für Vervielfältigungen, Übersetzungen, Mikroverfilmungen und die Einspeicherung und Verarbeitung in elektronischen Systemen.

Um den Textfluss nicht zu stören, wurde bei Patienten und Berufsbezeichnungen die grammatikalisch maskuline Form gewählt. Selbstverständlich sind in diesen Fällen immer Frauen und Männer gemeint.

Planung: Veronika Rojacher, München
Projektmanagement: Gabriele Lange und Stefanie Schröder, München
Redaktion: Michaela Mohr, Michael Kraft, mimo-boxx|textwerk., Augsburg
Satz: abavo GmbH, Buchloe/Deutschland; TnQ, Chennai/Indien
Druck und Bindung: Drukarnia Dimograf Sp. z o. o., Bielsko-Biała/Polen
Umschlaggestaltung: SpieszDesign, Neu-Ulm
Titelfotografie: Fotolia

Aktuelle Informationen finden Sie im Internet unter **www.elsevier.de**.

Vorwort

Liebe Studierende!

Mit dieser nun schon dritten überarbeiteten Auflage entsprechen wir ganz der schnelllebigen Medizin. Wir haben die Therapien in diesem chirurgischen Fällebuch an die teilweise wieder aktualisierten Leitlinien angeglichen und die Anregungen von Ihnen bzw. Ihren Kommilitonen eingearbeitet. Wir wollen Ihnen mit diesem Buch ein Hilfsmittel an die Hand geben, mit dem Sie sich optimal auf die mündliche Prüfung im Fach Chirurgie aber auch auf Ihren künftigen klinischen Alltag vorbereiten können.

Denn wie auch immer Sie zur Chirurgie eingestellt sind, sie bildet einen der großen Pfeiler der Medizin. Gleich, ob Sie in der Inneren Medizin, der Neurologie, der Pädiatrie oder einem anderen klinischen Fach tätig sein werden, sollten Sie künftig erkennen, wann Ihr Patient einem chirurgischen Kollegen vorgestellt werden muss. Daher wird Ihnen die Chirurgie nicht nur im Studium, sondern auch im mündlichen Examen begegnen.

Wir haben in diesem Buch für Sie die 50 wichtigsten chirurgischen Fälle zusammengetragen. Jeweils vier Buchseiten umfassen einen chirurgischen Fall. Auf der ersten Seite finden Sie klinische Angaben zu Anamnese und Untersuchungsbefunde sowie für die jeweilige Erkrankung prüfungsrelevante Fragen. Unabhängig davon, ob Sie sich allein oder in einer Lerngruppe vorbereiten, empfehlen wir Ihnen, sich zuerst die Fragen mündlich zu erarbeiten. Anschließend bieten Ihnen die folgenden drei Seiten in Antwortform kurz und prägnant die für dieses Teilgebiet wichtigen Fakten.

Wir wünschen Ihnen viel Erfolg!

München, Starnberg und Frankfurt/Main im Sommer 2018

Sonja Güthoff, Petra Harrer, Isabell Dützmann, Stephan Dützmann

Danksagungen

Ganz herzlicher Dank gilt Dr. med. Christa Becker-Gaab (Institut für klinische Radiologie, LMU München) für ihre wertvolle Unterstützung und Beratung bei der Bildauswahl und Prof. Dr. med. Dr. h. c. Maximilian Reiser (Direktor des Instituts für klinische Radiologie, LMU München) für die freundliche Abdruckgenehmigung des radiologischen Bildmaterials seines Instituts.

Ebenso bedanken wir uns herzlich für das zur Verfügung gestellte Bildmaterial bei Dr. med. Herbert Eisenlohr, Prof. Dr. med. Walter Heldwein und Dr. med. Michael Kuntze (Zentrum für Endoskopie am Klinikum Starnberg) sowie bei Dr. med. Eugen Mangel (Radiologie Starnberger See im Klinikum Starnberg).

Besonders danken möchten wir für Durchsicht der Fälle, Kritik und Bildmaterial sowie weiterführende Hilfe: Prof. Dr. Dr. Elmar Güthoff (LMU München), Prof. Dr. med. Bruno Meiser (Präsident Eurotransplant, Leiden, NL/Herzchirurgische Klinik, LMU München), Prof. Dr. med. Dr. h. c. Bruno Reichart (Direktor Herzchirurgische Klinik, LMU München), Dr. med. Mojtaba Sadeghi-Azandaryani (Chefarzt der Abteilung für Gefäßchirurgie und Leiter des Gefäßzentrums am Klinikum Landkreis Erding), Prof. Dr. med. Karl Schneider (ehem. Leitung Kinderradiologie Dr. von Haunersches Kinderspital, LMU München), Prof. Dr. med. Maximilian Stehr (Chefarzt Cnopf'sche Kinderklinik, Nürnberg), Prof. Dr. med. Peter Überfuhr (Herzchirurgische Klinik, LMU München).

Den Mitarbeiterinnen und Mitarbeitern des Elsevier-Verlags danken wir für die gute Zusammenarbeit.

Abkürzungen

A

A.	Arteria
a. p.	Strahlengang von anterior nach posterior (Röntgen)
ACT	activated clotting time
AO	Arbeitsgemeinschaft für Osteosynthesefragen
AP	Angina pectoris
ASS	Acetylsalicylsäure
AVK	arterielle Verschlusskrankheit
AZ	Allgemeinzustand

B

BB	Blutbild
BZ	Blutzucker
bzw.	beziehungsweise

C

Ca	Calcium
CA	Carbihydrate antigen (Tumormarker)
ca.	zirka, ungefähr
CABG	Coronary-Artery-Bypass-Graft
CCT	kraniale Computertomographie
CEA	karzinoembryonales Antigen (Tumormarker), Carotid Endarterectomy
cm	Zentimeter
CO$_2$	Kohlendioxid
COPD	chronisch obstruktive Lungenerkrankung (chronic obstructive pulmonary disease)
CRP	C-reaktives Protein
CT	Computertomographie

D

d	Tag(e)
D.	Ductus
DD	Differenzialdiagnose(n)
DG	Darmgeräusche
DS	Druckschmerz(en)
DSA	digitale Subtraktionsangiographie

E

EK	Erythrozytenkonzentrat
EKG	Elektrokardiogramm
ERCP	endoskopisch retrograde Cholangio-Pankreatikographie
evtl.	eventuell
EZ	Ernährungszustand

F

fT$_3$	freies Triiodthyronin
fT$_4$	freies Thyroxin

G

GCS	Glasgow-Coma-Scale
GERD	gastro-esophageal reflux disease
ggf.	gegebenenfalls
GIT	Gastrointestinaltrakt
γ-GT	γ-Glutamyltransferase
GOT	Glutamat-Oxalacetat-Transaminase
GPT	Glutamat-Pyruvat-Transaminase
Gy	Gray

H

Hb	Hämoglobin
HCC	hepatozelluläres Karzinom
β-HCG	humanes Choriongonadotropin
HF	Herzfrequenz
Hg	Quecksilber
Hkt	Hämatokrit
HLA	humanes Leukozytenantigen
HLM	Herz-Lungen-Maschine
HWS	Halswirbelsäule

I

i. a.	intraarteriell
i. d. R.	in der Regel
I. E.	internationale Einheit
i. v.	intravenös

K

K	Kalium
KG	Körpergewicht
kg	Kilogramm
KHK	koronare Herzkrankheit
KM	Kontrastmittel
KS	Klopfschmerz(en)

L

lat.	lateinisch
Lig.	Ligamentum
LK	Lymphknoten
LWK	Lendenwirbelkörper
LWS	Lendenwirbelsäule

M

M.	Morbus, Musculus
max.	maximal
min	Minuten
mind.	mindestens
mm	Millimeter

Abkürzungen

mmHg	Millimeter Quecksilbersäule		**R**	
MRCP	Magnetresonanzcholangiopankreatiko-graphie		**R.**	Ramus
MRT	Magnetresonanztomographie		**RG**	Rasselgeräusche
			RR	Blutdruck nach Riva-Rocci

N

- **N.** Nervus
- **Na** Natrium
- **NEC** nekrotisierende Enterokolitis
- **NERD** nonerosive reflux disease
- **Nn.** Nervi
- **NSAID** nicht-steroidales Antiphlogistikum

O

- **o. p. B. (o. B.)** ohne pathologischen Befund
- **ÖGD** Ösophago-Gastro-Duodenoskopie
- **OP** Operation
- **OPSI** Overwhelming post splenectomy infection

P

- **p.a.** posterior-anterior
- **pAVK** periphere arterielle Verschlusskrankheit
- **PEG** perkutane endoskopische Gastrostomie
- **PET** Positronen-Emissionstomographie
- **p. m.** punctum maximum
- **PPI** Protonenpumpeninhibitor
- **PTCA** perkutane transluminale Koronarangioplastie
- **PTT** Thromboplastinzeit (partial thrombo-plastine time)
- **py** pack-years (Raucheranamnese)

S

- **s** Sekunden
- **SIRS** systemic inflammatory response syndrome
- **sog.** sogenannte(n)
- **Syn.** Synonym

T

- **Tc** Technetium
- **TEP** total-extraperitoneale Netzimplantation
- **TME** totale Mesorektumexzision (nach Heald)
- **TSH** Thyreotropin (thyroid-stimulating hormone)

U

- **u. a.** und andere/unter anderem

V

- **V.** Vena
- **V. a.** Verdacht auf
- **v. a.** vor allem
- **WHO** World Health Organization
- **WS** Wirbelsäule

Z

- **z. B.** zum Beispiel
- **ZNS** zentrales Nervensystem
- **ZVK** zentraler Venenkatheter

Abbildungsnachweis

Der Verweis auf die jeweilige Abbildungsquelle befindet sich bei allen Abbildungen im Werk am Ende des Legendentextes in eckigen Klammern.

L106	Henriette Rintelen, Velbert	
M943	Prof. Dr. med. Dr. h. c. Maximilian Stehr, Cnopf'sche Kinderklinik Nürnberg	
R234	H.-P. Bruch, O. Trentz: Berchtold Chirurgie, 6.Aufl., Elsevier GmbH, Urban & Fischer Verlag, München 2008	
R236	M. Classen, V. Diehl, K. Kochsiek: Innere Medizin, 6. Aufl., Elsevier GmbH, Urban & Fischer Verlag 2009	
T579	Dr. med. Ch. Becker-Gaab, Klinikum der Universität München	
T580	Dr. med. Eugen Mangel, Radiologie Starnberger See im Klinikum Starnberg	
T581	Dr. med. P. Harrer, Klinikum Starnberg	
T582	Dr. med. S. Güthoff, Klinikum der Universität München	
T583	Dr. med. H. Eisenlohr, Zentrum für Endoskopie im PoliCenter am Klinikum Starnberg	
T602	Dr. med. M. Sadeghi-Azandaryani, Kreiskrankenhaus Erding	
T603	Prof. Dr. med. Karl Schneider, Klinikum der Universität München	
T604	Radiologie Starnberger See, im Klinikum Starnberg	
T848	Prof. Dr. med. B. Reichart, Klinikum der Universität München	

Inhaltsverzeichnis

01	Akute Atemnot nach Motorradunfall	1
02	Heiserkeit und zunehmender Halsumfang	5
03	Pulsierender Abdominaltumor	9
04	Schwellung am Sprunggelenk	13
05	Druckschmerzhafter rechter Oberbauch	19
06	Übelkeit und rechtsseitige Unterbauchschmerzen	25
07	Sturz auf den Kopf	29
08	Tastbare Resistenz im rechten Unterbauch	33
09	Vorübergehende Armschwäche	37
10	Akute gürtelförmige Schmerzen im Oberbauch	41
11	Belastungsabhängige Dyspnoe, Angina pectoris und Synkope	45
12	Schwellung linke Leiste	49
13	Chronischer Husten und blutiges Sputum	53
14	Rückenschmerzen nach Sturz vor drei Wochen	59
15	Bewusstlosigkeit und multiple Frakturen	63
16	Erbrechen, Druckgefühl im Oberbauch und Appetitlosigkeit	67
17	Vorschulkind mit palpablem Abdominaltumor	73
18	Schmerzen linker Unterbauch	77
19	Schmerzen im Handgelenk nach Sturz	83
20	Suizidversuch mit Haushaltsreiniger	87
21	Kleinkind mit Bauchkrämpfen	91
22	Schwellung linkes Knie nach Verdrehtrauma	95
23	Herztransplantation nach dilatativer Kardiomyopathie	99
24	Akutes Abdomen	103
25	Schulterschmerzen nach Sturz	107
26	Fieber, Oberbauchschmerzen rechts und Ikterus	111
27	Wadenschmerzen beim Gehen	117
28	Bluterbrechen	123
29	Fehlstellung im Handgelenk	127
30	Rechtsbetonte Bauchschmerzen und Durchfälle	131
31	Akute Bauchschmerzen und Laktatanstieg	135
32	Verfärbung und Schwellung am Unterschenkel	141
33	Akutes Skrotum	145
34	Brennen und Druckgefühl retrosternal	149
35	Palpabler Knoten in der Brust	153
36	Kollaps und Thorakoabdominalschmerz links, Ausstrahlung in linke Schulter	157
37	Kleinkind mit Schonhaltung des Unterarms	161
38	Blutauflagerung beim Stuhlgang	165
39	Akuter Thoraxschmerz	169
40	Intraoperativer Zufallsbefund am Dünndarm	175
41	Schmerzende Hüfte nach Sturz	179
42	Suspekter Befund bei der Abdomensonographie	183
43	Belastungsabhängiger akuter Thoraxschmerz	187
44	Perakut einsetzende Bauchschmerzen	191
45	Verbrennungen	195
46	Tastbare Resistenz im Oberbauch und Ikterus	199
47	Schmerzen und Parästhesien der Hand	203
48	Krampfartige Unterbauchschmerzen mit Erbrechen	207

49	Schwellung und Schmerzen am Oberarm	211	50	Schluckbeschwerden und retrosternales Druckgefühl 215
				Register 219

Inhaltsverzeichnis nach Krankheitsbildern

Akutes Abdomen	103, 191
Aortenaneurysma	9
Aortenklappenstenose	45
Appendizitis, akute	25
Bronchialkarzinom	53
Cholezystolithiasis	111
Chronisch entzündliche Darmerkrankungen	131
Divertikulitis	77
Femurfraktur	179
Frakturen, kindliche	161
Gastrointestinale Blutung	123
Hepatozelluläres Karzinom	19
Herztransplantation	99
Hodentorsion	145
Humerusfraktur	211
Ileus	207
Invagination	91
Karpaltunnelsyndrom	203
Kniebinnentrauma	95
Kolonkarzinom	33
Koronare Herzkrankheit	187
Kreuzbandruptur	95
Lebermetastasen	183
Leistenhernie	49
Lungenembolie	169
Magenkarzinom	67
Mammakarzinom	153
Meckel-Divertikel	175
Mesenterialischämie	135
Milzruptur	157
Morbus Crohn	131
Nephroblastom	73
Ösophaguskarzinom	215
Ösophagusverätzung	87
Pankreaskarzinom	199
Pankreatitis, akute	41
Periphere arterielle Verschlusskrankheit	117
Polytrauma	63
Refluxösophagitis	149
Rektumkarzinom	165
Schädel-Hirn-Trauma	29
Schenkelhalsfraktur	179
Schilddrüsenkarzinom	5
Schulterluxation	107
Sigmakarzinom	183
Skaphoidfraktur	83
Spannungspneumothorax	1
Sprunggelenksfraktur	13
Ulcus duodeni	123
Ulkusperforation	191
Unterarmfraktur	127
Verbrennungen	195
Weichteilinfektion	141
Wilms-Tumor	73
Wirbelkörperfraktur	59
Zerebrovaskuläre Insuffizienz	37

Inhaltsverzeichnis nach Fachgebieten

Allgemeinchirurgie
32	Verfärbung und Schwellung am Unterschenkel	141

Gefäßchirurgie
3	Pulsierender Abdominaltumor	9
9	Vorübergehende Armschwäche	37
27	Wadenschmerzen beim Gehen	117
39	Akuter Thoraxschmerz	169

Handchirurgie
47	Schmerzen und Parästhesien der Hand	203

Herzchirurgie
11	Belastungsabhängige Dyspnoe, Angina pectoris und Synkope	45
20	Herztransplantation nach dilatativer Kardiomyopathie	99
39	Akuter Thoraxschmerz	169
43	Belastungsabhängiger akuter Thoraxschmerz	187

Kinderchirurgie
17	Vorschulkind mit palpablem Abdominaltumor	73
21	Kleinkind mit Bauchkrämpfen	91
33	Akutes Skrotum	145
37	Kleinkind mit Schonhaltung des Unterarms	161

Neurochirurgie
7	Sturz auf den Kopf	29

Plastische Chirurgie
35	Palpabler Knoten in der Brust	153
45	Verbrennungen	195

Thoraxchirurgie
13	Chronischer Husten und blutiges Sputum	53
39	Akuter Thoraxschmerz	169

Unfallchirurgie
1	Akute Atemnot nach Motorradunfall	1
4	Schwellung am Sprunggelenk	13
7	Sturz auf den Kopf	29
14	Rückenschmerzen nach Sturz vor drei Wochen	59
15	Bewusstlosigkeit und multiple Frakturen	63
19	Schmerzen im Handgelenk nach Sturz	83
22	Schwellung linkes Knie nach Verdrehtrauma	95
25	Schulterschmerzen nach Sturz	107
29	Fehlstellung im Handgelenk	127
33	Akutes Skrotum	145
36	Kollaps und Thorakoabdominalschmerz links, Ausstrahlung in linke Schulter	157
37	Kleinkind mit Schonhaltung des Unterarms	161
41	Schmerzende Hüfte nach Sturz	179
49	Schwellung und Schmerzen am Oberarm	211

Viszeralchirurgie
2	Heiserkeit und zunehmender Halsumfang	5
5	Druckschmerzhafter rechter Oberbauch	19
6	Übelkeit und rechtsseitige Unterbauchschmerzen	25
8	Tastbare Resistenz im rechten Unterbauch	33
10	Akute gürtelförmige Schmerzen im Oberbauch	41
12	Schwellung linke Leiste	49
16	Erbrechen, Druckgefühl im Oberbauch und Appetitlosigkeit	67
17	Vorschulkind mit palpablem Abdominaltumor	73
18	Schmerzen linker Unterbauch	77
20	Suizidversuch mit Haushaltsreiniger	87
24	Akutes Abdomen	103
26	Fieber, Oberbauchschmerzen rechts und Ikterus	111
28	Bluterbrechen	123
30	Rechtsbetonte Bauchschmerzen und Durchfälle	131
31	Akute Bauchschmerzen und Laktatanstieg	135
34	Brennen und Druckgefühl retrosternal	149
35	Palpabler Knoten in der Brust	153

Inhaltsverzeichnis nach Fachgebieten

36	Kollaps und Thorakoabdominalschmerz links, Ausstrahlung in linke Schulter	157
38	Blutauflagerung beim Stuhlgang	165
40	Intraoperativer Zufallsbefund am Dünndarm	175
42	Suspekter Befund bei der Abdomensonographie	183
44	Perakut einsetzende Bauchschmerzen	191
46	Tastbare Resistenz im Oberbauch und Ikterus	199
48	Krampfartige Unterbauchschmerzen mit Erbrechen	207
50	Schluckbeschwerden und retrosternales Druckgefühl	215

Akute Atemnot nach Motorradunfall

Anamnese

Als Sie als Notarzt am Unfallort eintreffen, hat der 23-Jährige bereits einen venösen Zugang, eine Zervikalstütze sowie eine Sauerstoffmaske von den Sanitätern erhalten. Der junge Mann berichtet, er habe in die Kurve fahren wollen und sei dann auf der nassen Fahrbahn mit dem Motorroller weggerutscht. Er sei auf die rechte Rumpfseite gestürzt, habe aber sofort aufstehen und sich den Helm absetzen können. Bewusstlos war er zu keiner Zeit. Allerdings bekäme er zunehmend schlechter Luft. Ansonsten habe er keine Schmerzen und keine Vorerkrankungen.

Untersuchungsbefunde

23-jähriger Patient in schlankem EZ, zu Person, Ort und Zeit voll orientiert.

Körperliche Untersuchung: Puls 115/min, RR 90/50 mmHg, Atmung schmerzhaft, flach und schnell mit einer AF von 21/min. Nach Aufschneiden des Pullovers offene Wunde am rechten, mittleren Thorax in der Axillarlinie, Abschürfungen entlang der rechten Rumpfseite. Pulmo: rechts hypersonorer Klopfschall, fehlendes Atemgeräusch, linke Lunge unauffällig. Abdomen weich, keine Abwehrspannung, kein DS. Während der Untersuchung wird der Patient plötzlich sehr blass und bekommt kaum noch Luft.

1. Welche Diagnose stellen Sie?

2. Welche Pathogenese liegt dieser Erkrankung zugrunde?

3. Welche Maßnahme ist die dringlichste in dieser Situation? Beschreiben Sie bitte das Vorgehen!

4. Wie sichern Sie Ihre Diagnose bei Ankunft in der Klinik?

5. Wie ist der weitere klinische Therapieverlauf?

Fall 01 Akute Atemnot nach Motorradunfall

1. Diagnose

Es handelt sich sehr wahrscheinlich um einen **Pneumothorax**. Da sich der Kreislauf bereits entscheidend beeinflusst zeigt, ist von einem **Spannungspneumothorax** auszugehen. Bei Letzterem gelangt zwar durch einen Ventilmechanismus Luft in den Pleuraspalt, kann aber nicht mehr entweichen. Es besteht akute Lebensgefahr! Charakteristisch sind die **klinischen Symptome**: Dyspnoe, hypersonorer Klopfschall und ein fehlendes Atemgeräusch bei der Auskultation. Beim **Spannungspneumothorax** kommt es zusätzlich zu Zeichen der Kreislaufinsuffizienz: Tachykardie, später Bradykardie, Blutdruckabfall, Tachypnoe, Zyanose, Halsvenenstauung. Die Symptome können bei kleiner Ausprägung fehlen. Manchmal kann auch ein Hautemphysem als Knistern zu tasten sein. Sind große Teile der Lunge oder sogar eine komplette Seite betroffen, erkennt man oft eine asymmetrische Atembewegung.

Differenzialdiagnostisch kommt auch ein **Hämatothorax** infrage, bei dem es z. B. bei einem Trauma in den Pleuraspalt einblutet. Hier würde man ebenso kein Atemgeräusch über der betroffenen Lunge auskultieren können. Allerdings wäre der Klopfschall abgeschwächt und nicht, wie in dem vorliegendem Fall, hypersonor (tönend, hohl klingend).

> **MERKE**
> Beim Spannungspneumothorax handelt es sich um eine akut lebensbedrohliche Situation!

2. Pathogenese

Die **Definition** eines Pneumothorax ist die **Ansammlung von Luft in der Pleurahöhle**, einem kleinen, luftleeren Spalt zwischen den beiden Pleurablättern (P. parietalis als Auskleidung der Thoraxwand und P. visceralis als äußere Grenze der Lunge).
In Atemruhelage sollte der Druck im Pleuraspalt **negativ** sein (–0,5 kPa), während die transmurale Druckdifferenz der Lunge um den gleichen Betrag positiv sein sollte (+0,5 kPa). Dass heißt nichts anderes, als dass die Lunge das Bestreben hat, sich zusammenzuziehen und über den Unterdruck im Pleuraspalt an der Thoraxwand aufgehängt ist. Gelangt nun Luft in den Spalt zwischen den Pleurablättern, so wird der **Unterdruck aufgehoben** oder es entstehen positive Drücke, sodass sich die Lunge aufgrund der Eigenelastizität zusammenzieht und im Extremfall komplett kollabieren kann.

Ätiologisch unterscheidet man zwischen **traumatischem** und **spontanem** Pneumothorax (> Tab. 1.1).

Tab. 1.1 Ätiologische Einteilung des Pneumothorax

Traumatischer Pneumothorax	
Unfall	- Stumpfes Trauma. - Penetrierendes Trauma.
Iatrogen	- Operative Eingriffe an der Lunge. - Nach Legen eines ZVK. - Mechanische Beatmung.
Spontanpneumothorax	
Primär oder idiopathisch	- Lungengesunde (!). - Vor allem große, schlanke Patienten < 40 J. - Meist Platzen kleiner Bullae an der Lungenspitze.
Sekundär	- Lungenerkrankung als Ursache (z. B. COPD, Lungenemphysem, Mukoviszidose etc.).
Katamenial	- Selten. - Durch versprengtes Endometriosegewebe. - Zum Zeitpunkt der Menstruation auftretend.

Der Spontanpneumothorax ist immer geschlossen, während man beim traumatischen Pneumothorax den offenen (nach innen oder außen offen) vom geschlossenen unterscheidet. Ein gering ausgeprägter Pneumothorax, der in der Röntgen-Thoraxaufnahme die Lunge mantelförmig umgibt und meist klinisch stumm bleibt, wird als **Mantelpneumothorax** bezeichnet.

3. Therapie

Bei einem kleinen oder isolierten Pneumothorax sowie beim Mantelpneumothorax kann bei **klinisch beschwerdefreiem Patienten** gegebenenfalls **konservativ** unter engmaschiger Kontrolle abgewartet werden, bis die Luft im Pleuraspalt von alleine resorbiert wird.

Die **primäre Therapie** beim **symptomatischen Pneumothorax** ist die **Thoraxdrainage**. Besteht am Unfallort nicht die Möglichkeit einer professionellen Thoraxdrainage, so muss bei Verdacht auf einen Spannungspneumothorax zumindest mittels eines provisorischen Ventils (z. B. ein Fingerling als **„Tiegel-Ventil"**) eine Entlastung herbeigeführt werden.
Zugangsmethoden:
- Thoraxdrainage nach **Monaldi** im **2. oder 3. Interkostalraum (ICR) in der Medioklavikularlinie** (mind. 2 cm Abstand zum Sternum, um die A. mammaria interna zu schützen) bei isoliertem Pneumothorax.
- Thoraxdrainage (auch Pleuradrainage) nach **Bülau im 5. oder 6. ICR in der vorderen bis mittleren Axillarlinie** (beim Mann ca. Mamillenhöhe), wenn neben dem Pneumo- auch ein Hämatothorax besteht und zusätzlich das Blut abgesaugt werden soll.

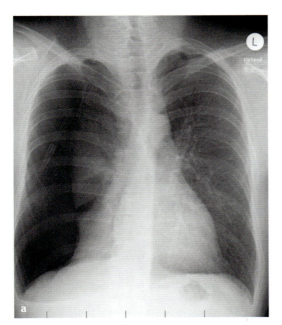

Abb. 1.1 a Röntgen-Thoraxaufnahme in p.a. eines traumatischen Spannungspneumothorax. Beschreiben Sie die Lungengrenze! Auf welcher Seite befindet sich der Pneumothorax? (➤ Abb. 1.1b) [T579]

Legen einer Thoraxdrainage: Rückenlagerung des Patienten → Hautdesinfektion und Lokalanästhetikum über Monaldi- bzw. Bülau-Zugangsbereich → 4–5 cm lange waagerechte Hautinzisur (Hautschnitt) etwas unterhalb des anvisierten ICR → stumpfes Präparieren mit dem Finger und einer Schere nach kranial bis oberhalb der unteren Rippe des ICR, in den man die Drainage legen möchte (**Cave!** Immer nur oberhalb der Rippe vorpräparieren, da hier die Verletzung von Gefäßen selten ist; die Interkostalgefäße verlaufen jeweils unter der Rippe) → stumpfes Verdrängen der Interkostalmuskulatur → stumpfes Eröffnen des Pleuraraums und Überprüfen der Lokalisation → Einbringen der Drainage mit Trokar (besser platzierbar; **Cave!** Trokar etwas zurückziehen, damit die Spitze nicht die Lunge verletzt) oder ohne Trokar die Drainage mit dem Finger vorschieben (weniger Gefahr der Lungenverletzung, jedoch oft schlechter platzierbar) → Anschluss an ein Wasserschloss oder Tiegel-Ventil → Anlegen einer Tabaksbeutelnaht um die Drainagenöffnung, Festnähen der Drainage und Verschluss der Hautinzision → klinische Lagekontrolle: Drainage beschlägt im Lumen → Röntgenkontrolle zur Lagekontrolle → evtl. Sog von –20 mmHg Wassersäule anlegen.

> **MERKE**
> - Therapie der Wahl beim symptomatischen Pneumothorax ist die Thoraxdrainage.
> - Die Präparation muss immer am Oberrand einer Rippe erfolgen, da an den Rippenunterrändern Gefäße und Nerven verlaufen.

4. Diagnostik
Radiologischer Goldstandard beim Pneumothorax ist die **Röntgen-Thoraxaufnahme** in **zwei Ebenen** in **aufrechter** Haltung und in **Exspiration**. Mit zunehmendem Ausmaß wird die Pleura visceralis als Grenze der im Vergleich zur Luft im Pleuraspalt röntgendichteren Lunge sichtbar. Im Extremfall liegt eine komplett kollabierte Lunge vor. Bei einem **Spannungspneumothorax** kommt es zusätzlich zum **Mediastinalshift** (Verdrängung des Mediastinums zur Gegenseite mit Kompression der gesunden Lunge, ➤ Abb. 1.1a+b).

Fall 01 Akute Atemnot nach Motorradunfall

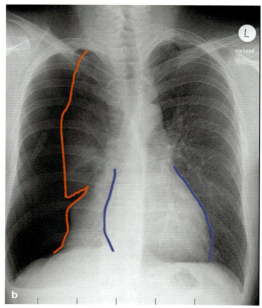

Abb. 1.1 b Röntgen-Thoraxaufnahme in p.a. eines traumatischen Spannungspneumothorax. Die rote Linie zeigt die Lungengrenze der kollabierten Lunge, die blaue Linie verdeutlicht anhand der Herzsilhouette die Mediastinalverschiebung nach links. [T579]

Beim traumatischen Pneumothorax achtet man besonders auf **Begleitverletzungen**, wie z. B. Rippenfrakturen. Außerdem besteht oft ein Hautemphysem. Ein geringgradiger oder isolierter Pneumothorax kann im Röntgenbild ggf. nicht gesehen werden, da es sich um ein Summationsbild handelt. In diesem Fall kann zur Diagnose eine **Computertomographie** indiziert sein, die die genauen Ausmaße eines Pneumothorax sowie Begleitverletzungen, z. B. Hämatothorax, darstellen kann.

5. Therapieverlauf

Der Patient muss **stationär** aufgenommen und ggf. Begleitverletzungen behandelt werden.
Aufgrund der offenen Wunde und der Abschürfungen sollte nicht vergessen werden, nach dem **Impfstatus für Tetanus** zu fragen und gegebenenfalls die aktive (Toxoidimpfstoff) oder passive (Tetanus-Antitoxin) Tetanusimpfung durchzuführen (Fall 37).

Bei richtiger Lage der **Thoraxdrainage** kann sich die Lunge durch das Entfernen der Luft aus dem Pleuraraum rasch wieder entfalten, was beim traumatischen Pneumothorax i. d. R. ausreicht. Beim Spontanpneumothorax (➤ Tab. 1.1) besteht v. a. bei jungen Patienten eine bis zu **30%ige Rezidiv-Wahrscheinlichkeit.** Daher sollten die blasig veränderte Lungenspitze und/oder die Bullae (Blasen) an anderen gefährdeten Stellen in Intubationsnarkose mit zweilumigem Tubus minimal-invasiv reseziert (entfernt) werden **(thorakoskopische Lungenresektion)**. Zusätzlich wird die Pleura angeraut **(Pleurodese)** oder teilweise entfernt **(Pleurektomie)**, damit eine Verwachsung mit der Thoraxinnenwand erreicht wird. Dadurch verringert sich das Rezidivrisiko auf < 5 %.

Die Thoraxdrainage sollte je nach Ausmaß drei bis sieben Tage an einer Pumpe (Sog −20 mmHg) bzw. einem Wasserschloss angeschlossen liegen. Vor dem Entfernen der Thoraxdrainage und einen Tag danach sollte eine Röntgen-Kontrolle erfolgen. Weitere ambulante Kontrollen sowie der Fadenzug nach zehn Tagen schließen sich an. Wurden operativ (z. B. bei einem Spontanpneumothorax, siehe oben) eine thorakoskopische Lungenresektion, eine Pleurodese und/oder Pleurektomie durchgeführt, ist eine postoperative Schonung für vier bis sechs Wochen angeraten

ZUSAMMENFASSUNG

- Der Pneumothorax ist die Ansammlung von Luft in der Pleurahöhle.
- Unterteilung: Spontanpneumothorax (primär oder sekundär) und traumatischer Pneumothorax (Unfall oder idiopathisch); offen oder geschlossen.
- Klinik: Dyspnoe, hypersonorer Klopfschall, fehlendes Atemgeräusch; bei einem Spannungspneumothorax zudem Zeichen der Kreislaufinsuffizienz.
- Therapie: Anlegen einer Thoraxdrainage ggf. direkt am Unfallort; bei Spontanpneumothorax evtl. zusätzlich thorakoskopische Lungenresektion, Pleurodese und/oder Pleurektomie.
- Radiologischer Goldstandard sowohl in der Diagnostik als auch zur Therapiekontrolle ist der Röntgen-Thorax in zwei Ebenen.

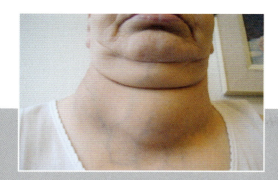

02

Heiserkeit und zunehmender Halsumfang

Anamnese

Die 76-jährige Frau S. wird vom Hausarzt wegen einer vor etwa einer Woche plötzlich aufgetretenen Heiserkeit in der chirurgischen Ambulanz vorgestellt. Die begleitende Tochter der Patientin berichtet über eine deutliche Zunahme des bei ihrer Mutter seit mehr als zehn Jahren bekannten Kropfs in den letzten vier bis sechs Wochen, der bisher medikamentös behandelt worden sei. Bei Frau S. sind außerdem eine kompensierte Linksherzinsuffizienz und eine KHK bekannt.

Untersuchungsbefunde

Körperliche Untersuchung: 76-jährige Patientin in gutem AZ und leicht adipösem EZ. Deutlicher inspiratorischer Stridor ohne Tachy- oder Dyspnoe. Schilddrüse deutlich vergrößert (> Bild [T581]) und nur bedingt schluckverschieblich, auch bei Reklinieren des Kopfes palpatorisch keine Abgrenzung nach kaudal möglich. Konsistenz eher derb, auch können einige Knoten an beiden Schilddrüsenhälften getastet werden. Lungen: beidseits vesikuläres Atemgeräusch. Weiterer körperlicher Untersuchungsbefund bis auf eine Varikosis an beiden Unterschenkeln unauffällig.

1. An welche Diagnose denken Sie vorrangig? Welche Differenzialdiagnosen kennen Sie?

2. Wie sieht Ihr weiteres diagnostisches Vorgehen aus?

3. Welche Therapie ist angezeigt?

4. Welche eingriffsspezifischen Komplikationen können auftreten?

5. Welche Nachbetreuungsmaßnahmen empfehlen Sie dem Hausarzt von Frau S.?

Fall 02 Heiserkeit und zunehmender Halsumfang

1. Diagnose
Bei Frau S. liegt eine bekannte Knotenstruma vor, die bisher medikamentös behandelt wurde. Aufgrund der **raschen Zunahme** des Halsumfangs sowie der plötzlich aufgetretenen **Heiserkeit,** verbunden mit der derben Konsistenz und eingeschränkten Verschieblichkeit bei der Palpation besteht der dringende Verdacht auf ein **Schilddrüsenkarzinom.** Dies kann auch in einer seit Jahren bestehenden Struma nodosa entstehen. In ➤ Tab. 2.1 sind die malignen Schilddrüsentumoren mit Angaben zu Häufigkeit und Prognose aufgeführt. Andere Tumoren, wie Lymphome oder Metastasen in der Schilddrüse, machen nur etwa 5 % der malignen Schilddrüsentumoren aus.

2. Diagnostik
Zur Diagnostik bei Schilddrüsenerkrankungen sind folgende Untersuchungen erforderlich:
- **Sonographie:** Größenbestimmung (Schilddrüsenvolumen normal: Frauen ≤ 18 ml, Männer ≤ 25 ml), Abgrenzbarkeit, Morphologie und Lokalisation von Knotenbildungen, Ausschluss von vergrößerten Halslymphknoten.
- **Labordiagnostik:** Zur Beurteilung der Schilddrüsenstoffwechsellage TSH, fT_3 und fT_4 sowie Kalzium zum Ausschluss eines Hyperparathyreoidismus.
- **Schilddrüsenszintigraphie** mit ^{99m}Tc-Pertechnetat: Nachweis von mehr- oder minderspeichernden Arealen („heiße" oder „kalte" Knoten) und atypisch gelegenem Schilddrüsengewebe.
- **Röntgen-Thorax:** Bei nach retrosternal eintauchenden Strumen mit der Frage nach einer Verbreiterung des Mediastinums (➤ Abb. 2.1a) und Frage nach Rundherden.

Ergibt sich über die Basisdiagnostik oder bereits durch die anamnestischen Angaben der Verdacht auf ein Malignom oder einen abklärungsbedürftigen Fokus, so sind ggf. ergänzend durchzuführen:
- **Feinnadelpunktion und Punktionszytologie:** Aussagekraft von der Erfahrung des Untersuchers und des beurteilenden Pathologen abhängig.
- **Kalzitonin:** Tumormarker für das medulläre Schilddrüsenkarzinom.
- **Thyreoglobulin:** Kann sowohl bei benignen wie malignen Veränderungen erhöht sein.
- **MRT oder CT:** Bei ausgedehnten Befunden, Verdacht auf Infiltration in Nachbarstrukturen, zur Beurteilung des Mediastinums, bei Verdacht auf intrathorakale Anteile der Struma (➤ Abb. 2.1b).
- **Laryngoskopie:** Bei neu aufgetretener Heiserkeit und vor jeder geplanten Schilddrüsenoperation ist die Beurteilung der Stimmlippenfunktion notwendig (Frage nach einer **Recurrensparese**).

Im Fall von Frau S. ergibt die Punktionszytologie eines szintigraphisch minderspeichernden Areals im rechten Schilddrüsenlappen den dringenden Verdacht auf ein **folliculäres Schilddrüsenkarzinom.** Zudem besteht eine Struma multinodosa beidseits mit einem Gesamtvolumen von etwa 85 ml und sonographisch komplett knotig umgewandeltem Schilddrüsenparenchym in beiden Lappen. Die HNO-ärztliche Untersuchung bestätigt den Verdacht auf eine Recurrensparese rechts bei Minderbeweglichkeit des rechten Stimmbandes in der Laryngoskopie. Die Schilddrüsenstoffwechsellage entspricht einer Euthyreose.

Tab. 2.1 Einteilung der Schilddrüsenkarzinome

Typ	Häufigkeit	Metastasierungsweg	5-Jahres-Überleben
Papillär	60–70 %	Regionale LK	80–90 %
Follikulär	15–20 %	Hämatogen (Lunge, Knochen)	60–75 %
Medulläres C-Zell-Karzinom	5–10 % sporadisch oder hereditär	Lymphogen, später auch hämatogen	50 %
Anaplastisch	< 5 %	Früh Lungenfiliae	< 5 %

MERKE
Jeder solitäre, sonographisch echoarme Knoten ≥ 1 cm, der sich im Szintigramm minderspeichernd darstellt oder rasch wachsende Foki sollten einer weiteren Abklärung mittels Feinnadelpunktion zugeführt werden. Bei kleineren Knoten ist engmaschig in Abständen von sechs Monaten eine Verlaufskontrolle per Sonographie durchzuführen.

3. Therapie
Sowohl der punktionszytologische Befund mit dem Verdacht auf ein Schilddrüsenkarzinom als auch die Größe der Struma mit einem Gesamtvolumen von etwa 85 ml stellen bei Frau S. eine OP-Indikation dar. Bei bereits präoperativ bestehendem Verdacht auf ein Malignom sollte intraoperativ eine Schnellschnittuntersuchung nach Entfernung des betroffenen Schilddrüsenlappens erfolgen.

- operativer Zugang über Kocher-Kragen-Schnitt
- Bei Bestätigung des Malignoms sowie einer Tumorgröße von mehr als 1 cm ist die komplette Entfernung der Schilddrüse (**Thyreoidektomie**) sowie eine **zervikozentrale Lymphadenektomie** angezeigt.
- Bei Tumoren ≤ 1 cm (**Mikrokarzinom**) und fehlenden Hinweisen auf eine LK-Beteiligung ist beim differenzierten Schilddrüsenkarzinom die komplette Entfernung der betroffenen Schilddrüsenhälfte ausreichend (➤ Tab. 2.2).

Tab. 2.2 Operative Primärtherapie beim differenzierten Schilddrüsenkarzinom

Tumor ≤ 1 cm, solitär, keine Metastasen	Eingeschränkt radikales Vorgehen möglich, keine LK-Dissektion, Hemithyreoidektomie
Tumor > 1 cm oder multifokale Tumoren	Thyreoidektomie + zerviko-zentrale Lymphadenektomie (Standardvorgehen)
Laterale od. mediastinale LK-Metastasen	Thyreoidektomie und systematische Lymphadenektomie entsprechend des betroffenen Kompartiments

Sollte bei der intraoperativen Schnellschnittuntersuchung zunächst kein Karzinom sicher nachzuweisen sein, die histologische Beurteilung im Paraffinschnitt des OP-Präparates (auch als Zufallsbefund bei OP einer benignen Struma nodosa) jedoch ein differenziertes Schilddrüsenkarzinom > 1 cm ergeben, so ist möglichst innerhalb 1 Woche die sog. **Komplettierungsoperation (Restthyreoidektomie) mit zentraler Lymphadenektomie** erforderlich.

Bei jeder Operation an der Schilddrüse sollte versucht werden, die Nebenschilddrüsen (Epithelkörperchen) zu schonen (ggf. Reimplantation im nahe gelegenen Muskelgewebe).

4. Komplikationen
Neben den allgemeinen OP-Komplikationen wie Nachblutung und Wundheilungsstörung ist bei Eingriffen an der Schilddrüse mit folgenden Komplikationen zu rechnen:

- **Recurrensparese:** Läsion des N. recurrens, der an der Rückfläche der Schilddrüse verläuft, durch Druck, Zug am Nerv oder Durchtrennung. Zu unterscheiden ist eine passagere von einer permanenten Parese (> 6 Monate postoperativ). Cave! Postoperativ logopädische Therapie.
- **Hypoparathyreoidismus mit Kribbelparästhesien und Hypokalzämie:** Temporäre oder bleibende Funktionsstörung der Nebenschilddrüsen (Epithelkörperchen) durch Störung ihrer Blutversorgung oder versehentliche Mitentfernung beim Eingriff an der Schilddrüse. Behandlung durch Kalziumsubstitution und ggf. Gabe von Dihydrotachysterol und/oder Cholecalciferol (Vitamin D_3) in der Langzeittherapie

5. Nachbehandlung
Im Rahmen der onkologischen Nachbehandlung ist bei einem differenzierten Schilddrüsenkarzinom im Anschluss an die Thyreoidektomie eine **Radioiodtherapie** zur Ablation von evtl. noch vorhandenem bzw. versprengtem Schilddrüsengewebe notwendig. Bis zu deren Durchführung sollte keine Hormonsubstitution

Fall 02 Heiserkeit und zunehmender Halsumfang

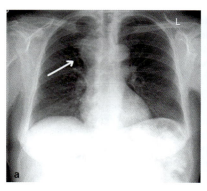
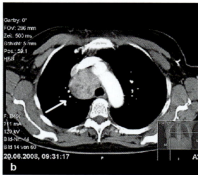

Abb. 2.1 a. Röntgen-Thorax mit Mediastinalverbereiterung. b. CT-Thorax mit intrathorakalem Strumaanteil. [T604]

zum Ausgleich der postoperativ fehlenden Schilddrüsenfunktion erfolgen, um durch den dadurch eintretenden TSH-Anstieg eine bessere Ansprechbarkeit der Radioiodtherapie zu erzielen.

Bei undifferenzierten Karzinomen oder organüberschreitendem Wachstum besteht die Möglichkeit der **perkutanen Bestrahlung**.

Aufgrund der fehlenden Schilddrüsenfunktion nach kompletter Entfernung der Schilddrüse ist eine **Hormonsubstitution mit Levothyroxin** erforderlich. Die Hormonsubstitution beim differenziertem Schilddrüsenkarzinom sollte hochnormal (150–250 µg/d), also **in TSH-suppressiver Dosierung** (= basales TSH im unteren Normbereich) erfolgen, da TSH auf Schilddrüsengewebe und damit auch auf okkulte Metastasen wachstumsfördernd wirkt. Bei undifferenzierten Karzinomen ist dieser Effekt aufgrund fehlender TSH-Rezeptoren am Tumorgewebe wirkungslos, sodass diese Patienten eine Substitution entsprechend normalen TSH-Werten erfahren. Wird eine Radiojodtherapie durchgeführt, so erfolgt die TSH-Suppression erst nach dieser (sonst wird die Therapie nicht aufgenommen).

Im weiteren Verlauf sollten zur **Nachsorge** beim Schilddrüsenkarzinom im ersten Jahr in vierteljährlichen Abständen neben der körperlichen Untersuchung eine Sonographie der Halsregion sowie die Bestimmung des TSH-Wertes und des Thyreoglobulins erfolgen. Im zweiten Jahr ist dies in halbjährlichen sowie ab dem dritten Jahr in jährlichen Abständen sinnvoll.

ZUSAMMENFASSUNG

- Schnelles Wachstum einer Struma und spontan aufgetretene Heiserkeit sind verdächtig auf ein Schilddrüsenmalignom.
- Szintigraphisch kalte und in der Größe zunehmende echoarme Foki > 1 cm sind abklärungsbedürftig.
- Standardtherapie beim differenzierten Schilddrüsenkarzinom > 1 cm ist die Thyreoidektomie mit zervikozentraler Lymphadenektomie und postoperativ nachfolgender Radioiodtherapie. Ausnahme ist das oft als Zufallsbefund entdeckte solitäre Mikrokarzinom < 1 cm.

03

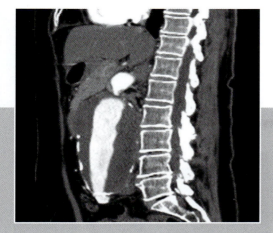

Pulsierender Abdominaltumor

Anamnese
Der 64-jährige Herr M. stellt sich in der Notaufnahme der Universitätsklinik vor. Er hätte schon seit Monaten Rückenschmerzen gehabt. Sein Hausarzt habe heute einen „pulsierenden Abdominaltumor" gefunden, was ihn sehr verunsichert. Herr M. habe vor drei Jahren das Rauchen aufgegeben (40 py), nachdem er wegen einer pAVK am rechten Bein operiert worden war. Es bestünde kein Diabetes mellitus. Ein arterieller Hypertonus sowie eine Hypercholesterinämie seien seit Jahren bekannt und medikamentös behandelt.

Untersuchungsbefunde
64-jähriger Patient in gutem AZ und stark adipösem EZ. Blutdruck 155/100 mmHg, Puls 82/min.
Körperliche Untersuchung: Bauchdecke pulsierend.
Abdomensonographie: Fettleber, Nieren und Harnblase o. p. B., bei stark adipösem Abdomen keine weitere Beurteilung möglich. Sie veranlassen eine CT des Thorax und des Abdomens (➤ Bild [T579]).

1. Befunden Sie bitte das CT-Bild! Wie lautet Ihre Diagnose?

2. Erklären Sie bitte die Ätiologie dieser Erkrankung!

3. Skizzieren Sie bitte die verschiedenen morphologischen Formen dieser Erkrankung!

4. Beschreiben Sie bitte die diagnostische Grundlage dieser Erkrankung!

5. Welche Komplikation droht diesem Patienten unbehandelt?

6. Welche Therapie ist bei dieser Erkrankung indiziert?

Fall 03 Pulsierender Abdominaltumor

1. Diagnose

➤ Abb. 3.1 zeigt eine CT-Aufnahme in arterieller Kontrastmittelphase und sagittaler Rekonstruktion. Es ist deutlich ein **massiv erweitertes Lumen der Aorta abdominalis** zu erkennen (siehe rote Umrandung). Das kontrastmittelperfundierte Lumen der Aorta abdominalis stellt sich hyperdens (hell) dar und ist von einem randständigen, hypodensen Thrombus (dunkel) umgeben. In Zusammenschau mit der Klinik (➤ Tab. 3.1) stellen Sie die Diagnose eines **abdominellen Aortenaneurysmas** (AAA, oder Bauchaortenaneurysma, BAA).

Tab. 3.1 Klinik bei Aortenaneurysma

Lokalisation	Zustand	Klinik
Abdominelles Aortenaneurysma	Geschlossen	Häufig asymptomatisch, pulsierender abdomineller Tumor, Rückenschmerzen, Querschnittssymptomatik, Oberbauchbeschwerden, ggf. Obstipation oder Diarrhö, Anurie
Thorakales Aortenaneurysma	Rupturiert	Vernichtungsschmerz, Schocksymptomatik, Hypotonie, Tachykardie. Fast immer tödlicher Verlauf!
	Geschlossen	Häufig asymptomatisch, Kompression der Trachea mit Stridor, Dyspnoe, Ösophaguskompression, Schluckbeschwerden, Schmerzen hinter dem Sternum, Heiserkeit, Horner-Syndrom

MERKE

Definitionsgemäß spricht man bei einer Erweiterung des Gefäßdurchmessers auf mindestens das 1,5-Fache von einem arteriellen Aneurysma.

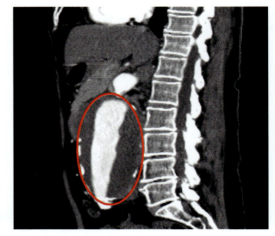

Abb. 3.1 CT des Abdomens. [T579]

2. Ätiologie und Pathogenese

Bei etwa 95 % der **abdominellen Aneurysmen** besteht als Grunderkrankung eine **Arteriosklerose**. Daher findet sich häufig gleichzeitig eine arterielle Verschlusskrankheit (➤ Fall 9, ➤ Fall 27, ➤ Fall 31, ➤ Fall 43). **Risikofaktoren** für ein abdominelles Aneurysma sind demnach: Alter > 50 Jahre, männliches Geschlecht, Rauchen, Hypercholesterinämie, Hypertriglyzeridämie, Adipositas, Diabetes mellitus, arterieller Hypertonus und Bewegungsmangel.

Weitere Ursachen von Aortenaneurysmen sind:
- **Trauma:** Dissektionen v. a. im Bereich des Ligamentum arteriosum.
- **Gravidität.**
- **Infektionen:** Lues, mykotische Aneurysmen (pilzartig aussehende Aneurysmen bei bakterieller Infektion).
- **Vorgeschaltete Stenosen:** Aortenklappenstenose, Gefäßersatz.
- **Bindegewebserkrankungen:** Prädisposition z. B. bei Marfan-Syndrom, Ehlers-Danlos-Syndrom, Mediasklerose Erdheim-Gsell.
- In 20 % eine familiäre Häufung, sodass auch eine **genetische Komponente** beschrieben wird.

Insgesamt scheint die Pathogenese der Aneurysmen einer **multifaktoriellen Interaktion** zu folgen, wobei

Rauchen der wichtigste Risikofaktor für die Ausbildung eines abdominellen Aneurysmas zu sein scheint.

3. Aneurysmaformen
Bei Aneurysmen unterscheidet man anhand ihrer Morphologie echte Aneurysmen (Aneurysmata vera) von falschen Aneurysmen (Aneurysmata falsa).
- Das **Aneurysma verum** zeigt eine Lumenerweiterung durch **alle Schichten.**
  - **Aneurysma fusiformis:** spindelförmige Erweiterung in alle Richtungen.
  - **Aneurysma sacciformis:** sackförmige Vorwölbung.
- Das **Aneurysma falsum** entsteht durch eine Gefäßwandverletzung:
  - **Aneurysma spurium:** entsteht bei paravasalem Hämatom.
  - **Aneurysma dissecans:** entsteht bei Wandeinriss (Dissektion), sodass sich das Blut durch die Gefäßwandschichten hindurch (Entry) einen Weg gräbt (meist durch die Media), der nicht selten wieder zurück ins wahre Lumen führt (Reentry).

4. Diagnostik
- **Körperliche Untersuchung** (pulsierender abdomineller Tumor).
- **Sonographie** des Abdomens oder als transthorakale Echokardiographie; bei guten Schallbedingungen ermöglicht sie eine gute Abschätzung des Aneurysmadurchmessers, des durchströmten Lumens und des wandständigen Thrombusmaterials.
- Im **Röntgen-Thorax** bzw. in der **Abdomenübersichtsaufnahme** können sich Aortenaneurysmen bei asymptomatischen Patienten als Zufallsbefund darstellen.
- Die Spiral-Computertomographie (Spiral-CT) mit i. v. KM als **CT-Angiographie** erlaubt ein genaues Ausmessen als präoperative Diagnostik und ist auch in Notfallsituationen das **diagnostische Verfahren der Wahl.**
- Die **digitale Subtraktionsangiographie** (DSA) kann alternativ präoperativ eingesetzt werden und findet vor allem intraoperativ Anwendung, um das Operationsergebnis und die aortalen Gefäßabgänge zu überprüfen.
- Die **Magnetresonanz-(MR-)Angiographie** wird alternativ prä- und postoperativ z. B. bei Kontraindikationen für iodhaltiges KM, wie es bei der CT aber auch bei der DSA verwendet wird, veranlasst.
- Die **Herzkatheteruntersuchung** empfiehlt sich präoperativ bei Patienten > 40 Jahre, da eine KHK bei Aneurysma-Operationen intraoperativ und auch postoperativ im Verlauf ein entscheidender Risikofaktor ist.

MERKE
Diagnostischer Goldstandard bei Aortenaneurysmen ist die CT-Angiographie.

5. Komplikation
Eine gefürchtete Komplikation bei Aortenaneurysma ist die **Ruptur,** die einen **Notfall mit hoher Letalität** darstellt. Der wichtigste **Rupturfaktor** scheint der **Durchmesser** des Aneurysmas zu sein: Je größer der Aneurysmadurchmesser ist, desto höher ist das Rupturrisiko. Während beispielsweise bei einem Aneurysmadurchmesser von 6–7 cm von einem Rupturrisiko von 10–20 % pro Jahr ausgegangen werden muss, ist bei Aneurysmen > 8 cm Durchmesser das Rupturrisiko von 30–50 % pro Jahr beschrieben.

6. Therapie
Da das Rupturrisiko vom Durchmesser des Aneurysmas abhängt, dient er als **Operationsindikation:** Allgemein sollte ein abdominelles Aortenaneurysma ab einem **Durchmesser von 5–5,5 cm** behandelt werden. Da aber als Indikationsgrundlage grundsätzlich gilt, dass die Rupturgefahr größer sein muss als das Operationsrisiko für den Patienten, muss die **Therapieentscheidung individuell** vom Patienten und dessen Begleiterkrankungen abhängig gemacht werden. Wird noch keine Operationsindikation gestellt, so wird das Aneurysma engmaschig kontrolliert. Generell wird eine durchschnittliche

Fall 03 Pulsierender Abdominaltumor

Zunahme des Durchmessers von **0,3–0,7 cm pro Jahr** beschrieben. Es muss aber dringend eine antihypertensive Therapie mit Blutdruck-Zielwerten von < 130 mmHg systolisch durchgeführt werden.

Operative Therapieoptionen:

- **Konventionelle offene Operation:** Über einen transabdominellen Zugang als mediane Laparotomie (seltener über einen retroperitonealen oder thorakoabdominalen Zugang) wird in Allgemeinnarkose möglichst wenig invasiv zum Aortenaneurysma präpariert (➤ Abb. 3.2a). Distal und dann proximal des Aneurysmas werden die Aorta und ggf. die Iliakalgefäße abgeklemmt bzw. angeschlungen. Das Aneurysma wird längs eröffnet und Thromben entfernt (➤ Abb. 3.2b). Anschließend wird eine Rohr- oder bei zusätzlicher Rekonstruktion der Iliakalarterien eine Y-Prothese eingenäht (➤ Abb. 3.2c). Zum Ende der Anastomose hin wird unter Entlüftung der Blutfluss wieder freigegeben. Nach der Blutstillung wird bei der Inlay-Technik der Aneurysmasack über der Prothese zusammengenäht (➤ Abb. 3.2d) und das Abdomen wieder sorgfältig verschlossen.
- **Endovaskuläre Aneurysmareparatur (EVAR):** Über ein Kathetersystem, das z. B. in die A. femoralis eingebracht wird, eine präoperativ vermessene Stentprothese unter intraoperativer Angiographiekontrolle mit KM vorgeschoben, platziert und mittels eines integrierten Ballonkatheters dilatiert werden. Als **Kontraindikation** gilt z. B. eine stark eingeschränkte Nierenfunktion (wegen des KM). Als nur relative Kontraindikation sind ein Knickwinkel (Kinking) von > 60° im Aneurysmahals, ausgeprägte Verkalkungen und Thromben und eine langstreckige Einengung der Beckenarterien anzusehen, da neuere endovaskuläre Prothesen hier teilweise attraktive Lösungsalternativen bieten.

Eventuell werden auch beide Methoden kombiniert, indem der gut zugängliche Teil offen operiert und zusätzlich über das offene Lumen endovaskulär ein Stent weiter vorgeschoben wird.

> **ZUSAMMENFASSUNG**
> - Von einem Aneurysma spricht man ab einer Erweiterung des Gefäßdurchmessers um das 1,5-Fache.
> - 95 % der abdominellen Aortenaneurysmen liegt eine Arteriosklerose zugrunde. Wichtigster Risikofaktor ist das Rauchen.
> - Geschlossene Aneurysmen sind häufig asymptomatisch oder gehen mit Symptomen wie Rückenschmerzen, Oberbauchbeschwerden oder Dyspnoe einher.
> - Rupturierte Aneurysmen imponieren mit Vernichtungsschmerz und Schocksymptomatik. Sie sind ein gefäßchirurgischer Notfall mit hoher Letalität.
> - Diagnostischer Goldstandard des Aortenaneurysmas ist die CT-Angiographie.
> - Aortenaneurysmen können konventionell offen operiert oder endovaskulär über ein Kathetersystem gestentet werden.

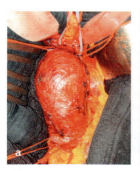 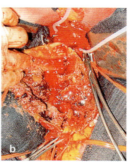 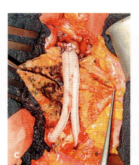 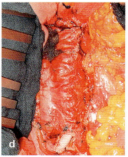

Abb. 3.2 Operationssitus. a. Abdominelles Aortenaneurysma. b. Eröffnen des Aneurysmas. c. Y-Prothese. d. Verschluss des Aneurysmasacks über der Prothese. (Inlay-Technik) [T602]

04

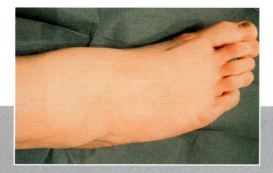

Schwellung am Sprunggelenk

Anamnese
Nach einem Waldspaziergang wird die 34-jährige Frau S. von ihrem Ehemann in die Notfallambulanz gebracht, nachdem sie über eine Baumwurzel gestolpert und mit dem rechten Fuß nach außen umgeknickt ist. Sie habe sofort ein „Knacken" und stärkste Schmerzen im rechten Sprunggelenk verspürt und habe nicht mehr auftreten können. Bis auf die Antibabypille nehme sie keine Medikamente ein, ihr sind keine Erkrankungen bekannt, auch sei sie noch nie operiert worden.

Untersuchungsbefunde
34-jährige Patientin in gutem AZ und schlankem EZ.
Körperliche Untersuchung: (> Bild [T581]) Starker DS sowohl über dem Innen- als auch über dem Außenknöchel. Beweglichkeit im rechten Sprunggelenk kann schmerzbedingt nicht geprüft werden, ebenso wenig die Stabilität des Bandapparates. Der rechte Vorfuß ist im Seitenvergleich kühler. Durchblutung, Motorik und Sensibilität sind regelrecht und seitengleich. Ansonsten unauffälliger Untersuchungsbefund.

1. Interpretieren Sie das Bild. Wie lautet Ihre Verdachtsdiagnose?

2. Welche diagnostischen Maßnahmen veranlassen Sie?

3. Wie kann die Verletzung eingeteilt werden und welche Begleitverletzungen sind möglich?

4. Welche Therapie leiten Sie ein?

5. Wie sieht das weitere Behandlungskonzept aus?

6. Welche Komplikationen bzw. Spätfolgen können auftreten?

Fall 04 Schwellung am Sprunggelenk

1. Verdachtsdiagnose und mögliche Verletzungen
Der geschilderte Unfallmechanismus mit Umknicken im Sprunggelenk (**Supinations-** oder **Pronationstrauma** mit Inversion oder Eversion des Fußes) lässt auf eine Verletzung im Bereich des Sprunggelenks schließen. Außerdem fallen bei der Inspektion am rechten Sprunggelenk eine deutliche Schwellung sowie bei der Untersuchung deutliche Schmerzen und eine eingeschränkte Funktion (**unsichere Frakturzeichen**) auf. Daneben haben Sie eine leichtgradige Fehlstellung festgestellt (**sicheres Frakturzeichen**). Sie gehen daher von einer **Fraktur in der Knöchelregion** aus.

> **MERKE**
> Die Sprunggelenkfraktur ist eine der häufigsten Frakturen des Erwachsenen.

2. Diagnostik
In Ergänzung zur sorgfältigen klinischen Untersuchung mit Überprüfung der peripheren Durchblutung, Motorik und Sensibilität wird eine **Röntgenuntersuchung** des oberen Sprunggelenks in zwei Ebenen veranlasst. Bei klinischem Verdacht auf hohe Fibulafraktur (Druck auf das Fibulaköpfchen) oder Mittelfußfraktur (Druck auf das Metatarsale-5-Köpfchen) müssen entsprechende Röntgenaufnahmen des proximalen Unterschenkels und des Mittelfußes ergänzt werden, da aufgrund des Unfallmechanismus Frakturen im Mittelfuß oder aber auch die ansonsten häufig übersehene Maisonneuve-Fraktur (unten) vorliegen können.

> **MERKE**
> - Bei isolierten Innenknöchelfrakturen ist eine zusätzliche hohe Fibulafraktur durch ergänzende Röntgenaufnahmen des Unterschenkels proximal auszuschließen!
> - **Maisonneuve-Fraktur:** Sonderform der hohen Fibulafraktur im proximalen Drittel mit langstreckiger Zerreißung der Membrana interossea und Instabilität der Malleolengabel (wird häufig übersehen!).

3. Einteilung und mögliche Begleitverletzungen
Das distale Fibulaende entspricht dem Außenknöchel, dasjenige der Tibia dem Innenknöchel. Tibia und Fibu-

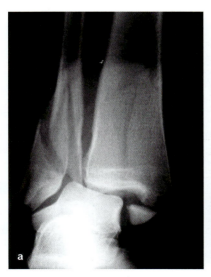
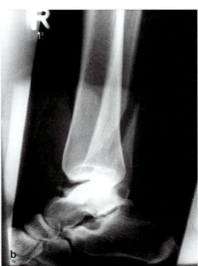

Abb. 4.1 a+b Röntgenaufnahmen rechtes oberes Sprunggelenk in 2 Ebenen. [T581]

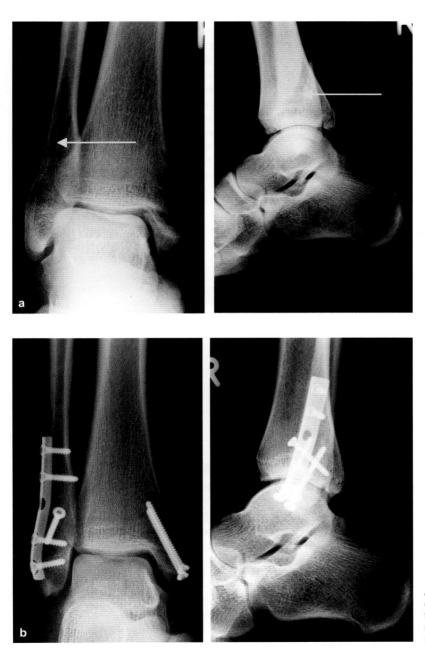

Abb. 4.2 Plattenosteosynthese einer einfachen Außenknöchelfraktur Typ Weber B mit interfragmentärer Zugschraube an der Fibula. [R234]

la sind durch die sog. **Syndesmose,** eine ligamentäre Struktur, fest miteinander verbunden. Die aus den beiden Knöcheln bestehende Mallelolengabel bildet gemeinsam mit dem Talus das **obere Sprunggelenk.** Frakturen des Sprunggelenks werden **nach Danis und Weber** je nach Höhenlokalisation der Außenknöchelfraktur in Bezug zur Syndesmose **eingeteilt:**

- **Typ Weber A:** Fraktur am Außenknöchel distal der tibiofibularen Syndesmose; z. B. Abrissfraktur an der Fibulaspitze.
- **Typ Weber B:** Frakturzone am Außenknöchel in Höhe der Syndesmose; mit und ohne Beteiligung der Syndesmose.
- **Typ Weber C:** Fibulafraktur proximal der Syndesmose mit Syndesmosenzerreißung.

Mögliche **Begleitverletzungen** bei Außenknöchelfraktur können sein:

- **Bandrupturen** am Innenknöchel.
- **Bimalleoläre Sprunggelenkfraktur:** zusätzliche Fraktur des Innenknöchels.
- **Trimalleoläre Sprunggelenkfraktur (Volkmann-Dreieck):** zusätzlich Abbruch der Tibiahinterkante.
- **Luxationsfraktur:** Mit Zunahme der verletzten Strukturen kommt es zunehmend zur Instabilität im oberen Sprunggelenk und Luxation des Talus.

Auf den Röntgenaufnahmen von Frau S. (> Abb. 4.1) sind in der a. p.-Aufnahme eine verschobene lange Schrägfraktur der Fibula in Höhe der Syndesmose, eine Querfraktur des Innenknöchels und eine Fehlstellung des Talus mit Dislokation nach lateral zu sehen, während in der seitlichen Aufnahme die Talusfehlstellung kaum sichtbar ist. Daher besteht hier eine **bimalleoläre Luxationsfraktur des oberen Sprunggelenks Typ Weber B.**

4. Therapie

Nicht dislozierte, isolierte Außenknöchelfrakturen vom **Typ Weber A** und alle nicht dislozierten Frakturen können konservativ mit Ruhigstellung im Unterschenkelgips bzw. einer speziellen Unterschenkelorthese behandelt werden. Bei **allen übrigen, dislozierten Sprunggelenkfrakturen** ist in der Regel die operative Therapie mit anatomiegerechter Reposition und Stabilisierung mittels Schrauben- und Plattenosteosynthesen (> Abb. 4.2) indiziert.

Eine **Luxationsfehlstellung** im oberen Sprunggelenk sollte möglichst bereits am Unfallort zumindest grob reponiert werden, um den begleitenden Weichteilschaden gering zu halten. Je schwerer die Dislokation bzw. Luxation, desto rascher ist eine Stabilisierung mittels **Osteosynthese** möglichst **innerhalb von sechs Stunden** nach dem Trauma anzustreben. Anderenfalls steigt das **Risiko von Weichteilnekrosen** mit konsekutiven Wundheilungsstörungen.

Bei erheblichen Weichteilschäden oder offenen Frakturen II° und III° kann als primäre Stabilisierung die Anlage eines **Fixateur externe** und nach Abschwellung der Weichteile der Umstieg auf ein internes Osteosyntheseverfahren indiziert sein.

> **MERKE**
> - Bei Versorgung einer Sprunggelenkfraktur ist intraoperativ die Syndesmose auf Festigkeit zu prüfen und diese bei Läsion ggf. zusätzlich mittels Naht und einer sog. Stellschraube zu versorgen.
> - Neben regelmäßigen Kontrollen der Weichteilverhältnisse sind gerade in der frühen postoperativen Phase engmaschig periphere Durchblutung, Motorik und Sensibilität zu kontrollieren, um frühzeitig schwellungs- und druckbedingte Durchblutungsstörungen oder Nervenläsionen zu erkennen (Kompartmentsyndrom).

5. Weiterbehandlung

Postoperativ ist je nach Stabilität der Osteosynthese und abhängig vom Verletzungsausmaß eine weitere **Ruhigstellung** im Unterschenkelgips bzw. mit einer speziellen Unterschenkelorthese für bis zu sechs Wochen mit ggf. möglicher **Teilbelastung** der betroffenen Extremität erforderlich.

Aufgrund der notwendigen Ruhigstellung und Entlastung des betroffenen Beines besteht ein erhöhtes **Thromboserisiko.** Oft bestehen, wie im vorliegenden Fall, weitere Risikofaktoren für eine Beinvenenthrombose wie die Einnahme von Kontrazeptiva oder eine

Adipositas. Deshalb ist für die gesamte Zeit der Immobilisierung der verletzten Extremität, also auch über die Ruhigstellung durch einen Gipsverband hinaus, eine **Thromboseprophylaxe** mit einem niedermolekularen Heparinpräparat indiziert.

6. Komplikationen/Spätfolgen
- Eingeschränkte Beweglichkeit im oberen Sprunggelenk.
- Chronische Instabilität durch Insuffizienz des Bandapparates.
- Posttraumatische Arthrose durch Gelenkinkongruenzen bei unzureichender Reposition der Fraktur oder Instabilität des Syndesmosen- und/oder Bandapparates oder durch traumatische Knorpelläsionen.

MERKE
Instabilitäten und Arthrosen können sekundär eine Arthrodese des oberen Sprunggelenks erforderlich machen.

ZUSAMMENFASSUNG
- Der häufigste Unfallmechanismus für eine Sprunggelenkfraktur ist ein Supinations- oder Pronationstrauma.
- Die Einteilung der Sprunggelenkfrakturen erfolgt nach Denis und Weber und wird durch die Lokalisation der Fibulafraktur in Bezug zur Syndesmose definiert.
- Häufig liegen zusätzliche Läsionen am Bandapparat bzw. am Innenknöchel und/oder der Tibiahinterkante vor.
- Eine Maisonneuve-Fraktur sollte nicht übersehen werden (hohe Fibulafraktur im proximalen Drittel mit langstreckiger Zerreißung der Membrana interossea und Instabilität der Malleolengabel).
- Mit Ausnahme der Weber-A-Fraktur ist in der Regel die Osteosynthese indiziert.

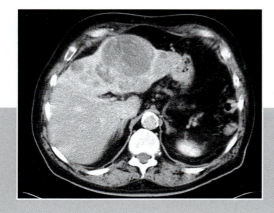

Druckschmerzhafter rechter Oberbauch

Anamnese

Die Hausärztin überweist ihren 57-jährigen Patienten Herrn W. zu Ihnen ins Kreiskrankenhaus zur Abklärung einer sonographisch diagnostizierten Raumforderung der Leber bei bekanntem Alkoholabusus mit Leberzirrhose. Erst habe der gelernte Maurer seinen Job verloren, dann sei seine Frau vor sechs Jahren mit einem anderen Mann nach Australien ausgewandert. Seine zwei Söhne würden ihm aber zumindest eine Haushälterin bezahlen. Diese ergänzt, dass Herr W. in den letzten Monaten einiges an Gewicht abgenommen habe, öfter über Übelkeit und ein Druckgefühl im Oberbauch klage, in den letzten Wochen immer mal wieder auffiebere, nachts stark schwitze und zunehmend verwirrt sei.

Untersuchungsbefunde

57-jähriger kachektischer Patient in deutlich reduziertem AZ und EZ (68 kg bei 182 cm), HF 90/min, RR 150/95 mmHg, Körpertemperatur 37,4 °C.

Körperliche Untersuchung: Gelbliches Hautkolorit und gelbliche Skleren. Haut und Schleimhäute sind trocken. Herz und Lunge sind unauffällig. Abdomen: aufgetrieben, weich, regelrechte Darmgeräusche über allen Quadranten, Druckschmerz ohne Abwehrspannung im rechten Oberbauch. Leber vergrößert 4 cm unter dem Rippenbogen mit derbem Leberrand zu palpieren.

Apparative Untersuchung: Sie veranlassen eine CT des Abdomens (➤ Bild [T579]).

---

1. Befunden Sie bitte das CT! Wie lauten Ihre Verdachtsdiagnose, die benignen und die malignen Differenzialdiagnosen?

2. Welche Risikofaktoren sind mit dieser malignen Lebererkrankung assoziiert?

3. Wie gehen Sie diagnostisch weiter vor?

4. Welche therapeutischen Möglichkeiten operativ und konservativ bzw. interventionell gibt es?

5. Welche Prognose besteht für den Patienten?

Fall 05 Druckschmerzhafter rechter Oberbauch

1. Verdachtsdiagnose und Differenzialdiagnosen

Die Abbildung zeigt eine CT-Abdomen in axialer Schnittführung auf Höhe der Leber im Weichteilfenster in venöser Kontrastmittelphase. Es demaskieren sich im linken Leberlappen (Segmente 4a und 4b) eine große, irregulär abgegrenzte hypodense (dunkle) Raumforderung (> Abb. 5.1, rote Markierung) sowie im angrenzenden rechten Leberlappen multiple kleine Satellitenherde. Zudem besteht bei dem Patienten eine **B-Symptomatik** (ungewollte Gewichtsabnahme von mindestens 10 % des KG in den letzten 6 Monaten, Fieber, Nachtschweiß). Am wahrscheinlichsten ist bildmorphologisch bei bekannter Leberzirrhose und der Klinik die Diagnose **hepatozelluläres Karzinom (HCC)**. Die benignen und malignen Differenzialdiagnosen des HCC sind:

- Benigne Raumforderungen:
  - Leberhämangiom: häufigste benigne Raumforderung, selten Spontanruptur.
  - Fokale noduläre Hyperplasie (FNH): septierter Tumor, meist bei Frauen, ätiologisch evtl. Östrogene, eher keine Komplikationen.
  - Hepatozelluläres Adenom: meist jüngere Frauen. Ätiologie: Östrogene. Komplikationen: Infarzierung, Ruptur, maligne Entartung.
  - Leberzysten: flüssigkeitsgefüllte Hohlräume, meist keine Komplikationen.
  - Abszess: bakteriell oder parasitär (Amöbiasis).
- Maligne Raumforderungen:
  - Lebermetastase: häufigste maligne Raumforderung der Leber, oft multipel.
  - Hämangiosarkom: selten, Tumor des Gefäßendothels. Ätiologie: Vinylchlorid, Arsen, Bestrahlung.
  - Hepatoblastom: selten, v. a. Kinder in den ersten vier Lebensjahren.
  - Cholangiozelluläres Karzinom (CCC): von Gallengängen ausgehend, ältere Menschen, schlechte Prognose.
- Echinokokkose: alveoläre Echinokokkose durch Fuchsbandwurm (E. multilocularis); zystische Echinokokkose durch Hundebandwurm (E. granulosus).

2. Risikofaktoren

Männer sind dreimal häufiger betroffen als Frauen und das Erkrankungsalter wird mit **über 50 Jahren** angegeben. In mehr als 80 % der Fälle liegt einem HCC eine **Leberzirrhose** zugrunde. Als besonders prädisponierend werden die chronischen Verläufe der **Virushepatitiden B und C,** aber auch die **Hämochromatose** angegeben. Neben dem Alkoholkonsum birgt auch die nicht-alkoholische Fettlebererkrankung oder auch Steatohepatitis z. B. durch Diabetes mellitus und dem metabolischen Syndrom die Gefahr einer HCC-Entstehung. Weitere Risikofaktoren sind Mykotoxine wie das vom Pilz Aspergillus flavus (**Aflatoxin B_1**), **Alkoholabusus,** $α_1$-**Antitrypsin-Mangel** und synthetische **Chemikalien**.

> **MERKE**
> Bei allen Patienten mit Leberzirrhose, Patienten mit chronischer Hepatitis B oder Fettleberhepatitis sollte ein HCC-Screening mittels Sonographie der Leber durchgeführt werden.

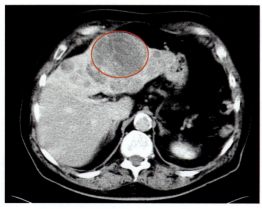

Abb. 5.1 CT-Abdomen. Große, irregulär abgegrenzte hypodense Raumforderung (Markierung) im linken Leberlappen sowie multiple kleine Satellitenherde im rechten Leberlappen. [T579]

3. Diagnostik

Das hepatozelluläre Karzinom (HCC) kann lange Zeit asymptomatisch oder eher unspezifisch verlaufen. Erst

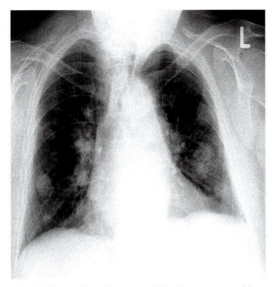

Abb. 5.2 Röntgen-Thorax in p. a. mit multiplen Lungenmetastasen bds. [T579]

später treten je nach Ausmaß des Karzinoms Symptome wie Druckschmerz im rechten Oberbauch, Ikterus, Aszites und B-Symptomatik auf, sodass es sich oft wie hier um einen **sonographischen Zufallsbefund** handelt. Da das HCC mit der Leberzirrhose assoziiert ist, kann diese zuvor sonographisch bekannt sein, sodass das HCC meist als echoreiche (echogene) Raumforderung bei ihrer Kontrolle auffällt.

- **Labor:** Zur weiteren Abklärung sollten v. a. **Leberwerte, Gerinnungsparameter** und α-**Fetoprotein (AFP)** als Tumormarker (kann auch bei chronischen Lebererkrankungen erhöht sein, daher als Verlaufsparameter bei Therapie empfohlen) betrachtet werden.
- **Bildgebende Verfahren der Wahl** sind bei Malignomverdacht die Röntgen-Thoraxaufnahme zum Ausschluss von Lungenmetastasen (➤ Abb. 5.2), die CT und die MRT.
- **Biopsie:** Es gibt die Möglichkeit der **Feinnadelbiopsie,** deren Durchführung allerdings wegen der Gefahr von Implantationsmetastasen gründlich abgewogen werden sollte. Außerdem könnte es zur Ruptur kommen, falls es sich um ein hepatozelluläres Adenom handeln sollte. Gegebenenfalls ist diagnostisch eine **Laparatomie mit Biopsie** bei nicht-resektablem Befund indiziert.
- **Nuklearmedizin:** Bei Verdacht auf eine fokale noduläre Hyperplasie (FNH) oder ein hepatozelluläres Adenom kann z. B. eine **hepatobilliäre Sequenz-**

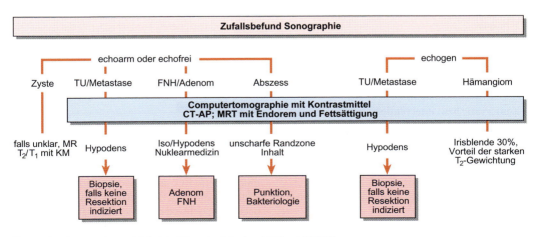

Abb. 5.3 Algorithmus zur Diagnose fokaler Leberläsionen (nach Gerok und Schölmerich) [R234].

Fall 05 Druckschmerzhafter rechter Oberbauch

szintigraphie (HIDA) diagnostisch Aufschluss bringen.

Die AWMF-Leitlinie empfiehlt eine **Typisierung des HCC** nach der aktuellen WHO-Klassifikation, wobei **Sonderformen** (fibrolamelläres HCC und mischdifferenzierte Tumoren) und auch das **frühe HCC** vom **progredienten HCC** unterschieden werden sollen. Zur Therapieplanung sollen Patienten mit HCC in einer **interdisziplinären Tumorkonferenz** vorgestellt werden. Für ein **operativ-therapeutisches Vorgehen** liefert die **präoperative** Kombination aus CT und MRT das genaue Ausmaß des Tumors zur **Resektionsplanung.** Zusätzlich muss bei ausgedehnten Resektionen, bei bestehender Leberzirrhose und zur Abschätzung des Operationsrisikos die **Diagnostik erweitert** werden um die Aktivitätsbestimmung der **Gerinnungsfaktoren** II, V, VII und X.

- **Albuminkonzentration.**
- Die Erfassung der **funktionellen Reservekapazität** mittels Aminopyrin-Atemtest, Galaktose-Elimination oder Indozyaningrün-Clearance.
- Die **histologische Bewertung** des verbleibenden Lebergewebes.

Es kann auch **intraoperativ** zur Resektionskontrolle **sonographiert** werden. Zum diagnostischen Vorgehen siehe auch ➤ Abb. 5.3.

4. Therapie

Grundsätzlich gibt es folgende Therapiemöglichkeiten eines HCC:
- **Operativ:**
  - Leberteil-/-segmentresektion.
  - Lebertransplantation.
- **Konservativ bzw. interventionell:** Radiofrequenzablation (RFA, Standardmethode der perkutanen Lokalablation des HCC).
- Weniger empfohlene Alternativen:
  - transarterielle Chemoembolisation (TACE, mit Lipiodol als Kontrastmittel + Chemotherapeutikum, z. B. als Bridging während der Wartezeit auf eine Transplantation).
  - perkutane Alkoholinjektion (PEI, nicht verwenden, wenn ein HCC zur Resektion oder zur RFA geeignet ist).

Das HCC wird meist erst spät erkannt, ist daher häufig **nicht resektabel,** bereits **metastasiert** oder das nicht betroffene Leberparenchym weist aufgrund der oft bestehenden Leberzirrhose **keine** genügende **Restkapazität** auf. Daher wird die **potenziell kurative Operation** nur bei etwa 20 % der Patienten eingesetzt. Außerdem hängen Operationsindikation und Resektionsausmaß von der Leberfunktion ab, die sich z. B. an der **Child-Pugh-Klassifikation** der Leberzirrhose orientiert:

- Child A: Hemihepatektomie möglich.
- Child B: Segmentresektion.
- Child C: Resektion kontraindiziert.

Die **Resektion** muss mit einem **Sicherheitsabstand von 1 cm** zum Tumor erfolgen. Der Umfang der Operation hängt von Lage und Ausmaß des HCC ab:

- **Mono- oder Plurisegmentresektion:** Entfernung von einzelnen der acht Segmente in Kenntnis der Leberanatomie.
- **Hemihepatektomie:** rechts oder links; Resektionslinie verläuft entsprechend rechts bzw. links der **Cava-Gallenblasen-Linie** (gegebenenfalls mit Erweiterung).
- **Trisegmentektomie:** rechts bzw. links; Resektion von bis zu 80 % des Leberparenchyms.
- **Atypische Leberresektionen:** vor allem bei kleineren und peripheren Tumorherden.

Für eine **Lebertransplantation** besteht nur selten eine Indikation. Wesentliche Entscheidungsparameter sind der Metastasierungsgrad, das Ausmaß der Zirrhose sowie Größe und Differenzierungsgrad des HCC.

5. Prognose

Das HCC hat eine **schlechte Prognose,** da es meist erst spät diagnostiziert wird und die Rezidivrate hoch ist. Die **mittlere Überlebenszeit** bei Diagnosestellung für untherapierte HCC liegt bei < 6 Monaten und bei Resektion < 3 Jahren. Das **relative 5-Jahres-Überleben** liegt in Deutschland bei etwa **15 %.** Daher ist die **Früherkennung** mittels regelmäßiger Sonographie sowie

AFP-Bestimmung bei Patienten mit bekannter Leberzirrhose von besonderer Bedeutung.

ZUSAMMENFASSUNG
- Das hepatozelluläre Karzinom (HCC) ist eine in Europa zwar eher seltene, aber mit einer schlechten Prognose behaftete maligne Lebererkrankung.
- Verhältnis m : w = 3 : 1; Erkrankungsalter > 50 Jahre, mittleres Überleben nach Resektion < 3 Jahre.
- Risikofaktoren: Leberzirrhose, Hepatitis B oder C, Alkoholabusus, Fettlebererkrankung (auch nichtalkoholisch bei Diabetes mellitus und metabolischem Syndrom), Hämochromatose, Mykotoxine (Aflatoxin B_1), α_1-Antitrypsin-Mangel und synthetische Chemikalien.
- Lange asymptomatisch, später z. B. druckschmerzhafter Oberbauch, Aszites, Ikterus, B-Symptomatik.
- Diagnostik: Abdomensonographie, Blutuntersuchung (Leberwerte, Gerinnungsparameter, AFP), CT, MRT, Feinnadel- bzw. offene Biopsie.
- Therapie: v. a. Leberteil-/Lebersegmentresektion (1 cm Sicherheitsabstand!), Lebertransplantation, RFA.

06

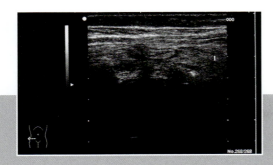

Übelkeit und rechtsseitige Unterbauchschmerzen

Anamnese
In der Notaufnahme stellt sich die 23-jährige Frau B. wegen zunehmender abdomineller, zeitweise krampfartiger Schmerzen vor. Diese hätten am Vorabend nach Genuss einer Pizza mit leichter Übelkeit im Oberbauch begonnen und sich im Laufe des Tages in die rechte Unterbauchregion verlagert. Am Morgen habe die Patientin einmal erbrochen. Insgesamt fühle sie sich schlapp und habe keinen Appetit. Stuhlgang und Miktion seien unauffällig. Keine Voroperationen.

Untersuchungsbefunde
Die Patientin liegt mit angezogenen Beinen auf der Untersuchungsliege, AZ deutlich reduziert, schlanker EZ. RR 110/60 mmHg, Puls 88/min, Körpertemperatur beträgt 37,2 °C axillär und 38,1 °C rektal.
Körperliche Untersuchung: Abdomen: über dem rechten Unterbauch deutlicher Druckschmerz mit reflektorischem Gegenspannen, im linken Unterbauch Loslassschmerz sowie Klopfschmerz über dem rechten Unterbauch. Die digital-rektale Untersuchung ist schmerzhaft.
Apparative Befunde > Bild [T581].

1. Wie lautet Ihre Verdachtsdiagnose und durch welche Untersuchungen erhärten Sie diese?

2. Welche Differenzialdiagnosen ziehen Sie in Erwägung?

3. Welche Verlaufsformen der Erkrankung kennen Sie?

4. Welche therapeutischen Schritte leiten Sie ein?

5. Mit welchen Komplikationen ist zu rechnen?

Fall 06 Übelkeit und rechtsseitige Unterbauchschmerzen

1. Verdachtsdiagnose und Diagnostik

Bei Schmerzen im rechten Unterbauch ist vorrangig an eine **akute Appendizitis** zu denken, die die häufigste Ursache eines akuten Abdomens darstellt. Oft beginnen die Beschwerden in der Oberbauchregion oder periumbilikal und verlagern sich im Verlauf in den rechten Unterbauch. Typische klinische Appendizitis-Zeichen und Druckschmerzpunkte bei der körperlichen Untersuchung sind:

- Druckschmerz über dem **McBurney-Punkt**: Mittelpunkt einer Linie zwischen Nabel und Spina iliaca anterior superior rechts.
- Druckschmerz über dem **Lanz-Punkt**: Übergang rechtes zu mittlerem Drittel einer Linie zwischen beiden Spinae iliacae anteriores superiores.
- **Psoaszeichen**: bei Anheben des rechten Beines gegen Widerstand Schmerzen im rechten Unterbauch.
- **Blumberg-Zeichen**: kontralateraler Loslassschmerz bei Palpation im linken Unterbauch.
- **Rovsing-Zeichen**: Schmerzen in der Appendixregion beim retrograden Ausstreichen des Kolonrahmens.
- **Douglas-Schmerz** bei der rektalen-digitalen Untersuchung nach rechts.
- **Erschütterungsschmerz** beim Gehen oder Springen auf dem rechten Bein.
- **Temperaturdifferenz axillär zu rektal** von 0,5–1 °C (normal 0,5 °C).

Bei der **Sonographie** wird nach freier intraabdomineller Flüssigkeit, insbesondere im Douglas-Raum (Excavatio rectouterina) als Hinweis auf eine fortgeschrittene Appendizitis gesucht. Die Appendix vermiformis ist im Normalfall sonographisch schwer darzustellen. Bei einer Appendizitis mit Wandverdickung des Wurmfortsatzes kann dieser, wie auf dem Bild, zu erkennen oder als sog. **Kokarde** im Querschnitt zu sehen sein (> Abb. 6.1).

Ergänzend und zum Ausschluss anderer Differenzialdiagnosen werden ein kleines Blutbild, CRP, Kreatinin, GOT, GPT, Bilirubin, Elektrolyte, der Urinstatus und bei der Frau zum Ausschluss einer (extrauterinen) Schwangerschaft β-HCG sowie ein Urinstatus bestimmt.

> **MERKE**
> - Die Diagnose einer akuten Appendizitis wird in der Regel durch das klinische Bild gestellt.
> - Zu beachten sind Lagevarianten der Appendix: Bei retrozökaler Lage oder bei Schwangeren kann das Punctum maximum der Beschwerden auch im rechten Oberbauch lokalisiert sein.

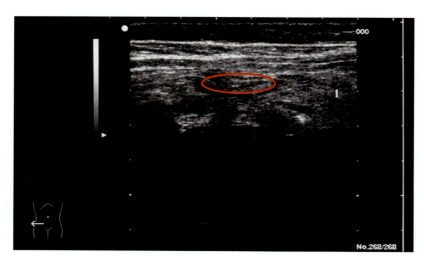

Abb. 6.1 Appendix mit Wandverdickung bei Entzündung als sogenannte Kokarde. [T581]

- Oft findet sich im Gegensatz zum ausgeprägten klinischen Befund nur eine **mäßige Leukozytose** (11.000–14.000/µl), insbesondere bei alten Patienten.
- Eine im Ultraschall sichtbare Appendix vermiformis oder sog. Kokarde im rechten Unterbauch sind dringend verdächtig auf eine akute Appendizitis.

2. Differenzialdiagnosen

Durch ihre Nachbarschaft zu anderen Organen im Bauchraum sowie durch ihre möglichen Lagevarianten und Verlaufsformen kann eine akute Appendizitis einer Vielzahl an anderen Krankheitsbildern sehr ähnlich sein:
- Gastroenterologisch: Gastroenteritis, Divertikulitis, Morbus Crohn, Meckel-Divertikel, Cholezystitis, Cholezystolithiasis, Lymphadenitis mesenterialis, Tumoren.
- Urologisch: Harnwegsinfektion, Urolithiasis.
- Gynäkologisch: Adnexitis, Extrauteringravidität, symptomatische Ovarialzysten, Tubentorsion.

Einige dieser Diagnosen können durch Anamnese (z. B. Diarrhöen bei Gastroenteritis und Morbus Crohn), Sonographiebefunde (Cholezystitis und Cholezystolithiasis) oder Labordiagnostik (Harnwegsinfektionen, Extrauteringravidität) abgeklärt werden, andere sind möglicherweise erst intraoperativ definitiv auszuschließen (z. B. Meckel-Divertikel, Ovarialzysten, Tumoren, Lymphadenitis mesenterialis).

MERKE
Kinder klagen im Rahmen eines Infektes der oberen Luftwege häufig über Schmerzen im Unterbauch mit Betonung rechts, da die Appendix in diesem Alter noch viel lymphatisch aktives Gewebe besitzt und mitreagieren kann.

3. Verlaufsformen

Ursache einer akuten Appendizitis ist oft ein Sekretstau durch Verschluss des Appendixlumens, nicht selten durch einen Kotstein oder eine enterogene bakterielle Infektion. Je nach Schweregrad der Entzündung lassen sich folgende Verlaufsformen unterscheiden:
- **Katarrhalisch:** leichteste Verlaufsform, meist negativer Labor- und Sonographiebefund, häufig rezidivierend.
- **Phlegmonös bis eitrig-fibrinös:** diffuse entzündliche Infiltration und Verdickung der Appendix, ggf. mit Fibrinbelägen.
- **Gangränös (nekrotisierend):** zunehmende Wandnekrose mit Übergreifen der Entzündung auf die Umgebung.
- **Abszedierend:** Ausbildung eines **perithyphlitischen,** parakolisch gelegenen Abszesses.
- **Perforierte Appendizitis:** gedeckter oder freier Durchbruch der Appendixwand mit lokaler oder diffuser Peritonitis.

MERKE
Ein beschwerdearmes Intervall im Verlauf kann durch eine Perforation bedingt sein!

4. Therapie

Im vorliegenden Fall besteht aufgrund des klinischen und sonographischen Befunds der dringende Verdacht

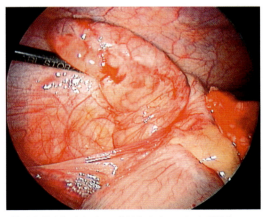

Abb. 6.2 Fibrinös-eitrige Appendizitis in der Laparoskopie. [T581]

Fall 06 Übelkeit und rechtsseitige Unterbauchschmerzen

auf eine akute Appendizitis, sodass die Indikation zur **Appendektomie**, der Therapie der Wahl, gegeben ist. Diese kann konventionell offen über einen sog. **Wechselschnitt** im rechten Unterbauch oder **laparoskopisch** erfolgen (> Abb. 6.2). Der Vorteil der Laparoskopie liegt in der Möglichkeit, die gesamten Bauchhöhle einschließlich des inneren Genitales, insbesondere bei Frauen, beurteilen und bei unklaren Befunden andere intraabdominelle Ursachen ausschließen zu können.

Nachdem die Appendix vom Zökalpol abgesetzt wurde, ist bei der Operation abhängig vom intraoperativen Befund und Ausmaß der Appendizitis eine Spülung der Bauchhöhle und Drainageneinlage erforderlich. Bei einer Peritonitis oder einem intraabdominellen Abszess, der durch eine Drainage entlastet wird, ist postoperativ eine weitere Antibiotikatherapie obligat.

Bei **leichtem Beschwerdebild** mit geringem klinischen und fehlendem Sonographiebefund sowie normwertigen Laborparametern kann zunächst ein **konservativer Therapieversuch** mit kurzzeitiger Nahrungskarenz und Infusionstherapie (z. B. Ringer-Lösung) unter engmaschigen Befund- und Laborkontrollen unternommen werden. Bei zunehmenden, persistierenden oder rezidivierenden Beschwerden ist dann ebenfalls die Indikation zur Operation gegeben

5. Komplikationen
Mit fortschreitender Entzündung steigt auch das Komplikationsrisiko:
- **Wundheilungsstörung** oder **Bauchdeckenabszess.**
- **Intraabdomineller Abszess:** Postoperativ kann es im weiteren Verlauf zu einem Sekretverhalt im OP-Gebiet oder im Douglas-Raum mit Ausbildung eines Abszesses kommen. Vor allem beim **Douglas-Abszess** klagen die Patienten nach einem beschwerdefreien Intervall über Durchfälle und ein allgemeines Krankheitsgefühl.
- **Stumpfinsuffizienz/Zökalfistel:** Bei fortgeschrittener Appendizitis mit Beteiligung des Zökalpols kann im seltenen Fall eine Leckage an der Abtragungsstelle am Zökum bzw. am Appendixstumpf auftreten.
- **Verwachsungen und mechanischer Ileus:** Sowohl in der postoperativen Phase als auch als Spätfolge können in Korrelation zum Ausmaß der Appendizitis Verwachsungen, die sogenannten Briden auftreten, die auch noch nach Jahren zu einem Ileus führen können (Bridenileus).

MERKE
Stellt sich ein Patient nach einer Appendektomie mit erneuten Beschwerden oder sogar noch mit Diarrhöen vor, muss durch Sonographie und/oder CT ein intraabdomineller Verhalt ausgeschlossen werden!

ZUSAMMENFASSUNG
- Eine akute Appendizitis kann sich zu Beginn in Oberbauch- oder periumbilikalen Beschwerden äußern und ist die häufigste Ursache des akuten Abdomens.
- Lagevarianten sind insbesondere bei Schwangeren zu beachten.
- Die akute Appendizitis ist in der Regel eine klinische Diagnose.
- Therapie der Wahl ist die Appendektomie, konventionell oder laparoskopisch, mit Ausnahme der leichten katarrhalischen Verlaufsform, die sich spontan zurückbilden kann.
- Mögliche Komplikationen sind Wundheilungsstörungen, intraabdominelle Abszesse und als Spätfolge in 1–3 % ein Bridenileus.

Sturz auf den Kopf

Anamnese

Der 38-jährige Maler und Lackierer Herr P. ist bei der Arbeit von der Leiter gestürzt. Laut Aussage der Auftraggeberin sei er mit dem Kopf auf dem Boden aufgekommen und wäre anschließend kurz bewusstlos gewesen. Als er wieder zu sich gekommen sei, wäre er abwesend gewesen und hätte erbrechen müssen. Daher hätten ihn die Auftraggeber gleich in die chirurgische Ambulanz gebracht. Der in Zeit und Ort desorientierte, schläfrige Patient gibt an, dass ihm seltsam im Kopf sei. Er könne sich an keinen Sturz erinnern.

Untersuchungsbefunde

Der 38-Jährige atmet flach mit einer AF von 20/min, der Puls liegt bei 98/min, der RR bei 100/65 mmHg.
Körperliche Untersuchung: Der Aufforderung, die Augen zu öffnen und die Arme zu bewegen, kommt der Patient nicht nach. Nur einen Schmerzreiz wehrt er gezielt ab und öffnet kurz die Augen. Die Pupillen reagieren seitengleich. Am Schädel befindet sich rechts temporal eine etwa 3 × 3 cm große Prellmarke, aber keine offenen Wunden oder knöchernen Stufenbildungen. Lungen: allseits belüftet. Abdomen: weich. Extremitäten: unauffällig.

1. Wie lautet Ihre Verdachtsdiagnose? Was wissen Sie zu Häufigkeit und Ätiologie?

2. Erläutern Sie bitte die Glasgow-Coma-Scale und ordnen Sie bitte dem Patienten einen Glasgow-Coma-Score zu!

3. Welche diagnostische Bildgebung veranlassen Sie dringlich und wegen welcher Komplikationen?

4. Wie gehen Sie therapeutisch vor?

Fall 07 Sturz auf den Kopf

1. Verdachtsdiagnose

Es handelt sich um ein **Schädel-Hirn-Trauma (SHT)**. Definitionsgemäß handelt es sich beim SHT um eine Gewalteinwirkung auf den Kopf und das Gehirn mit mindestens kurzzeitiger neurologischer Symptomatik mit oder ohne Hirnverletzung. Ohne neurologische Symptomatik spricht man von einer **Schädelprellung**. Die **Inzidenz** wird mit etwa **330 : 100.000** für Deutschland angegeben. Dabei sind etwas mehr Männer als Frauen betroffen. Das Schädel-Hirn-Trauma ist bei den unter 45-Jährigen die Haupttodesursache. Auch bei Kindern unter 15 Jahren ist es eine der häufigen Todesursachen.

Als **Klinik** finden sich je nach Ausmaß der Hirnbeteiligung z.B. Kopfschmerz, Übelkeit/Erbrechen, Bewusstlosigkeit, Schwindel, Schwerhörigkeit, Doppelbilder, Amnesie, Orientierungs-, Sprach- und Koordinationsstörungen, motorische und neurologische Ausfälle, Streck- und Beugekrämpfe aber auch vegetative Symptome.

- **Direkt offenes SHT:** Die Verletzung erstreckt sich durch die Kopfschwarte und die Schädelkalotte (Schädelknochen) und eröffnet die Dura → Austritt von Hirngewebe, Liquor und Blut aus dem Schädel möglich.
- **Indirekt offenes SHT:** Austritt von Blut oder Liquor aus den Ohren, der Nase oder dem Mund bei Schädelbasisfrakturen mit Duraeröffnung.

> **MERKE**
> Als **Ursache** für ein SHT führt mit etwa 50 % der **Sturz**, während **Verkehrsunfälle** nur etwa 25 % ausmachen.

2. Glasgow-Coma-Scale

Früher wurde das Schädel-Hirn-Trauma (SHT) anhand pathologischer Grundlagen eingeteilt in:
- **Commotio cerebri** (Gehirnerschütterung): keine morphologischen Schäden.
- **Contusio cerebri** (Hirnprellung).
- **Compressio cerebri** (Hirnquetschung).

Als Maß des Schweregrades galt außerdem die Dauer der Bewusstlosigkeit.

Klinisch durchgesetzt hat sich die **Glasgow-Coma-Scale** (> Tab. 7.1). Diese ist als Beurteilung von Bewusstlosen bzw. bewusstseinseingeschränkten Patienten entwickelt worden. Anhand der drei Kategorien Augenöffnen, motorische Reaktion und sprachliche Reaktion wird die jeweils bestmögliche Grundfunktion anhand eines Punktesystems eruiert. Die schlechteste Punktzahl je Kategorie ist 1, die beste 4, 5 bzw. 6, sodass zusammengezählt ein Glasgow-Coma-Score (GCS) von 3 bis 15 vergeben werden kann. Liegt eine Gewalteinwirkung auf den Schädel und das Gehirn vor, so kann anhand des GCS eine Einteilung in leichtes, mittelschweres und schweres SHT erfolgen (> Tab. 7.2).

Tab. 7.1 Glasgow-Coma-Scale

Kategorie	Beste Reaktion	Punkte
Augenöffnen	Spontan	4
	Nach Aufforderung	3
	Auf Schmerzreiz	2
	Gar nicht	1
Verbale Kommunikation	Patient orientiert	5
	Patient nicht vollständig orientiert	4
	Inadäquate Antwort*	3
	Unverständliche Laute	2
	Keine verbale Kommunikation möglich	1
Motorische Reaktion	Gezielte Reaktion nach Aufforderung	6
	Gezielte Schmerzabwehr	5
	Ungezielte Schmerzabwehr	4
	Auf Schmerzreiz Beugesynergismen	3
	Auf Schmerzreiz Strecksynergismen	2
	Keine motorische Reaktion	1

* unzusammenhängende Wörter

Da bei **Kindern unter drei Jahren** die verbale Kommunikation noch eingeschränkt ist, wurde in einer **pädiatrischen Glasgow-Coma-Scale** dieser Bereich angepasst. Daraus ergibt sich für diese Kategorie die Abstufung normales Plappern (5), tröstbares Schreien (4), nicht tröstbares Schreien (3), unverständliche Laute/Stöhnen (2) und keine Laute (1). Mit dieser Abwandlung ist der GCS auch auf Kleinkinder anwendbar.
Der Patient Herr P. hat mit einem **GCS von 11** ein mittelschweres SHT.

Tab. 7.2 Schweregrad eines Schädel-Hirn-Traumas (SHT) nach dem Glasgow-Coma-Score (GCS)

Schweregrad des SHT	GCS	Häufigkeit
Leichtes SHT	13–15	≈ 91 %
Mittelschweres SHT	9–12	≈ 4 %
Schweres SHT	3–8	≈ 5 %

MERKE
Der niedrigste GCS ist 3.

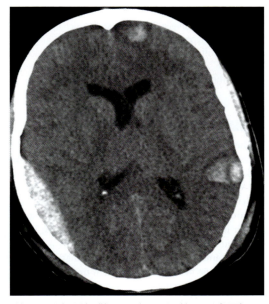

Abb. 7.1 Frische Epiduralblutung und Kontusionsblutungen. [T579]

3. Bildgebende Diagnostik
Es muss initial eine **native Computertomographie des Schädels** (CCT ohne Kontrastmittel) veranlasst werden, um einen raumfordernden Prozess wie eine intrakranielle Blutung oder ein Hirnödem auszuschließen. In der nativen CT stellt sich eine **frische Blutung hyperdens** (also hell) dar. Man unterscheidet bei den traumatischen intrakraniellen Blutungen die epidurale, die subdurale, die intrazerebrale oder auch Kontusionsblutung sowie die akute Subarachnoidalblutung (> Fall 15).
Eine **Zunahme des Hirndrucks** kann in der CT aufgrund einer **verstrichenen Gyrierung** oder einer **Mittellinienverschiebung** diagnostiziert werden. Im fortgeschrittenen Stadium kann sich eine **obere (auch transtentorielle) Einklemmung** zeigen, bei der es zum Einengen der Strukturen wie dem N. oculomotorius (→ Pupillenerweiterung!) im Tentoriumschlitz kommt. Die **untere Einklemmung** im Bereich des Foramen magnum (Hinterhauptlochs) mit Schädigung der Medulla oblongata droht bei weiterem Druckanstieg.

In einem nachrangigen Schritt werden im **Knochenfenster Schädelfrakturen** beurteilt. Neben Frakturen der Kalotte muss gezielt der Gesichtsschädel, die Schädelbasis, aber auch der kraniozervikale Übergang auf Frakturen und Läsionen abgesucht werden.
Eine initial unauffällige **CT-Untersuchung** muss nach 4 bis 8 Stunden und bei klinischem Verdacht auch früher **wiederholt** werden, da sich intrakranielle Blutungen und vor allem Hirnödeme auch erst verzögert entwickeln können. Besonders gefährdet sind Patienten mit Blutgerinnungsstörungen oder bei denen aufgrund von vorher bestehender Hirnatrophie, wie z. B. Senioren oder Alkoholiker, ein erhöhter Hirndruck erst spät auffällt. Ebenso müssen die Befunde ggf. im Verlauf mittels CT oder MRT kontrolliert werden.
In der nativen CT des Patienten (> Abb. 7.1) zeigen sich eine frische Epiduralblutung (EDB, typischerweise linsenförmig) rechts sowie links eine der EDB (Coup) gegenüberliegende (Contrecoup) sowie frontal eine kleinere Kontusionsblutung.

Fall 07 Sturz auf den Kopf

MERKE
- Frische intrakranielle Blutungen stellen sich in der nativen CCT hyperdens (hell) dar.
- Eine unauffällige initiale CCT muss nach vier bis acht Stunden sowie bei entsprechender Klinik auch früher wiederholt werden.

4. Therapeutisches Vorgehen

Patienten ohne Gerinnungsstörung mit einem **GCS von 15** können, sofern sie nicht erbrochen haben, nicht unter Amnesie leiden und auch **keine weiteren Symptome** eines SHT zeigen, nach gründlicher Untersuchung und mit Hinweis darauf, dass sie bei Symptomen sofort wieder in die Klinik kommen müssen, ggf. nach Hause entlassen werden.

Ein **GCS unter 15** erfordert eine stationäre, ein **GCS unter 9** sowie bei Hirndruckzeichen und Intubationspflichtigkeit sogar eine engmaschige intensivtherapeutische Überwachung. Die Vitalfunktionen müssen stabilisiert werden.

Bei **Hirndruckzeichen** kann je nach Ausmaß eine medikamentöse Hirndrucksenkung (Mannit, TRIS, NaCl 10 %) unter Hirndruckmessung und -kontrolle vorgenommen werden oder sogar eine (neuro-)chirurgische Therapie (Bohrlochtrepanation, Kraniektomie) notwendig werden.

Frakturen werden, sofern sie den Patienten nicht akut gefährden, erst bei stabilisiertem SHT versorgt.

ZUSAMMENFASSUNG
- Beim Schädel-Hirn-Trauma (SHT) handelt es sich um eine Gewalteinwirkung auf Kopf und Gehirn mit mindestens kurzzeitiger neurologischer Symptomatik.
- In etwa 50 % der Fälle ist das SHT Folge eines Sturzes, nur in 25 % ist ein Verkehrsunfall ursächlich. Das SHT wird bei einer Inzidenz von 330 : 100.000 als Haupttodesursache der unter 45-Jährigen angegeben.
- Anhand des Glasgow-Coma-Score (GCS) kann das SHT in die Schweregrade leicht (GCS 13–15), mittelschwer (GCS 9–12) und schwer (GCS 3–8) eingeteilt werden.
- Initial ist die native (= ohne Kontrastmittel) CCT die Diagnostik der Wahl, um eine intrakranielle Blutung und eine Hirndrucksteigerung auszuschließen.
- Abhängig vom Schweregrad müssen Patienten mit SHT stationär oder intensivtherapeutisch engmaschig überwacht werden.

08

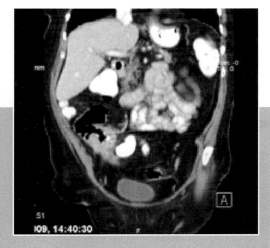

Tastbare Resistenz im rechten Unterbauch

Anamnese

Die 52-jährige Frau D. wird von ihrem Hausarzt zugewiesen, nachdem bei der jährlichen Routineuntersuchung eine tastbare Resistenz im rechten Unterbauch aufgefallen ist. Auch sei ein in diesem Rahmen durchgeführter Hämoccult®-Test positiv gewesen. Daraufhin habe der Hausarzt ein CT (➤ Bild [T580]) veranlasst. Die Patientin berichtet außerdem über ein gelegentlich auftretendes Völlegefühl und Ziehen im rechten Unterbauch. Sie neige seit Jahren zu Durchfällen, die Miktion sei unauffällig. Vor etwa sieben Jahren sei über eine Bauchspiegelung eine Eierstockzyste links entfernt worden. Medikamente nehme sie nicht ein.

Untersuchungsbefunde

52-jährige Patientin in normalem AZ und EZ.
Körperliche Untersuchung: Abdomen: Im rechten Unterbauch nicht druckschmerzhafte Resistenz tastbar, die nur bedingt verschieblich und von relativ derber Konsistenz ist. Auch in den übrigen Quadranten ist kein Druckschmerz auszulösen. Die Darmgeräusche sind regelrecht. Die digital rektale Untersuchung sowie der Herz-Lungen-Befund bei der Auskultation bleiben ohne Auffälligkeiten.

1. Welche Verdachtsdiagnosen ziehen Sie in Erwägung und welcher Befund ist in der CT des Abdomens auffällig?

2. Welche diagnostischen Maßnahmen sind angezeigt?

3. Nennen Sie mögliche Risikofaktoren und welche Einteilung der Erkrankung kennen Sie?

4. Welche Therapie ist angezeigt?

5. Welche Nachsorgemaßnahmen sind erforderlich?

Fall 08 Tastbare Resistenz im rechten Unterbauch

1. Verdachtsdiagnose

Eine tastbare Resistenz bzw. Raumforderung abdominell ist bis zum Beweis des Gegenteils primär dringend verdächtig auf einen malignen Prozess. In der bereits durch den Hausarzt veranlassten CT des Abdomens ist eine unscharf begrenzte Wandverdickung am Zökum, teils mit streifigen Ausläufern auffällig. Sowohl der Untersuchungs- als auch der CT-Befund in Verbindung mit einem positiven Test auf okkultes Blut im Stuhl lassen vorrangig an ein **Kolonkarzinom** denken.

Zu den **Differenzialdiagnosen** tastbarer Raumforderungen gehören:
- Bei Frauen auch Prozesse im Bereich der Adnexen (z. B. maligne Ovarialtumoren, Ovarialzysten oder -kystome).
- Entzündliche Konglomerattumoren (z. B. bei Morbus Crohn, bei Tuboovarialabszessen oder bei einer gedeckt perforierten Appendizitis).
- Seltener sind Weichteilsarkome (z. B. Fibro- oder Liposarkom retroperitoneal) oder Metastasen von anderen malignen Primärtumoren.

Im rechten Hemikolon lokalisierte Karzinome fallen oft erst im fortgeschrittenen Stadium auf, da eine Stenose aufgrund des dort noch sehr flüssigen Stuhls erst sehr spät symptomatisch wird. Befindet sich der Tumor im linken Hemikolon oder Sigma bemerken die Patienten eher eine Änderung der Stuhlgewohnheiten, wie Obstipation alleine oder im Wechsel mit Durchfällen (**paradoxe Diarrhöen**). Weitere Symptome für ein Kolonkarzinom können peranale Blutabgänge, Gewichtsverlust und Tenesmen sein.

2. Diagnostik

Zur Abklärung eines Kolonkarzinoms sind folgende Untersuchungen indiziert:
- **Abdomensonographie:** Beurteilung der parenchymatösen Organe, insbesondere der Leber mit der Frage nach fokalen, metastasenverdächtigen Veränderungen; Ausschluss von Kompressionserscheinungen durch den Tumor (z. B. Harnleiterobstruktion mit konsekutiver Nierenbeckenstauung).

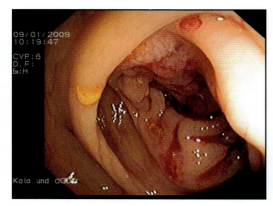

Abb. 8.1 Koloskopie mit einem das Lumen verlegenden Tumor. [T583]

- **Koloskopie (höchste Spezifität und Selektivität):** flexible Endoskopie des gesamten Dickdarms und Entnahme von mehreren Probebiopsien zur histologischen Differenzierung (> Abb. 8.1).
- **CT- oder MR-Kolonographie:** bei inkompletter Koloskopie (z. B. Adhäsionen) und fortbestehender Indikation zur kompletten Kolonbeurteilung und außerdem bei Verdacht auf ein organüberschreitendes Wachstum oder eine Metastasierung.
- **Röntgen Thorax:** zum Screening nach pulmonalen Rundherden.
- **Tumormarker CEA:** Erhöhung insbesondere bei kolorektalen Karzinomen, jedoch schließt ein normaler CEA-Wert ein Malignom nicht aus.

> **MERKE**
> Es sollte immer eine Beurteilung des gesamten Dickdarms angestrebt werden, da in 3–5 % der Fälle Doppelkarzinome (synchrone Karzinome) vorliegen.

3. Risikofaktoren und Einteilung

Das Kolonkarzinom ist in Industrieländern bei Frauen der zweit- und bei Männern der dritthäufigste bösartige Tumor, wobei die Inzidenz ab dem 40. Lebensjahr deutlich ansteigt. Für die Entwicklung eines Kolonkarzinoms gelten folgende Faktoren als prädisponierend:

- **Adenom-Karzinom-Sequenz:** Entartung von benignen Adenomen mit Entwicklung eines Karzinoms im Adenom.
- **Präkanzerosen** wie familiäre adenomatöse Polyposis (FAP) und Peutz-Jeghers-Syndrom.
- **Hereditäres nicht-polypöses kolorektales Karzinom (HNPCC)** in der Familie.
- **Chronisch entzündliche Darmerkrankungen:** vorwiegend bei der Colitis ulcerosa.
- **Fettreiche und ballaststoffarme Ernährung.**

In 85–90 % handelt es sich beim Kolonkarzinom histologisch um **Adenokarzinome** mit unterschiedlichem Differenzierungsgrad, selten sind Karzinoide oder Lymphome. In mehr als der Hälfte der Fälle ist der Tumor im Rektosigmoid lokalisiert, wobei Tumoren, die unterhalb von 16 cm ab Anokutangrenze liegen, als **Rektumkarzinom** definiert werden. In etwa 20 % findet sich ein Karzinom im rechten Hemikolon.

Das Kolonkarzinom **metastasiert** sowohl lymphogen als auch hämatogen:

- Die **lymphogene Metastasierung** erfolgt entsprechend der Lymphabflussgebiete entlang der Arterien aus der A. mesenterica superior bzw. inferior, die den betroffenen Darmabschnitt versorgen.
- Bei der **hämatogenen Streuung** ist primär über den portal-venösen Abstrom die Leber betroffen. Am zweithäufigsten sind Lungenfiliae. In etwa einem Drittel liegt zudem eine Peritonealkarzinose vor, später kann es zu Skelett- oder Hirnmetastasen kommen.

Die frühere Einteilung der Kolonkarzinome nach **Dukes** ist aufgrund einer besseren Differenzierung durch die für die meisten Malignome geltende **TNM-Klassifikation**, bei der Tumorinfiltrationstiefe, Lymphknotenbefall und eine Fernmetastasierung Berücksichtigung finden, und entsprechender **Stadieneinteilung nach UICC** verlassen worden. Die für das Kolonkarzinom geltende TNM- und UICC-Einteilung zeigt ➤ Tab. 8.1.

Tab. 8.1 TNM- und UICC-Einteilung für das Kolonkarzinom

Tx	Primärtumor kann nicht beurteilt werden	**UICC-Stadium:**
Tis	Carcinoma in situ	**0:** Tis, N0, M0
T1	Tumor infiltriert Submukosa	**I:** T1, T2, N0, M0
		II: T3, T4, N0, M0
T2	Tumor infiltriert Muscularis propria	**III:** jedes T, N1, N2, M0
T3	Tumor infiltriert bis in die Subserosa oder in nicht-peritonealisiertes perikolisches Gewebe	**IV:** jedes T, jedes N, M1
T4	Tumor infiltriert in andere Organe oder perforiert das viszerale Peritoneum	
N0	Keine regionären LK-Metastasen	
N1	Metastasen in 1–3 regionären LK	
N2	Metastasen in 4 oder mehr regionären LK	
M0	Keine Fernmetastasen	
M1	Fernmetastasen	

4. Therapie

Grundsätzlich sollte jedes Kolonkarzinom entfernt werden, um auch bei bereits vorliegender Fernmetastasierung tumorbedingten Komplikationen wie Ileus oder Blutungen vorzubeugen. Bei einer onkologischen Resektion sind ausreichende Sicherheitsabstände und die Mitnahme der regionären Lymphabstromgebiete unter Berücksichtigung der Gefäßversorgung der einzelnen Kolonabschnitte sowie eine schonende OP-Technik mit Vermeidung von größeren Manipulationen am Tumor selbst (sog. „Non-touch"-Technik) einzuhalten.

Das OP-Verfahren richtet sich nach der Lokalisation des Tumors:

Fall 08 Tastbare Resistenz im rechten Unterbauch

- **Hemikolektomie rechts:** Resektion des terminalen Ileum, Zökum und C. ascendens einschl. rechte Flexur und Bauhinscher Klappe; bei Tumor im Zökum oder Colon ascendens.
- **Transversumresektion:** Resektion des Colon transversum einschl. beider Flexuren; bei Tumoren im C. transversum.
- **Hemikolektomie links:** Resektion von linker Flexur und Colon descendens und Sigma; bei Tumorsitz im Colon descendens.
- **Sigmaresektion:** Resektion von Sigma und rektosigmoidalem Übergang; indiziert beim Sigmakarzinom.
- **Erweiterte Kolonresektion/subtotale Kolektomie:** bei Sitz des Tumors im Bereich der Kolonflexuren bzw. bei Doppelkarzinomen oder ausgedehnten Befunden.
- Bei gut lokalisiertem geringem Befall kann ein laparoskopisches Verfahren evaluiert werden.

Ergibt die histopathologische Untersuchung des OP-Präparates das Vorliegen einer lymphatischen Metastasierung entsprechend einem UICC-Stadium III, so wird eine **adjuvante Chemotherapie** im Anschluss empfohlen. Hierfür soll eine Oxaliplatin-haltige Therapie eingesetzt werden. Bei **Kontraindikationen** gegen ein Oxaliplatin-haltiges Regime soll eine Monotherapie mit Fluoropyrimidinen verwendet werden.

Besteht ein fortgeschrittenes Tumorstadium, sodass eine Entfernung nicht mehr möglich ist, können als Palliativmaßnahme zur Vermeidung eines Ileusgeschehens die Anlage von **Bypassanastomosen** zur Umgehung des Tumors, z. B. zwischen Dünn- und Dickdarm (Seit-zu-Seit-Ileotransversostomie) oder die **Anlage eines Stomas** oralwärts des Tumors nötig sein.

5. Nachsorge

Da Rezidive eines Kolonkarzinoms zu etwa 70 % binnen der nächsten zwei Jahre auftreten, sind den Patienten nach Abschluss der primären Tumortherapie regelmäßige Nachsorgeuntersuchungen zu empfehlen. In den ersten fünf Jahren sollten in sechsmonatigen Abständen eine körperliche Untersuchung, eine CEA-Bestimmung und eine Abdomensonographie erfolgen. In den ersten zwei Jahren ist zusätzlich halbjährlich eine Sigmoidoskopie (Rektoskopie) empfohlen. Eine Koloskopie sollte nach den ersten drei Monaten durchgeführt werden, falls präoperativ keine komplette Beurteilung des Dickdarms möglich war, dann ein halbes Jahr nach der OP und bei unauffälligem Befund erst wieder fünf Jahre nach OP. Jährlich soll im Verlauf der ersten fünf Jahre ein Röntgen-Thorax veranlasst werden.

ZUSAMMENFASSUNG

- Das Kolonkarzinom ist eines der häufigsten Malignome.
- Paradoxe Diarrhöen, Blutabgänge, tastbare Resistenzen, Gewichtsverlust und Tenesmen bis hin zum Ileus sind mögliche Symptome.
- Das Kolonkarzinom kann sowohl lymphogen als auch hämatogen, bevorzugt in die Leber, metastasieren.
- Bei der Resektion eines Kolonkarzinoms sind ausreichende Sicherheitsabstände, die Mitentfernung der regionären Lymphabstromgebiete sowie eine schonende OP-Technik zu berücksichtigen.

09

Vorübergehende Armschwäche

Anamnese
Auf Drängen ihrer Familie sucht die 74-jährige Witwe Frau H. ihren Hausarzt auf. Dieser überweist die Patientin umgehend in die Chirurgische Klinik. Die Rentnerin leide in den letzten Monaten öfter unter Schwindel, aber am Vortag wäre der Patientin so komisch im Kopf gewesen. Etwa eine Stunde lang glaubte sie, ihr rechter Arm gehorche ihr nicht. Sie hatte Probleme dabei, mit der rechten Hand nach etwas zu greifen oder aber ihre Gabel beim Essen zum Mund zu führen. Das wäre mittlerweile aber wieder deutlich besser. Frau H. fühle sich allerdings sehr wackelig, sodass sie zum Beispiel beim Anziehen plötzlich umkippen würde. Der Hausarzt habe gesagt, dass er an ihrem Hals linksseitig beunruhigende Geräusche hören würde und mit ihrem Gesichtsfeld etwas nicht stimme, weshalb sich die Witwe nun in Ihre Obhut begeben solle.

Untersuchungsbefunde
74-jährige Patientin in gutem AZ und EZ, zu Person, Ort und Zeit voll orientiert. Puls 78/min, RR 155/95 mmHg, KG 72 kg bei 167 cm.

Körperliche Untersuchung: Lungen und Herz: unauffällig. Pulse: schwach, A. dorsalis pedis links sowie A. tibialis posterior rechts nicht palpabel, hochfrequentes Strömungsgeräusch über der A. carotis communis links und niederfrequentes Strömungsgeräusch inguinal beidseits sowie im Adduktorenkanal rechts. Keine peripheren Läsionen.

1. Wie lautet Ihre Verdachtsdiagnose?

2. Welche klinischen Stadien können dem Krankheitsbild zugeordnet werden?

3. Wie sichern Sie diagnostisch Ihre Verdachtsdiagnose?

4. Nennen Sie bitte mögliche Ursachen der Erkrankung im Bereich der Halsregion!

5. Nennen Sie bitte verschiedene Verfahren (operativ und interventionell) als Therapieoption für die Patientin!

Fall 09 Vorübergehende Armschwäche

1. Verdachtsdiagnose

Die Anamnese der Patientin weist auf eine **zerebrovaskuläre Insuffizienz** hin. Dieser Überbegriff beschreibt eine Störung der Hirndurchblutung durch Gefäßläsionen, wie Stenosen oder Verschlüsse im Bereich der hirnzuführenden extrazerebralen oder intrazerebralen Gefäße. Die Patientin gibt einen rechtsseitigen motorischen Ausfall an, der nur vorübergehend am Vortag bestand. Diesen Vorfall nennt man **transitorische ischämische Attacke (TIA).** Es kommt aufgrund von Durchblutungsstörungen zugehöriger Hirnregionen zu neurologischen Ausfällen, die sich innerhalb von 24 Stunden wieder zurückbilden.

In der Zusammenschau mit dem Hinweis, dass über der linken Halsseite ein Strömungsgeräusch auskultierbar ist, lässt sich weiterhin als Ursache eine **Stenose der linken A. carotis** vermuten. Die Gesichtsfeldeinschränkungen sowie die Fallneigung können neben internistischen oder neurologischen Ursachen auch für kleinere Schlaganfälle sprechen. Die **Inzidenz** der **TIA** liegt in Deutschland bei etwa 66 : 100.000, während ein **Schlaganfall** bei 100 : 100.000 Einwohnern jährlich vorkommt. Für etwa 20 % der ischämischen Schlaganfälle können vermutlich Prozesse extrakranieller Gefäße verantwortlich gemacht werden.

> **MERKE**
> Die TIA gilt als Vorbote des Schlaganfalls, da bei etwa 30 % der Schlaganfälle eine TIA vorangegangen ist. Bei ursächlicher Karotisstenose sollte der Patient eine Therapie möglichst rasch (z. B. innerhalb von 2 Wochen) erhalten.

2. Klinische Stadien

Gefäßprozesse, die von der A. carotis ausgehen, können Symptome im Bereich des Großhirns und der Augen nach sich ziehen. Aufgrund der **Kollateralbildung über den Circulus arteriosus Willisii** kann ein verminderter Blutfluss z. B. aufgrund einer einseitigen Karotisstenose in weiten Teilen ausgeglichen werden. Bei **höhergradigen Stenosen** und/oder sich aus dem Stenosegebiet lösende **Thromben** kann es zu reversiblen oder auch bleibenden ischämischen Ereignissen im Gehirn kommen. Dazu zählen häufig die **Amaurosis fugax** (flüchtige Erblindung) oder andere **okkuläre Symptome,** wie Schleiersehen oder Flimmern, sowie Ausfälle im Bereich **Motorik** und **Sensibilität.**

Die zerebrovaskuläre Insuffizienz aufgrund einer Karotisinsuffizienz kann in **vier klinische Stadien nach Vollmar** eingeteilt werden (> Tab. 9.1).

Tab. 9.1 Stadieneinteilung der zerebrovaskulären Insuffizienz aufgrund einer Karotisstenose nach Vollmar

Stadium	Symptomatik	Klinische Synonyme
I	Asymptomatische Stenosen bzw. Verschluss	–
II	Häufig rezidivierende ischämische Attacken mit vollständiger Rückbildung neurologischer Symptome innerhalb von wenigen Minuten bis 24 Stunden	TIA (transitorische ischämische Attacke)
IIIa	Ischämischer Insult, der über 24 Stunden andauert, sich aber vollständig zurückbildet	PRIND (prolongiertes ischämisches neurologisches Defizit)
IIIb	Partiell reversibler ischämischer Insult	PRINS (partiell reversible ischämische neurologische Symptome)
IV	Permanent bestehende neurologische Symptome	Schlaganfall

> **MERKE**
> Augensymptome sind normalerweise ipsilateral, während motorische Symptome kontralateral auftreten (Kreuzung der Pyramidenbahn)!

3. Diagnostik

An erster Stelle steht wie immer die **Anamnese**. Es sollte explizit nach Symptomen einer **TIA** (auch in den letzten Monaten) gefragt werden. Symptome, die sich bereits gebessert haben, rücken im Krankheitsbewusstsein und somit auch bei den Antworten während der Anamnese für den Patienten in den Hintergrund.

Die **Auskultation der A. carotis** mit dem Stethoskop, wie sie auch der Hausarzt bei der Patientin vorgenommen hatte, kann nur als **Screening-Methode** angesehen werden. Es könnten auch Herzgeräusche, wie eine fortgeleitete Aortenklappenstenose, über dem Karotisareal am Hals auskultierbar sein und zur Fehldiagnose Karotisstenose führen. Ein Problem ist zudem, dass oft nur mittelgradige Stenosen als Stenosegeräusch auskultierbar sind. Höhergradige Stenosen ab etwa 90 % oder sogar Verschlüsse können „stumm" sein!

Mittels **Duplex-Sonographie**, v. a. in ihrer zweidimensionalen, farbkodierten Anwendung (Farbdoppler) kann eine Stenose der A. carotis, der Karotisgabel bis hin in die distalen Teile der A. carotis interna dargestellt und der **Stenosegrad** eruiert werden (> Abb. 9.1). Die Beurteilung des Blutflusses der A. cerebri media, wie sie bei „temporalem Knochenfenster" in der transkraniellen Sonographie möglich sein sollte, kann einen Rückschluss auf die Durchblutungssituation des Circulus arteriosus Willisii zulassen.

Auch die **Magnetresonanzangiographie** (MRA) oder die kontrastmittelunterstützte CT (CT-Angiografie) kann durchgeführt werden.

M E R K E
Standard zur Diagnose einer Karotisstenose ist der Farbduplex.

M E R K E
Goldstandard zur Diagnose einer Karotisstenose ist die DSA.

4. Ursachen

Bei der Patientin Frau H. findet sich eine filiforme Stenose der A. carotis interna links. In mehr als 90 % liegt einer Karotisstenose als degenerative Grunderkrankung die **Arteriosklerose** zugrunde. Als **Risikofaktoren** für die Arteriosklerose und für die Karotisstenose

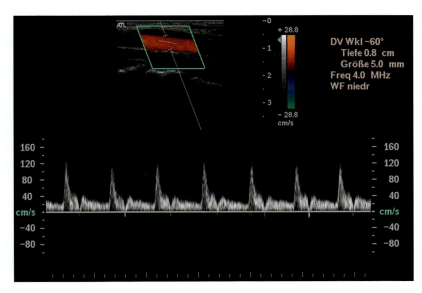

Abb. 9.1 Duplex-Sonographie. [R236]

Fall 09 Vorübergehende Armschwäche

gelten unter anderem das Alter (Altersgipfel im 60.–70. Lebensjahr), männliches Geschlecht, Rauchen, arterielle Hypertonie, Hypercholesterinämie, Hypertriglyzeridämie, Übergewicht, Diabetes mellitus sowie Bewegungsmangel.

Ein **akuter Verschluss** der A. carotis basiert auf einer **arteriellen Thrombose** aus höhergradigen Abgangsstenosen oder auf einer **arteriellen Embolie,** wie sie z. B. bei chronischem Vorhofflimmern durch sich lösende Thromben vorkommen kann. Seltener sind paradoxe venöse Embolien bei persistierendem Foramen ovale (physiologischer Shunt im Vorhofseptum des Herzens während der Fetalperiode, der sich postnatal verschließen sollte) oder Traumata Ursache für akute Arterienverschlüsse.

5. Therapie

Grundsätzlich kann zwischen der chirurgischen **CEA** (Carotid Endarterectomy, auch **TEA**) und der interventionellen **Angioplastie** unterschieden werden. Die interventionelle Angioplastie ist dem operativen Vorgehen gleichzustellen. Wichtig ist, dass die durchführenden Zentren eine entsprechend niedrige Komplikationsrate aufweisen können.

Grundlage ist die **offene CEA (TEA)**. Dazu wird eine Inzision am Vorderrand des M. sternocleidomastoideus gesetzt. Standard ist eine **offene Ausschälung.** Unterschiedliche Methoden für den anschließenden Karotisverschluss sind v. a.:

- Direkte Naht (Primärverschluss).
- Patch-Verschluss.
- Eversionsendarteriektomie (v. a. bei Knickstenosen).
- VY-Plastik.

Besteht eine höhergradige Stenose im Bereich der A. carotis interna, so beträgt das Risiko für einen ischämischen Schlaganfall 2–6 % pro Jahr. Daher besteht eine OP-Indikation bei asymptomatischen Stenosen (Stadium I) über 70 %, wenn das Operationsteam eine geringe Komplikationsrate aufweisen kann und das perioperative Risiko 1–3 % nicht übersteigt.

ZUSAMMENFASSUNG

- Die TIA gilt als Vorbote des Schlaganfalls.
- In mehr als 90 % liegt der Karotisstenose eine Arteriosklerose zugrunde.
- Diagnostischer Methode der Wahl ist der Farbduplex.
- Operativer Standard ist die CEA mit offener Ausschälung.
- Die OP-Indikation ist abhängig von dem Stadium sowie dem perioperativen Risiko.

10

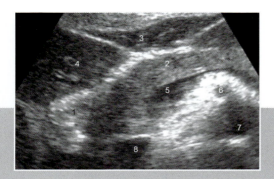

Akute gürtelförmige Schmerzen im Oberbauch

Anamnese
Herr A., 51 Jahre alt, wird vom Notarzt wegen stärkster Bauchschmerzen in die Notaufnahme gebracht. Die Schmerzen im Oberbauch hätten plötzlich eingesetzt und würden gürtelförmig in den Rücken ausstrahlen. Zudem habe Herr A. zweimal erbrochen. Stuhlgang und Miktion seien unauffällig. Im Alter von 20 Jahren sei er am Blinddarm operiert worden. Medikamente nimmt er regelmäßig nicht ein, jedoch ist ein vermehrter Alkoholkonsum bekannt.

Untersuchungsbefunde
Patient kaltschweißig. Reduzierter AZ, EZ. RR 100/60 mmHg, Puls 100/min, Temperatur 37,8 °C.
Körperliche Untersuchung: Haut: graues blasses Hautkolorit. Abdomen: prall-elastisch und leicht aufgetrieben, keine Peritonitiszeichen, deutlicher Druckschmerz im Epigastrium, Narbenverhältnisse nach Appendektomie unauffällig, Darmgeräusche über allen Quadranten deutlich reduziert.
Herz und Lunge: Auskultationsbefunde regelrecht.
Digital rektale Untersuchung: keine Auffälligkeiten bei leerer Ampulle.
Abdomensonographie: (> Bild [T581])

Laborbefunde
Leukozyten 15.700/μl, Hb 12,8 g/dl, GPT 35 U/l, γ-GT 114 U/l, GOT 47 U/l, Bilirubin 1,1 mg/dl, Amylase 776 U/l, Lipase 1203 U/l, CRP 16,1 mg/dl, Na 142 mmol/l, K 4,0 mmol/l, Calcium 2,1 mmol/l, Quick 72 %, PTT 34 s.

---

1. Befunden Sie die Sonographie. An welche Verdachts- und Differenzialdiagnosen denken Sie?

2. Nennen Sie Ursachen und Verlaufsformen der Krankheit.

3. Welche Untersuchungen veranlassen Sie?

4. Welche therapeutischen Maßnahmen sind angezeigt?

5. Mit welchen Komplikationen und Spätfolgen ist zu rechnen? Warum? Wie werden diese behandelt?

Fall 10 Akute gürtelförmige Schmerzen im Oberbauch

1. Verdachts- und Differenzialdiagnosen

Bei Herrn A. zeigt sich in der Sonographie neben einem verdichteten Leberparenchym und einer leicht vergrößerten Gallenblase ohne Konkremente der Pankreaskopf deutlich aufgetrieben und unscharf begrenzt. Das Parenchym ist echoarm und inhomogen, wie es für eine **ödematöse Pankreatitis** typisch ist.

Im Labor finden sich zudem eine Leukozytose, erhöhte Transaminasen und CRP sowie **erhöhte Pankreasenzyme**. Des Weiteren bestehen eine Hypokalzämie sowie ein erniedrigter Quickwert. Anamnestisch ist ein Alkoholabusus bekannt. Hinzu kommen als führende Symptome bei Herrn A. die akut einsetzenden Oberbauchbeschwerden, die gürtelförmig in den Rücken ausstrahlen, das Erbrechen und das prall-elastische Abdomen ohne Peritonismus (sog. **Gummibauch**) mit Druckschmerz im Epigastrium.

Diese Kombination spricht in erster Linie für eine vermutlich ethyltoxisch bedingte **akute Pankreatitis**. Zusätzlich besteht eine Einschränkung der Leberfunktion, die sich in den erhöhten Transaminasen und dem erniedrigten Quickwert widerspiegelt.

Differenzialdiagnostisch ist aufgrund der Schmerzlokalisation auch an ein Ulcus duodeni oder ventriculi, ggf. mit Penetration in das Pankreas (Erhöhung der Pankreasenzyme) zu denken. Außerdem können akute Oberbauchschmerzen auch immer im Rahmen eines Hinterwandinfarkts auftreten.

2. Ursachen und Verlaufsformen

Bei der Pankreatitis wird zwischen einer akuten und einer chronischen Form unterschieden. Die **akute Pankreatitis** kann klinisch als **ödematöse Pankreatitis** oder schwerer als **nekrotisierende Pankreatitis** auftreten.

Als Ursachen einer akuten Pankreatitis kommen infrage:

- **Toxisch:** Alkohol, Medikamente (z. B. Diuretika, ACE-Hemmer).
- **Mechanisch/traumatisch:** Abflussbehinderung an der Papille (z. B. durch Tumoren oder Konkremente → **biliäre Pankreatitis**); nach Manipulationen an der Papille z. B. im Rahmen einer ERCP; nach stumpfem Bauchtrauma.
- **Metabolisch:** bei Hyperkalzämie (bei Hyperparathyreoidismus), Hyperlipoproteinämie.
- **Infektiös:** durch Mumps-, Coxsackie- oder Adenoviren.

Die **chronische Pankreatitis** ist durch rezidivierende, teils anfallsartige Oberbauchschmerzen gekennzeichnet und führt zum fibrotischen Umbau des Organs mit zunehmendem Funktionsverlust und ggf. zu dadurch bedingten osmotischen Diarrhöen bei unzureichender enzymatischer Spaltung der Nahrung.

> **MERKE**
> Alkohol und Gallengangssteine sind die beiden häufigsten Ursachen einer akuten Pankreatitis. Allerdings lassen sich etwa 50 % der Fälle ätiologisch nicht klären (= idiopathische Pankreatitis).

3. Diagnostik

Die Diagnose einer akuten Pankreatitis kann durch die typische Symptomatik, die Anamnese und laborchemisch gestellt werden. Durch bildgebende Verfahren wird die Diagnose erhärtet, kann ggf. die Ursache erkannt und das Ausmaß der Pankreatitis beurteilt werden:

- **Sonographie:** Hinweise auf Gallensteine, Stauungszeichen, freie Flüssigkeit. Bei Darmgasüberlagerung und adipösen Patienten kann die Beurteilung der Pankreasregion sehr eingeschränkt oder unmöglich sein.
- **Kontrastmittel-CT:** Methode der Wahl; Hypo- und/oder Hyperdensitäten des Pankreas als Zeichen der Entzündung; ggf. Nachweis von Nekrosestraßen oder Abszedierungen.

In der Computertomographie von Herrn A. (> Abb. 10.1) stellt sich das Pankreasparenchym in der Kopfregion verbreitert, inhomogen und unscharf begrenzt dar. Diese Befundkonstellation entspricht einer **akuten Pankreatitis im Pankreaskopf.**

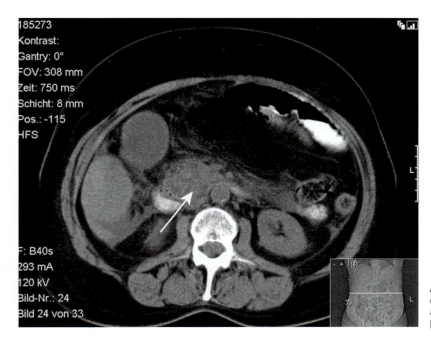

Abb. 10.1 CT-Abdomen mit deutlich aufgetriebenem Pankreaskopf bei Pankreatitis (Pfeil). [T580]

> **MERKE**
> Die Höhe von Lipase und Amylase korreliert nicht zwingend mit der Schwere der Entzündung.

4. Therapie

Bei der Aufnahme bietet der Patient die Zeichen einer beginnenden Schocksymptomatik (Kaltschweißigkeit, Tachykardie, grau-blasses Hautkolorit). Bei ebenfalls bestehendem Fieber ist daher bereits vor der erforderlichen Diagnostik über großlumige venöse Zugänge ausreichend Volumen zu substituieren. Ist die schwere akute Pankreatitis gesichert, sind folgende Maßnahmen indiziert:

- Intensivmedizinische Überwachung mit entsprechendem „Monitoring" (ZVK-Anlage; Anlage eines Blasenkatheters zur Überwachung einer ausreichenden Diurese; ggf. arterielle Druckmessung).
- Weitere Volumensubstitution.
- Zunächst parenterale und frühzeitig enterale Ernährung mit Sondenkost über eine nasogastrale oder nasojejunale Sonde.
- Ausreichende Analgesie mit Opioiden, ggf. Anlage eines Periduralkatheters.
- Bei erhöhten Entzündungszeichen Antibiotikatherapie (aufgrund ihrer hohen Wirkspiegel im Pankreasgewebe bevorzugt Imipenem oder einen Gyrasehemmer in Kombination mit Metronidazol).
- Bei **biliärer Pankreatitis** Beseitigen der Abflussbehinderung im Bereich der Papille durch ERCP und endoskopischer Papillotomie sowie Konkrementbergung und im Weiteren Cholezystektomie bei Cholezystolithiasis.

5. Mögliche Komplikationen und Spätfolgen

Bei schwerer Verlaufsform einer akuten Pankreatitis treten mit zunehmender Entzündung Tachypnoe, Tachykardie und Zeichen des Volumenmangelschocks bis hin zum **SIRS** (= systemic inflammatory response syn-

Fall 10 Akute gürtelförmige Schmerzen im Oberbauch

drome) mit Multiorganversagen (MOV) auf. Ursache ist die zunehmende **Autodigestion** (= „Selbstverdauung") des Organs mit Ausbildung von **Parenchymnekrosen,** die auch auf das peripankreatitische Fettgewebe übergreifen können. Dies führt wiederum durch Ausschüttung von Toxinen und vasoaktiven Substanzen zum SIRS.

Diese Komplikationen werden wie folgt behandelt:

- **Infektion der Gewebsnekrosen mit Ausbildung eines septischen Krankheitsverlaufs:** ggf. operative Ausräumung der Nekrosen **(Nekrosektomie)** notwendig sowie im Anschluss daran kontinuierliche **Spülbehandlung** über bei der Laparotomie eingelegte Spülkatheter oder sog. **programmierte Lavagen** der Bauchhöhle bei offenem bzw. temporär verschlossenem Abdomen.
- **Abszedierung der Nekrosen:** Entlastung durch CT-gesteuert oder operativ eingebrachte Drainagen.
- **Arrosionsblutungen** durch Übergreifen der Entzündung auf benachbarte Gefäßstrukturen wie V. oder A. mesenterica superior, V. lienalis; häufig mit einer hohen Letalität verbunden; wenn möglich Übernähung des Gefäßes oder intraabdominelle Tamponade der Blutung mit Bauchtüchern.
- **Pseudozysten:** entstehen durch den Organumbau in Nekroseareallen bzw. durch Sekretretention; Entlastung der Pseudozysten je nach Lokalisation und Zugänglichkeit durch endoskopisch transgastral eingebrachte **Drainagen** oder chirurgisch operativ durch Verbindung mit einer nach Y-Roux ausgeschalteten Dünndarmschlinge **(Zysto-Jejunostomie).**

Abhängig von Schwere und Ausmaß zieht eine Pankreatitis auch einen **Verlust der exokrinen und endokrinen Organfunktionen** nach sich. Die ungenügende enzymatische Aufspaltung der Nahrungsstoffe bei fehlenden Pankreasenzymen führt zur **Maldigestion** („Fehlverdauung") mit osmotischen Diarrhöen **(Fettstühle)** und Übelkeit. Ist die endokrine Pankreasfunktion beeinträchtigt tritt durch die fehlende Insulinproduktion ein **Diabetes mellitus** auf. Entsprechend sind zu den Mahlzeiten Pankreasfermente (z. B. Kreon®-Kapseln) und Insulin zu substituieren.

MERKE

Trotz Ergreifens sämtlicher intensivmedizinischer und chirurgischer Maßnahmen besitzt eine schwere bzw. foudroyant verlaufende Pankreatitis eine Letalität bis über 20 %.

ZUSAMMENFASSUNG

- Starke gürtelförmige Oberbauchschmerzen sowie ein sog. „Gummibauch" sind Leitsymptome einer akuten Pankreatitis.
- Mögliche Ursachen sind Alkoholabusus, Gallenwegskonkremente, Medikamente, Virusinfektionen und Traumata.
- Die Erhöhung der Pankreasenzyme Lipase und Amylase korreliert nicht direkt mit dem Ausmaß der Entzündung.
- Es wird eine ödematöse Verlaufsform von einer schweren nekrotisierenden Form mit hoher Letalität unterschieden.
- Mögliche Komplikationen der nekrotisierenden Pankreatitis sind Sepsis, Abszedierungen, Pseudozysten sowie eine Insuffizienz der exokrinen und endokrinen Funktion.

Belastungsabhängige Dyspnoe, Angina pectoris und Synkope

Anamnese

Die 77-jährige Frau P. wird stationär auf die herzchirurgische Normalstation aufgenommen. In den letzten Monaten leide sie zunehmend unter Atemnot bei körperlich leichter Belastung. Ihr wäre häufig schwindelig und sie habe das Gefühl, als „rase" ihr Herz. Als Frau P. vor zwei Wochen nach dem Einkaufen erst kurz bewusstlos wurde und anschließend einen Druck auf der Brust verspürte, wurde sie ins Kreiskrankenhaus eingeliefert. Die Kardiologen hätten dann ein Problem an einer Herzklappe festgestellt. Sie rauche nicht und habe keinen Diabetes mellitus. Medikamente nehme sie gegen ihre schlechten Blutfette, den zu hohen Blutdruck, Tabletten für das Herz sowie ASS.

Untersuchungsbefunde

Die Patientin zeigt sich in reduziertem AZ bei adipösem EZ. HF 110/min, RR 130/95 mmHg, Temperatur 36,7 °C, AF 18/min.
Körperliche Untersuchung: Herz rhythmisch, tieffrequentes, spindelförmiges Systolikum mit p. m. im 2. ICR parasternal rechts mit Fortleitung in die Karotiden. Lunge: vesikuläres Atemgeräusch basal abgeschwächt, keine RG. Gefäßstatus: periphere Pulse gut palpabel, Allen-Test beidseits 8 s, keine Strömungsgeräusche, Varikosis Grad III nach Marshall beidseits, malleoläre Ödeme beidseits, Jugularvenenstauung. Abdomen: regelrechte Darmgeräusche über allen Quadranten, weich, ohne Resistenzen.

1. Wie lautet Ihre Verdachtsdiagnose? Was wissen Sie über Ätiologie und Pathogenese?

2. Welche Diagnostik führen Sie durch, um Ihre Verdachtsdiagnose zu untermauern?

3. Wie beurteilen Sie den Schweregrad dieser Erkrankung, um eine Therapieindikation zu stellen?

4. Welche herzchirurgischen Therapiemöglichkeiten bestehen bei dieser Erkrankung?

5. Welche Arten von Herzklappenprothesen gibt es und worin bestehen die Unterschiede für ihre Indikation und Nachsorge?

6. Beschreiben Sie bitte die Funktionsweise der Herz-Lungen-Maschine!

Fall 11 Belastungsabhängige Dyspnoe, Angina pectoris und Synkope

1. Verdachtsdiagnose, Ätiologie und Pathogenese
Der **Auskultationsbefund** (Systolikum im 2. ICR parasternal rechts mit Ausstrahlung in die Karotiden) sowie die von der Patientin beschriebene **Symptomentrias** (Dyspnoe, Angina und Synkope) sprechen für eine **Aortenklappenstenose**.
Anhand der Lokalisation der Einengung unterscheidet man:
- **Valvuläre Aortenklappenstenose** (> 75 %). Die Stenose findet in der Veränderung der Klappe selbst ihren Ursprung.
- **Subvalvuläre Aortenklappenstenose** (etwa 15 %): Einengung unterhalb der Aortenklappe (hypertrophische obstruktive Kardiomyopathie, HOCM).
- **Supravalvuläre Aortenklappenstenose** (< 5 %): Ausflussobstruktion oberhalb der Aortenklappe (Hypoplasie der Aorta ascendens, Sanduhreinengung).

Ursachen der Aortenklappenstenose sind:
- Angeborene Aortenklappenstenose.
- Entwicklung auf der Grundlage einer angeborenen Klappenfehlbildung (z. B. einer bikuspiden Aortenklappe).
- **Erworbene** Aortenklappenstenose:
  - **Arteriosklerotisch bedingt,** v. a. bei Patienten > 65 Jahren.
  - **Nach rheumatischer Endokarditis** durch A-Streptokokkeninfektion (Post-Streptokokken-Antigen-Antikörper-Komplexe).
  - Seltener **bakterielle Infektionen**.

Durch das Bestreben des linken Ventrikels, gegen den Widerstand der verengten Aortenklappe das Herzzeitvolumen in den Systemkreislauf zu pumpen, kommt es zur Druckbelastung des linken Ventrikels mit kompensatorischer **linksventrikulärer Hypertrophie** (Herzmuskelverdickung), relativer Koronarinsuffizienz, erhöhten enddiastolischen Füllungsdrücken des linken Ventrikels und im fortgeschrittenen Stadium zur **Herzinsuffizienz**.

> **MERKE**
> Symptomentrias einer Aortenklappenstenose ist: belastungsabhängige Dyspnoe, Angina pectoris, Synkope.

2. Diagnostik
Bereits die **Anamnese** mit Symptombeschreibung und die **Auskultation** des Herzens geben einen deutlichen Hinweis auf eine Aortenklappenstenose. Darüber hinaus erfolgt die apparative Diagnostik mittels:
- **Echokardiographie:** Kernstück der kardiologischen/kardiochirurgischen Diagnostik als transthorakale (TTE) und transösophageale (TEE) Echokardiographie. Sie liefert wertvolle Informationen zu Morphologie und Hämodynamik des Herzens (linksventrikuläre Hypertrophie, eingeschränkte Kontraktilität). Bezüglich der Herzklappen beurteilt man morphologisch eine mögliche Sklerose („Verkalkungen") und ermöglicht die Berechnung der Klappenöffnungsfläche, die Messung des Druckgradienten über einer Klappe sowie funktionell mittels Farbdoppler die Darstellung des Blutflusses durch eine Klappe (Stenose, Insuffizienz).
- **EKG:** Zeichen einer linksventrikulären Hypertrophie (Sokolow-Index, T-Strecken-Negativierung in V_4 bis V_6)
- **Herzkatheteruntersuchung:** Diese sollte ergänzend bei Patienten ab etwa 40 Jahren durchgeführt werden und bei starker linksventrikulärer Beeinträchtigung evtl. auch mit Rechtsherzkatheter.
- **Röntgen-Thorax** in zwei Ebenen: bei OP-Indikation zur Beurteilung von Herzgröße, poststenotischer Aortenveränderung und Lungenstauung.
- **Ggf. CT** nach speziellem Protokoll zur Planung einer kathetergestützen Klappenimplantation.

3. Schweregrade
Aortenklappenstenosen werden in Abhängigkeit von der **Klappenöffnungsfläche** (KÖF) sowie dem maximalen bzw. mittleren **Druckgradienten** in die Schweregrade leicht, mittel und schwer eingeteilt (➤ Tab. 11.1).

Tab. 11.1 Schweregradeinteilung einer Aortenklappenstenose

Schweregrad	KÖF	Maximaler/mittlerer Druckgradient
Leicht	1,2–2,0 cm²	< 40/< 25 mmHg
Mittel	0,75–1,2 cm²	40–80/25–50 mmHg
Schwer	< 0,75 cm²	> 80/> 50 mmHg

4. Therapie

Unabhängig vom Schweregrad sollte bei jeder Herzklappenerkrankung und auch nach Klappenersatz **bei (operativen) Eingriffen,** bei denen es zu vorübergehenden Bakteriämien kommen kann v. a. Zahnbehandlungen, Uro- oder Gastrointestinaltrakt, infizierte Herde wie Abszesse etc., zur **Endokarditisprophylaxe** ein Antibiotikum (Amoxicillin, alternativ Clindamycin oder Vancomycin) gegeben werden.

Die Operationsindikation hängt von Schweregrad und Symptomatik ab:

- **Leicht- bis mittelgradige Aortenklappenstenose:** Sie bleibt aufgrund der Kompensationsmechanismen des Herzens i. d. R. asymptomatisch, sodass eine **körperliche Schonung** genügt. Bei gleichzeitig bestehender koronarer Herzerkrankung mit Indikation zur Bypass-OP sollte eine Operationserweiterung um einen Aortenklappenersatz erwogen werden.
- **Schwergradige Aortenklappenstenose** oder **geringergradige symptomatische Stenose** (z. B. mit Angina pectoris, Herzinsuffizienz, Synkopen): Operationsindikation zum **Aortenklappenersatz** (AKE).

Die Aortenklappe kann operativ über eine Sternotomie ersetzt werden. Nach Inbetriebnahme der Herz-Lungen-Maschine wird teilweise in milder systemischer Hypothermie (ca. 34 °C) die abgeklemmte Aorta oberhalb der Aortenklappe eröffnet. Die arteriosklerotisch veränderte Aortenklappe wird vorsichtig mit den Kalkablagerungen abgetragen. Anschließend wird die Größe der Aortenklappenprothese ausgemessen, um eine geeignete Prothese einzunähen (> Abb. 11.1).

Für Hochrisikopatienten, für die eine offene Operation mit Herz-Lungen-Maschine (HLM) ein zu hohes Risiko darstellt, steht alternativ die **Transkatheter-Aortenklappenimplantation** (transcatheter aortic valve implantation, TAVI) zur Verfügung. Man unterscheidet zwei Arten der TAVI: ein **transfemoraler Klappenersatz,** bei dem von kardiologischer Seite über die Femoralarterie eine Klappenprothese eingebracht wird, und ein **transapikaler Aortenklappenersatz,** bei dem sowohl Herzchirurgen als auch Kardiologen beteiligt sind. Bei dem zuletzt genannten **Hybridverfahren** wird kardiochirurgisch im 4./5. ICR links lateral eine kleine quere Thorakotomie mit Präparation bis zur Herzspitze vorgenommen. Interventionell kardiologisch wird dann mittels eines speziellen Katheterverfahrens über die Herzspitze (transapikal) die Aortenklappe in die richtige Position gebracht und entfaltet.

> **MERKE**
> Bei Herzklappenerkrankungen und nach Herzklappenersatz muss bei operativen Eingriffen immer an eine antibiotische Endokarditisprophylaxe gedacht werden.

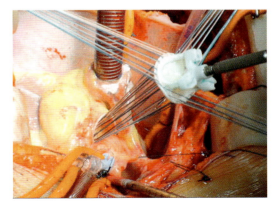

Abb. 11.1 Intraoperatives Einnähen einer biologischen Klappenprothese in Aortenklappenposition. [T581]

Fall 11 Belastungsabhängige Dyspnoe, Angina pectoris und Synkope

5. Herzklappenprothesen
Es können grundsätzlich zwei Arten der Herzklappenprothesen unterschieden werden:
- **Mechanische Klappenprothesen** werden aus Metall oder Pyrolit Carbon hergestellt. Daher zeichnen sie sich durch eine hohe, teilweise **lebenslange Haltbarkeit** aus. Sie eignen sich vor allem für **junge Patienten,** bei denen man Re-Operationen vermeiden möchte. Der **Nachteil** der mechanischen Klappen besteht in einer **hohen Thrombogenität,** also der gesteigerten Thrombozytenaggregation am Fremdmaterial mit Thrombenbildung und Emboliegefahr. Daher muss nach Implantation einer mechanischen Herzklappe eine **lebenslange Antikoagulation** (i. d. R. mit Phenprocoumon = Marcumar® nach INR-Kontrolle) erfolgen. Eine **Kontraindikation** besteht für Frauen im gebärfähigen Alter, schlechter Compliance des Patienten bezüglich einer zuverlässigen Antikoagulation sowie bei erhöhter Sturzgefahr z. B. im höheren Alter oder bei Epilepsie wegen der Blutungsgefahr unter Antikoagulation.
- **Biologische Klappenprothesen** sind z. B. aus **Rinderperikard** gestaltete Klappen, **Schweineaortenklappen** sowie **Homografts** (menschliche Spenderaortenklappen). Homografts benötigen keine und andere biologische Klappen höchstens in den ersten postoperativen Monaten eine Antikoagulation, da sie eine **geringe Thrombogenität** aufweisen. Damit können sie auch bei Patienten, bei denen eine lebenslange Antikoagulation kontraindiziert ist (z. B. ältere Patienten, gebärfähige Frauen), implantiert werden. **Nachteil** der biologischen Klappen ist eine deutlich **geringere Haltbarkeit** (10–15 Jahre) im Vergleich zu mechanischen Prothesen.

6. Herz-Lungen-Maschine
Vereinfacht kann das Prinzip der extrakorporalen Zirkulation wie folgt beschrieben werden: Die HLM ersetzt, wie der Name sagt, die Funktion des kardioplegen Herzens (mit kaliumhaltiger Lösung stillgelegtes Herz) und der Lungen. Dazu wird das heparinisierte Blut i. d. R. aus dem rechten Vorhof in die HLM abgesaugt und von dort über eine meist in der Aorta liegende Kanüle in den Körperkreislauf zurückgegeben. Der **Oxygenator** sättigt das Blut mit Sauerstoff, entzieht ihm Kohlendioxid, filtert es und fügt die Narkosegase bei. Über einen **Kardiotomiesauger** wird das intraoperativ abgesaugte Blut ebenfalls dem Oxygenator der HLM zugespeist. Mittels **Wärmeaustauscher** kann die systemische Körpertemperatur über die Bluttemperatur beeinflusst werden. Der **Kardiotechniker** kontrolliert die Vitalfunktionen, steuert in Absprache mit den Anästhesisten und Herzchirurgen das Herzzeitvolumen, die Herzfüllung, die Drücke, die Antikoagulation, die Körpertemperatur etc. Soll die extrakorporale Zirkulation beendet werden, muss der Organismus wieder erwärmt und eine angepasste **Reperfusionszeit** (Wiederdurchblutung des Herzens unter Entlastung mit der HLM) eingehalten werden. Das Heparin wird vor Thoraxverschluss 1 : 1 mit **Protamin** antagonisiert.

> **ZUSAMMENFASSUNG**
> - Als Symptomentrias der Aortenklappenstenose gilt: belastungsabhängige Dyspnoe, Angina pectoris, Synkope.
> - Diagnose und Operationsindikation basieren v. a. auf Anamnese, Auskultation, Echokardiographie, EKG und Herzkatheteruntersuchung (ab 40 Jahre).
> - Abhängig von der KÖF und dem Gradienten über der Klappe werden Stenosen in die Schweregrade leicht, mittel und schwer eingeteilt.
> - Die schwere Aortenklappenstenose wird herzchirurgisch offen oder in besonderen Fällen transapikal ggf. transfemoral als TAVI mittels Klappenprothese ersetzt.
> - Bei Herzklappenerkrankungen und nach Herzklappenersatz muss bei (operativen) Eingriffen an eine antibiotische Endokarditisprophylaxe gedacht werden.
> - Man unterscheidet mechanische Klappenprothesen (lange Haltbarkeit, aber lebenslange Antikoagulation) von biologischen (geringere Haltbarkeit, aber keine lebenslange Antikoagulation).
> - Die Herz-Lungen-Maschine ermöglicht herzchirurgische Operationen in Kardioplegie (Herzstillstand).

Schwellung linke Leiste

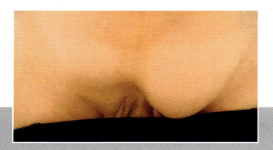

Anamnese

Der 42-jährige Herr L. stellt sich am Wochenende wegen einer Schwellung im Bereich der linken Leiste vor. Diese sei nach einer heftigen Hustenattacke aufgetreten und würde nun schmerzen. Eine kleine Beule in der linken Leiste sei ihm schon vor einiger Zeit einmal aufgefallen, da sie jedoch keine Beschwerden bereitet habe, habe er sie nicht weiter beachtet. Er sei starker Raucher (etwa 30 Zigaretten/Tag) und habe deshalb einen chronischen Raucherhusten. An weiteren Erkrankungen leide er nicht. Vor zwei Jahren sei er am linken Knie am Meniskus operiert worden.

Untersuchungsbefunde

Körperliche Untersuchung > Bild [T581]. Bei der Palpation im Liegen werden zunächst leichte Schmerzen angegeben. Während der Untersuchung lässt sich die Schwellung nun ohne größere Mühe „wegdrücken". Im Stehen zeigt sich wiederum die Vorwölbung links inguinal, aber zusätzlich ist auch eine kleinere „Beule" rechts festzustellen, die ebenfalls reponibel ist. Das äußere Genitale weist keine Auffälligkeiten auf, auch sind beide Hoden seitengleich und nicht druckempfindlich. Abdominell können keine Druckschmerzen ausgelöst werden, die Darmgeräusche sind regelrecht.

1. Welche Diagnose können Sie anhand des klinischen Befundes stellen und an welche Differenzialdiagnosen denken Sie?

2. Erläutern Sie Pathogenese, Ätiologie und Einteilung des Befundes.

3. Welche ergänzenden Untersuchungen sollten veranlasst werden?

4. Wie lautet Ihre Therapieempfehlung und welche Verfahren kennen Sie?

5. Über welche OP-Komplikationen ist der Patient aufzuklären?

6. Welche Verhaltensmaßregeln geben Sie dem Patienten mit nach Hause?

Fall 12 Schwellung linke Leiste

1. Verdachtsdiagnose und Differenzialdiagnosen

Im Bereich der linken Leiste ist eine etwa mandarinengroße Schwellung knapp oberhalb des Skrotalansatzes sichtbar. Da sie sich bei der Untersuchung im Liegen komplett reponieren lässt, ist die Diagnose einer **Leistenhernie** am wahrscheinlichsten.

Schwellungen in der Leistengegend können beim Erwachsenen folgende Ursachen haben:
- Bauchwandhernien (Leisten- oder Schenkelhernie).
- Lymphknotenvergrößerung entzündlich oder neoplastisch.
- Varixknoten der V. saphena magna.
- Aneurysma der A. femoralis.
- Weichteiltumor z. B. Lipom.
- Lymphozele.
- Variko- oder Hydrozele beim Mann.

Sonstige mögliche Ursachen von Leistenschmerzen sind:
- LWS-Syndrom.
- Ansatztendinose der Adduktorenmuskulatur.
- Symphysitis.

MERKE
Es sind immer beide Leistenregionen zu untersuchen, da häufig eine asymptomatische Hernie der Gegenseite vorliegt.

2. Ätiologie, Einteilung und Pathogenese

Der **Leistenkanal** verläuft durch die Bauchwand von innen lateral kranial nach außen medial kaudal und wird kaudal vom Leistenband begrenzt. Beim **Mann** zieht durch den Leistenkanal der Samenstrang mit dem Ductus deferens und den Testikulargefäßen, bei der **Frau** das Lig. teres uteri.

Unterschieden werden **zwei Formen der Leistenhernie:**
- **Indirekte Leistenhernie:** Eintritt in den Leistenkanal am Anulus inguinalis profundus lateral der epigastrischen Gefäße; kann angeboren (fehlender Verschluss des Processus vaginalis nach dem Descensus testis) oder erworben sein (> Abb. 12.1).

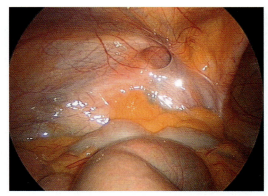

Abb. 12.1 Indirekte Leistenhernie links (laparoskopischer Befund). [T581]

- **Direkte Leistenhernie:** Durchtritt medial der epigastrischen Gefäße am sog. muskelarmen **Hesselbach-Dreieck;** diese Form ist immer erworben.

Der äußere Austrittspunkt ist bei beiden Formen der Anulus inguinalis superficialis (äußerer Leistenring). Prädisponierende Faktoren für die Ausbildung von Hernien sind:
- **Erhöhter intraabdomineller Druck** z. B. bei Aszites, chronischem Husten (Raucher und Asthmatiker), Gravidität oder großen intraabdominellen Raumforderungen.
- **Bindegewebsschwäche:** angeboren, durch Langzeiteinnahme von Kortison oder bei Immunsuppression.
- Starke **körperliche Belastung.**

3. Ergänzende Untersuchungen

Ist der klinische Untersuchungsbefund bei fehlender sichtbarer Schwellung nicht eindeutig, liefert der **positive Hustenanprall** einen Hinweis. Dazu führt der Untersucher bei der Untersuchung im Stehen den Kleinfinger in Höhe des Skrotalansatzes entlang des Samenstrangs am äußeren Leistenring in den Leistenkanal ein und lässt den Patienten husten.

Bei weiterer Unklarheit sollte im Hinblick auf die genannten Differenzialdiagnosen eine **Sonographie** der Leistenregion beidseits einschließlich der Beurteilung der Leistengefäße erfolgen.

In seltenen Fällen kann eine **Magnetresonanztomographie** der Beckenregion bei unspezifischen Leistenbeschwerden zur weiteren Abklärung sinnvoll sein.

4. Therapie
Bei allen Bauchwandhernien ist die Gefahr der Einklemmung **(Inkarzeration)** einer Darmschlinge gegeben. Bei nicht rechtzeitiger (über 4–6 Stunden) oder frustraner Reposition der Einklemmung besteht die Gefahr eines Ileus, einer Darmischämie und -gangrän sowie einer Peritonitis. Daher ist in der Regel bei jeder nachgewiesener Hernie die Operation zu empfehlen. Eine Ausnahme wäre ein erhebliches OP-Risiko des Patienten aufgrund anderer Begleiterkrankungen.

Ziel des Eingriffs:
- Verschluss der Bruchpforte.
- Verstärkung der Leistenregion, insbesondere der Leistenkanalhinterwand, zur Rezidiv-Vermeidung. Dies kann durch eine Doppelung der Gewebeschichten mittels spezieller Nahttechniken oder durch Implantation von Kunststoffnetzen erfolgen.

Der Eingriff kann offen konventionell oder minimalinvasiv erfolgen. Häufig angewandte **OP-Verfahren:**
- **OP nach Shouldice:** konventionelles Verfahren mit Doppelung der Transversalisfaszie.
- **OP nach Lichtenstein:** konventionelles Verfahren mit Implantation eines Kunststoffnetzes auf die Transversalisfaszie.
- **OP nach Rutkow:** Verschluss der Bruchlücke durch einen Kunststoff-Plug.
- **Minimal-invasive Verfahren in TEP- und TAPP-Technik:** über eine Bauchwandspiegelung (**t**otalextr**a**peritoneale Netzimplantation, **TEP**) oder Bauchhöhlenspiegelung (**t**r**a**ns**a**bdominelle **p**rä**p**eritoneale Netzimplantation, **TAPP**) wird jeweils zwischen Peritoneum und Bauchwand zum Verschluss der Lücke ein Kunststoffnetz endoskopisch eingebracht (> Abb. 12.2). Vorteil der minimalinvasiven Techniken ist die Möglichkeit der Kombination mit einer diagnostischen Laparoskopie bei unklaren Befunden sowie der Versorgung beider Seiten in einem Eingriff bei Vorliegen einer Leistenhernie beidseits.

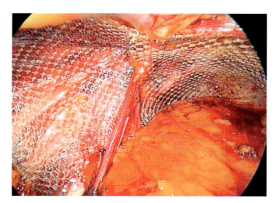

Abb. 12.2 Minimalinvasiver Bruchlückenverschluss einer Leistenhernie durch Netzeinlage präperitoneal. [T581]

> **MERKE**
> Ein nicht zu reponierender Leistenbruch, der mit einer abdominellen Symptomatik sowie Übelkeit und Erbrechen einhergeht, erfordert eine Notfall-OP!

5. Komplikationen
Neben den allgemeinen OP-Komplikationen, wie Hämatom und Wundheilungsstörung, ist der Patient bei einer Leistenhernienoperation über folgende spezifische Komplikationen aufzuklären:
- **Ischämische Orchitis:** kann zur Hodenatrophie und ggf. Infertilität führen. Wird die Bruchlücke am inneren Leistenring zu eng verschlossen, kann es zur Kompromittierung des Samenstrangs und den darin verlaufenden Vasa testicularia und somit zur Durchblutungsstörung des Hodens zur kommen.
- **Rezidivhernie:** tritt je nach OP-Methode und Erfahrung des Operateurs in 2–10 % der Fälle auf.
- Bei Verwendung von Kunststoffnetzen kann es zu einem **Fremdkörpergefühl** oder in seltenen Fällen zur **Dislokation** und **Arrosion** benachbarter Organe kommen (Blasen- oder Darmfisteln).
- Durch Läsion oder Irritation von in der Leistenregion verlaufenden Nerven (N. ilioinguinalis oder R. genitalis n. genitofemoralis) können teils sehr quälende **chronische Schmerzsyndrome** auftreten, die

Fall 12 Schwellung linke Leiste

meistens in den ersten sechs Monaten reversibel sind.

6. Verhaltensempfehlungen
Zunächst wird eine körperliche Schonung für acht bis zehn Tage empfohlen. Je nach gewähltem OP-Verfahren und intraoperativem Befund kann nach zwei bis sechs Wochen eine zunehmende körperliche Beanspruchung erlaubt werden, wobei bei den minimal-invasiven Techniken eine raschere Wiederaufnahme der alltäglichen Belastung möglich ist.

ZUSAMMENFASSUNG
- Die häufigste Ursache einer Schwellung in der Leistenregion ist eine Leistenhernie.
- Gefahr eines Leistenbruchs ist die Inkarzeration mit möglichem Ileus, Darmgangrän und Peritonitis.
- Operationsziele sind der Verschluss der Bruchpforte sowie die Verstärkung der geschwächten Leistenregion ggf. durch Implantation eines Kunststoffnetzes, wobei auch minimal-invasive, endoskopische Techniken angewandt werden.
- Typische mögliche Komplikationen sind die ischämische Orchitis und Hodenatrophie sowie die Rezidivleistenhernie.

13

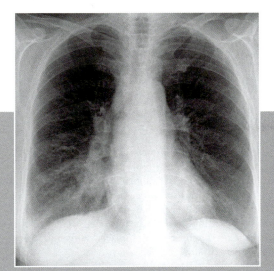

Chronischer Husten und blutiges Sputum

Anamnese

Die 69-jährige Frau K. wird von Ihrem Hausarzt zur weiteren Abklärung ihres hartnäckigen Hustens zu Ihnen in die Thoraxchirurgie überwiesen. Eine Röntgenaufnahme habe Sie Ihnen auch mitgebracht (> Bild [T579]). Die Patientin berichtet, sie rauche seit fast 40 Jahren Zigaretten. Anfangs waren es nur 10 bis 20 Stück am Tag, aber seit Ihrer Frühpensionierung vor 13 Jahren käme sie auf zwei Schachteln täglich. Frau K. leide schon längere Zeit unter Raucherhusten, der jedoch in den letzten Wochen an Intensität zugenommen habe. Vor drei Wochen sei ihr Sputum erstmals blutig gewesen, weshalb sie ihren Hausarzt aufgesucht hätte. Im letzten halben Jahr habe die schlanke Patientin ungewollt 12 kg abgenommen.

Untersuchungsbefunde

69-jährige Patientin in normalem AZ und reduziertem EZ (54 kg, 170 cm). RR 130/85 mmHg, Puls 80/min.

Körperliche Untersuchung: Fassthorax. Lungen: sonorer bis hypersonorer Klopfschall, leises vesikuläres Atemgeräusch mit verlängertem Exspirium. Herz und Abdomen unauffällig. Mäßige Beinödeme. Keine vergrößerten Lymphknoten palpabel.

1. Befunden Sie bitte das Röntgenbild! Wie lautet Ihre Verdachtsdiagnose? Was wissen Sie zu Epidemiologie und Ätiologie?

2. Welche weiterführende Diagnostik veranlassen Sie, um Ihre Verdachtsdiagnose zu untermauern?

3. Wie kann diese Erkrankung histologisch eingeteilt werden?

4. Beschreiben Sie bitte das Therapieschema und die Prognose!

5. Welche operativen Möglichkeiten bestehen bei dieser Erkrankung?

Fall 13 Chronischer Husten und blutiges Sputum

1. Verdachtsdiagnose

Die hier geschilderte Klinik im Zusammenspiel mit dem Röntgenbild, auf dem ein großer Rundherd im Unterfeld der rechten Lunge gezeigt wird, ist hochgradig verdächtig auf ein **Bronchialkarzinom (Lungenkarzinom,** ➤ Abb. 13.1). Bei der Erstdiagnose eines Bronchialkarzinoms ist **Husten** das häufigste Symptom. Hinzu kommt häufig blutiges Sputum (**Hämoptyse** bei Blutmenge < 50 ml, **Hämoptoe** > 50 ml), was die Patienten besorgt zum Arzt führt.

Weitere **klinische Symptome** v.a. bei bereits fortgeschrittener Erkrankung sind:
- **Dyspnoe:** z.B. durch Verlegung der Luftwege, Pneumonie, Pleuraerguss.
- **Thoraxschmerzen.**
- **Heiserkeit** bei Infiltration des N. recurrens.
- **Horner-Syndrom** mit Miosis, Ptosis und Enophthalmus bei Infiltration des Grenzstrangs.
- **Armlähmungen** bei Läsion des Plexus brachialis.
- **Paraneoplastische Symptome:** In 10–20 %, beispielsweise Hyperkalzämie, Diabetes insipidus (ADH-Sekretion), Cushing-Syndrom (ACTH-ähnliche Sekretion), Hypertrophie des Bindegewebes an den Endphalangen (Trommelschlägelfinger) und hypertrophe Osteoarthropathie.

Das hochmaligne Bronchialkarzinom ist weltweit für Männer und mittlerweile auch in vielen Ländern für Frauen die **häufigste Todesursache aufgrund eines malignen Tumors.**

Als wichtigster **Risikofaktor** für die Entstehung des Bronchialkarzinoms wird das inhalative **Zigarettenrauchen** (bis zu 30-fach erhöhtes Risiko) verantwortlich gemacht. Bei einer Raucheranamnese von 46 py (28 Jahre 0,75 Schachteln und 13 Jahre 2 Schachteln am Tag) zeigt die Patientin bei der körperlichen Untersuchung Hinweise auf eine COPD (chronisch-obstruktive Lungenerkrankung). Als weitere Risikofaktoren gelten Asbest, Abgase, Arsen, Radon, Tuberkulosenarben und genetische Faktoren.

> **MERKE**
> Bei Rauchern mit Husten über drei Wochen muss ein Bronchialkarzinom ausgeschlossen werden.

2. Weiterführende Diagnostik

- **Röntgen-Thoraxaufnahme in zwei Ebenen:** wird bereits bei der ersten Vorstellung des Patienten aufgrund von chronischem Husten empfohlen und kann Hinweise auf Lungenherde, deren Lage und begleitende Pleuraergüsse sowie mediastinale Veränderungen liefern.
- **Computertomographie** (CT): ermöglicht eine präzisere Aussage zu Tumorausdehnung, Lagebeziehung zu anderen Strukturen, deren Infiltration, zum Lymphknotenbefall und zum restlichen Lungenparenchym. ➤ Abb. 13.2 zeigt das CT der Patientin im Weichteilfenster. Es sind ein großer **weichteildichter, zentral liegender Rundherd** im rechten Unterlappen mit Ummauerung mehrerer Pulmonalvenen sowie ein Pleuraherd an der rechten Thoraxwand zu erkennen. Zusätzlich ist in Bezug auf das notwendige **Staging** eine CT zum Auffinden von Metastasen in den Oberbauchorganen, im Knochen und bei kli-

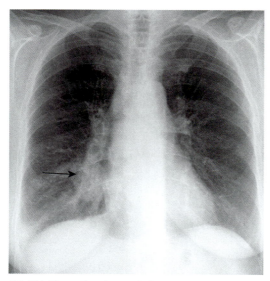

Abb. 13.1 Röntgen-Thorax bei Bronchialkarzinom. [T579]

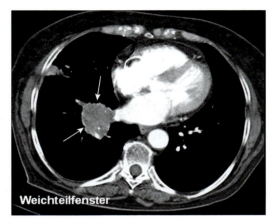

Abb. 13.2 CT eines zentralen Bronchialkarzinoms. [T579]

nischen Symptomen wie Kopfschmerzen oder Schwindel des Gehirns angezeigt.
- **Positronen-Emissionstomographie (PET):** sehr sensitive Darstellung von Fernmetastasen durch FDG-(^{18}F-Fluordeoxyglukose-)Anreicherung, ggf. auch CT-gekoppelt. Als kostengünstigere Diagnostik hinsichtlich Fernmetastasen kommt die **Szintigraphie** häufig zum Einsatz.
- **Magnetresonanztomographie:** Indikation zur Abklärung einer Herz-, Nerven- oder Gefäßbeteiligung.
- **Sonographie:** Kontrolle v.a. der Oberbauchorgane sowie eines bestehenden Pleuraergusses im Verlauf. Daneben kann über den Ösophagus eine **Endosonographie** zur Beurteilung und ggf. Feinnadelbiopsie von mediastinalen Lymphknoten erfolgen.

- **Bronchoskopie:** Entscheidend für die Therapiewahl ist neben der Bestimmung der TNM-Klassifikation auch die histopathologische Charakterisierung, daher Entnahme von **Biopsien** und/oder **Lavage** aus peripheren Anteilen zur Tumorzellgewinnung obligat.

Die Tumormarker als Verlaufsparameter spielen eher eine untergeordnete Rolle.
Seit 2010 gilt für das Lungenkarzinom eine neue TNM-Klassifikation („tumor, node, and metastasis") als Staging in Kombination der *International Association for the Study of Lung Cancer* (IASLC) und der *International Union Against Cancer* (UICC). Hierbei werden im Vergleich zu früher die Stadien T1 und T2 sowie M1 genauer unterteilt.

3. Histologische Einteilung

Das Bronchialkarzinom kann aus histologischer Sicht in zwei Gruppen unterteilt werden (➤ Tab. 13.1):
- **Kleinzelliges Bronchialkarzinom** (SCLC = small cell lung cancer): Zur Vereinfachung unterteilt man das SCLC in:
  - Limited disease: TNM-Stadium I–III, etwa 30 %.
  - Extensive disease: TNM-Stadium IV, 70 %.
- **Nicht-kleinzelliges Bronchialkarzinom** (NSCLC = non-small cell lung cancer); zum NSCLC gehören das **Plattenepithelkarzinom,** das **Adenokarzinom** mit der seltenen Form Alveolarzell-Ca sowie das **großzellige Karzinom.**

Tab. 13.1 Histologische Unterteilung des Bronchialkarzinom

Histologie		Häufigkeit	Lage	Besonderheiten
SCLC (oat-cell carcinoma)		≈ 25 %	Zentral	Sehr frühe Metastasierung, bereits in 80 % bei Diagnosestellung metastasiert, paraneoplastische Symptome
NSCLC ≈ 75 %	Plattenepithelkarzinom	≈ 40 %	Zentral und peripher	Frühe Metastasierung in LK, Bronchusverschlüsse mit Atelektasen, evtl. Entwicklung aus chronischer Bronchitis
	Adenokarzinom	≈ 20 %	Peripher	Frühe Metastasierung, Entwicklung v.a. aus Tuberkulosenarben, seltene Form: Alveolarzellkarzinom
	Großzelliges Karzinom	≈ 15 %	Peripher	Frühe Metastasierung

Fall 13 Chronischer Husten und blutiges Sputum

- Es kommt bei jedem dritten Tumor zum gleichzeitigen Vorkommen von histologisch unterschiedlichen Zellen.

In Bezug auf **Lage und Ausbreitung** unterteilt man die Bronchialkarzinome in **zentrales** (v.a. SCLC und Plattenepithelkarzinom), **peripheres** (Sonderform Pancoast-Tumor an Pleurakuppel) und **diffus wachsendes** (z.B. Alveolarzellkarzinom).

Die **Metastasierung** des Bronchialkarzinoms erfolgt v.a. in Leber, Knochen (Wirbelsäule), Gehirn, Nebennierenrinde sowie regionäre LK.

4. Therapieschema

- Das **SCLC** ist zu 80 % bereits bei der Diagnosestellung metastasiert, sodass eine operative Therapie meist nur im Falle von „very limited disease" sonst nicht mehr indiziert ist. Bei einer Tumorverdopplungszeit von nur 50 Tagen hat es eine schlechte Früherkennungsprognose. Dafür zeigt sich aber ein **gutes Ansprechen auf Chemotherapeutika:**
  - **Limited disease:** bimodale Therapie aus Chemotherapie (z.B. 3 bis 6 Zyklen Cisplatin/Etoposid) plus Radiotherapie (50–60 Gy).
    Häufigere **Extensive disease:** unimodale Therapie nur aus intensivierter Chemotherapie (z.B. 6 Zyklen Cisplatin/Etoposid und Carboplatin/Etoposid).
- Die **NSCLC** erweisen sich langsamer im Wachstum, können daher primär bei geringer Metastasierung **chirurgisch** angegangen werden. Das primäre Therapieziel ist die radikale Resektion mit einem ausreichend freien Resektionsrand und eine systematische Lymphknotendissektion. NSCLC sprechen deutlich schlechter auf die Chemotherapie an. Eine neoadjuvante sogenannte Induktionschemo- und/oder -strahlentherapie kann eine Möglichkeit des **Down-Stagings"** durch Tumorverkleinerung bei NSCLC darstellen, um noch eine chirurgisch operative Therapie zu erreichen. Als Chemotherapie kommen z.B. cisplatinbasierte Kombinationschemotherapien zum Einsatz.

Oft bleibt bei beiden Formen nur eine **palliative Therapie** aus Operation, Chemo- und/oder Strahlentherapie, Bisphosphonaten bei Knochenmetastasen, suffizienter Analgesie usw.

Die **Prognose** ist ungünstig. Das relative **Fünf-Jahres-Überleben** wird in Deutschland für **Frauen mit 21 % und für Männer mit 16 %** angegeben (Zentrum für Krebsregisterdaten, Stand 2012). Im Frühstadium ist es deutlich besser (bis zu 60 %), wobei ein Bronchialkarzinom wegen fehlender Symptome nur selten im Frühstadium diagnostiziert werden kann.

> **MERKE**
> - SCLC: systemische Chemotherapie plus Radiotherapie bei Limited disease.
> - NSCLC: primär operative Therapie, evtl. neoadjuvante Chemotherapie („Down-Staging").

5. Operative Möglichkeiten

Etwa ⅔ aller Bronchialkarzinompatienten sind bei der Therapieplanung bereits nicht mehr operabel. Grund sind die Ausdehnung und Metastasierung des Bronchialkarzinoms sowie der Allgemeinzustand und die präoperative Lungenfunktion des Patienten. Ein Teil der Patienten, bei denen eine operative Therapie begonnen wird, imponieren dann intraoperativ als nicht operabel. Bei den wenigen Patienten, die thoraxchirurgisch operiert werden können, unterscheidet man folgende Operationen:

- **Pneumektomie:** Entfernung einer kompletten Lunge auf der betroffenen Seite.
- **Lobektomie:** Entfernung eines Lungenlappens.
- **Segmentresektion:** Entfernung eines anatomischen Lungensegmentes; nur bei respiratorischer Einschränkung.
- **Manschettenresektion:** Entfernung von Karzinom tragenden Bronchusabschnitten mit anschließender Anastomosierung.
- **Brustwandteilresektion:** Entfernung von infiltrierten Brustwand- und ggf. auch von Rippenanteilen. Die regionären LK werden i.d.R. ebenfalls entfernt.

ZUSAMMENFASSUNG

- Das Bronchialkarzinom ist eine der häufigsten Todesursachen aufgrund eines malignen Tumors mit einem relativen Fünf-Jahres-Überleben von 21 % für Frauen und 16 % für Männer.
- Verantwortlich gemacht werden in erster Linie das Zigarettenrauchen, aber auch Asbest, Abgase, Arsen, Radon, Tuberkulosenarben und genetische Faktoren.
- Klinik: v.a. Husten, später auch z.B. Hämoptyse/Hämoptoe, Dyspnoe, Thoraxschmerzen, Heiserkeit, Horner-Syndrom, Armlähmungen, paraneoplastische Symptome.
- Diagnostik: Röntgen-Thorax in zwei Ebenen, CT, PET bzw. Szintigraphie, (Endo-)Sonographie und v.a. Bronchoskopie zur histologischen Bestimmung.
- Histologische Unterteilung: SCLC und NSCLC (Plattenepithel-, Adeno- und großzelliges Karzinom).
- Die Therapie ist abhängig von Histologie und Stadium:
  - SCLC: systemische Chemotherapie plus Radiotherapie bei Limited disease.
  - NSCLC = primär operative Therapie mittels Lungen(teil-)Resektion, evtl. neoadjuvante Chemotherapie zum „Down-Staging".

14

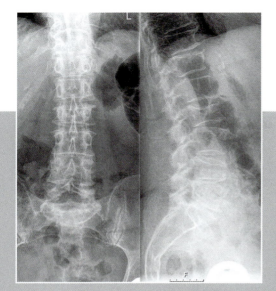

Rückenschmerzen nach Sturz vor drei Wochen

Anamnese
Die 74-jährige, alleinstehende Frau B. wird vom Hausarzt wegen zunehmender, immobilisierender Rückenschmerzen stationär eingewiesen. Vor drei Wochen sei sie zu Hause gestürzt. Nachdem die anfangs bestehenden Schmerzen sich zunächst gebessert hätten, seien diese in den letzten Tagen zunehmend stärker geworden, sodass sie nur noch mit großer Mühe aufstehen könne. Eine bereits am Unfalltag durch den Hausarzt veranlasste Röntgenuntersuchung der LWS in zwei Ebenen sei ohne Anhalt für eine Fraktur geblieben. Vor etwa 20 Jahren war aufgrund eines Zervixkarzinoms eine gynäkologische Totaloperation erfolgt. Ebenfalls nach einem Sturz war vor zwölf Jahren wegen einer Schenkelhalsfraktur und Coxarthrose eine Hüft-TEP links implantiert worden.

Untersuchungsbefunde
74-jährige Patientin in altersentsprechendem AZ und EZ. Schmerzbedingt kann sie sich nicht aus eigener Kraft von der Transport- auf die Untersuchungsliege bewegen. RR 150/95 mmHg, Puls 88/min.
Körperliche Untersuchung: Herz und Lungen: unauffällig. Rücken: keine äußeren Verletzungen. Deutlicher Druckschmerz beidseits paravertebral lumbal, zudem diffuser Klopfschmerz über der gesamten LWS und unteren BWS. Extremitäten: an beiden Beinen keine Sensibilitäts- oder Motorikstörungen, Patellar- und Achillessehnenreflexe beidseits vorhanden. Reizlose Narbenverhältnisse an der linken Hüfte.
Sie lassen eine Kontrollröntgenaufnahme der LWS anfertigen (> Bild [T580]).

---

1. Welche Verdachtsdiagnose stellen Sie? Welche Differenzialdiagnosen kommen infrage?

2. Befunden Sie das Bild. Welche weiteren Untersuchungen sind zu veranlassen?

3. Nennen Sie mögliche Ursachen und eine Einteilung des Krankheitsbilds und seiner Ursachen.

4. Welche therapeutischen Möglichkeiten kennen Sie?

5. Welche Spätfolgen können eintreten?

Fall 14 Rückenschmerzen nach Sturz vor drei Wochen

1. Verdachtsdiagnosen
Die von Frau B. angegebenen, zunehmenden Rückenschmerzen stehen vermutlich im Zusammenhang mit dem vorausgegangenen Sturzereignis. Anhand der Schmerzlokalisation ist eine Verletzung im Bereich der LWS anzunehmen. Bei unauffälligem Röntgenbefund am Unfalltag wäre zunächst eine **LWS-Prellung** anzunehmen. Jedoch ist es laut anamnestischen Angaben nach anfänglicher Besserung der Schmerzen jetzt zu einer deutlichen Beschwerdezunahme gekommen. Unter Berücksichtigung des Alters der Patientin und der zurückliegenden Schenkelhalsfraktur links ist daher primär eine **Wirbelkörperfraktur im Bereich der LWS durch Osteoporose** zu vermuten.
Differenzialdiagnostisch ist selten an maligne Wirbelsäulenveränderungen zu denken, wie das **multiple Myelom,** oder an **Knochenmetastasen** bei bekanntem Malignom in der Anamnese.

2. Diagnostik
- **Röntgen:** Obwohl bereits am Unfalltag konventionelle Röntgenaufnahmen von BWS und LWS angefertigt worden waren, sollten diese aufgrund der Schmerzprogredienz mit dem Verdacht auf eine Wirbelfraktur wiederholt werden, da eine Fraktur durch Resorptionsvorgänge in der Frakturzone oder durch zunehmende Sinterung bei Osteoporose im konventionellen Bild erst mit zeitlicher Verzögerung nachzuweisen sein kann.
- **Magnetresonanztomographie (MRT):** Liegen keine zeitnah angefertigten Vergleichsaufnahmen zur Differenzierung zwischen frischer und alter Fraktur vor, ist eine spinale MRT indiziert. Hier ist bei frischer Fraktur eine Signalanhebung im betroffenen Wirbelkörper zu sehen. Außerdem lassen sich die Hinterkante des Wirbelkörpers sowie der Spinalkanal beurteilen.

Auf den Kontrollaufnahmen der LWS (➤ Bild) sehen Sie **Höhenminderungen** des 2. und 4. LWK sowie eine angedeutete **Keilwirbelbildung** des LWK 4, sodass Sinterungsfrakturen des 2. und 4. LWK vorliegen. Zudem fallen ein deutlich verminderter Mineralsalzgehalt der Knochenstrukturen durch eine **erhöhte Strahlentransparenz** als Hinweis auf eine **Osteoporose** sowie osteophytäre Ausziehungen an den Wirbelkörperkanten als Ausdruck von degenerativen Veränderungen auf.

> **MERKE**
> Auch bei initial unauffälligem Röntgenbefund muss die Röntgenuntersuchung bei anhaltenden Beschwerden wiederholt werden.

3. Einteilung und Ursachen
Für die Wahl der geeigneten Therapie ist zunächst die **Stabilität einer Wirbelkörperfraktur** zu beurteilen. Hierzu werden diese nach dem **Drei-Säulenmodell nach Denis** eingeteilt:
- Vordere Säule: vordere ⅔ des Wirbelkörpers und der Bandscheibe.
- Mittlere Säule: Wirbelkörperhinterkante, hinteres Längsband und dorsaler Anteil der Bandscheibe.
- Hintere Säule: Wirbelbogen, Intervertebralgelenke und hinterer Bandapparat.

Bei zwei destruierten Säulen war eine OP-Indikation gegeben. Heute verwendet man die Einteilung der Wirbelfrakturen nach der AO-Klassifikation (➤ Tab. 14.1):

Tab. 14.1 AO-Klassifikation für Wirbelfrakturen

Typ A	Kompressionsfrakturen	Zunahme der Instabilität und neurologischer Ausfälle
Typ B	Distraktionsverletzungen	
Typ C	Rotationsverletzungen	

Beim alten Menschen ist die **Osteoporose** der häufigste prädisponierende Faktor bei einem Sturz eine Fraktur zu erleiden. Folgende Formen der Osteoporose werden unterschieden:
- **Primäre Osteoporose:**
  - Juvenile Form: selten; idiopathisch; betrifft Kinder zwischen 8. und 14. Lebensjahr.
  - Idiopathische Form: erhöhte Osteoklastenfunktion, tritt im frühen Erwachsenenalter auf.
  - Postmenopausale Osteoporose: bei Frauen zwischen dem 50. und 75. Lebensjahr durch

Östrogenmangel. Der Knochenabbau überwiegt (= Typ-I-Osteoporose).
  – Involutionsosteoporose: auch Alters- oder Typ-II-Osteoporose; ab dem 70. Lebensjahr mit verminderter Knochenneubildung.
- **Sekundäre Osteoporose:**
  – Tumorbedingt: Plasmozytom, Metastasen.
  – Durch Mangel- oder Fehlernährung, z. B. phosphathaltige Getränke wie Cola.
  – Endokrin: Cushing-Krankheit, Hyperparathyreoidismus.
  – Medikamentös: Kortikoide, Heparin.
  – Sonderform: lokale Osteoporose bei sympathischer Reflexdystrophie nach Ruhigstellung bei Frakturen (Inaktivitätsatrophie).

MERKE
- Die Wirbelkörperfrakturen werden nach AO-Klassifikation unterteilt.
- Die Osteoporose ist eine metabolische Erkrankung des Knochengewebes, die mit einer negativen Knochenbilanz und einem damit verbundenen erhöhten Frakturrisiko einhergeht.

4. Therapie
Bei Typ-A-Wirbelkörperfrakturen ist eine **konservative Therapie** möglich. Diese umfasst eine schmerzadaptierte Mobilisation unter ausreichender Analgesie (NSAID, ggf. in Kombination mit Opioiden) und Physiotherapie, evtl. Versorgung mit einem Drei-Punkte-Korsett.
Bei folgenden Befunden ist eine **operative Therapie** bei Typ-A-Frakturen indiziert:
- konservativ nicht beherrschbare Schmerzsymptomatik.
- Einengung des Spinalkanals mit neurologischen Ausfällen.

Mögliche Verfahren zur **operativen Stabilisierung:**
- **Fixateur interne:** v. a. bei jüngeren Patienten. Oberhalb und unterhalb des betroffenen Wirbels wird das Segment über transpedikulär eingebrachte und über einen Stab miteinander verbundene Schrauben stabilisiert; ggf. in Kombination mit zusätzlich ventral eingebrachtem Knochenspan oder Metallkörbchen. So kann die Fraktur ausheilen.
- **Verfahren, die lediglich Zement in den frakturierten Wirbelkörper einbringen:** v. a. ältere Patienten ohne neurologische Ausfälle:
  – **Vertebroplastie:** über durch die Bogenwurzeln in den Wirbelkörper eingebrachte Hohlnadeln wird unter Druck Knochenzement eingespritzt und somit ein weiteres Sintern verhindert.
  – **Kyphoplastie:** wie bei der Vertebroplastie werden Hohlnadeln in den Wirbelkörper eingeführt. Mithilfe eines über die Nadeln eingebrachten Ballonsystems wird der Wirbel aufgerichtet und anschließend mit Knochenzement aufgefüllt.

Im Fall von Frau B. mit einer osteoporosebedingten Kompressions- bzw. Sinterungsfraktur des 2. und 4. LWK mit deutlicher Schmerzsymptomatik ohne neurologische Ausfälle ist daher eine Stabilisierung mittels Kyphoplastie anwendbar (> Abb. 14.1).

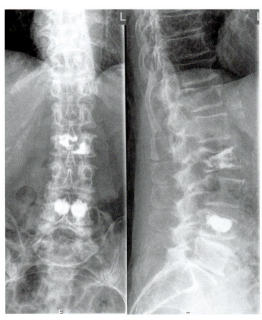

Abb. 14.1 Kyphoplastie von LWK 2 und LWK 4. [T580]

Fall 14 Rückenschmerzen nach Sturz vor drei Wochen

Durch die Stabilisierung der frakturierten Wirbelkörper durch den Knochenzement wird unmittelbar nach dem Eingriff eine **rasche Schmerzfreiheit** und damit mögliche Mobilisation erreicht, sodass den durch Immobilisation bedingten Komplikationen einer Fraktur, wie Pneumonie, Embolien und Thrombose, vorgebeugt wird. Mögliche Komplikationen dieser Verfahren sind Austritt von Knochenzement in den Spinalkanal mit neurologischen Ausfällen sowie embolische Ereignisse. Bei osteoporosebedingten Frakturen muss neben der Frakturbehandlung auch eine **Therapie der Osteoporose** eingeleitet werden, um das weitere Frakturrisiko zu minimieren. Dazu gehören neben der **Physiotherapie** zur Verbesserung der Knochenbilanz die **Vitamin-D-** und **Kalziumsubstitution** und die Gabe von **Bisphosphonaten** (z. B. Alendronat 70 mg/Woche).

5. Mögliche Spätfolgen
Nicht behandelte bzw. zunehmende Sinterungsfrakturen der Wirbelkörper führen zur **Keil-** oder **Fischwirbelbildung** und in deren Folge zu einer **zunehmenden Kyphosierung** mit Fehlbelastung sowie sekundären Facettensyndromen und **Sinterungsfrakturen weiterer Wirbel** sowie letztendlich zur **Immobilisierung**.

ZUSAMMENFASSUNG
- Wirbelfrakturen werden anhand ihrer Stabilität und nach dem Unfallmechanismus eingeteilt.
- Häufigster prädisponierender Faktor für eine Fraktur beim alten Menschen ist die Osteoporose.
- Die Osteoporose ist eine Erkrankung des Knochenstoffwechsels mit negativer Knochenbilanz.
- Als minimalinvasive Verfahren zur Stabilisierung einer osteoporotischen Wirbelkörperfraktur ohne neurologische Ausfälle stehen Vertebroplastie und Kyphoplastie zur Verfügung.
- Neben der Frakturbehandlung sollte beim älteren Patienten eine Osteoporosetherapie eingeleitet werden.

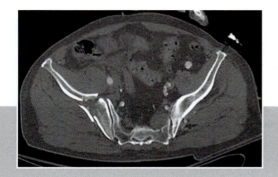

15 Bewusstlosigkeit und multiple Frakturen

Anamnese
Sie werden angefunkt, weil für Ihr Universitätsklinikum ein Polytrauma angemeldet wurde. Sie finden sich mit Ihren Kollegen im Schockraum ein. Es ist ein 46-jähriger Mann angekündigt, der bei nasser Fahrbahn mit dem Pkw von der Landstraße abgekommen und an einem Baum verunglückt ist. Der Beifahrer sei bereits am Unfallort gestorben. Das Unfallopfer sei bei einem GCS von 7 intubiert worden, tachykard und hypoton. Es wären eine offene Kopfverletzung, eine Armfehlstellung rechts sowie ein instabiles Becken aufgefallen. Kaum ist der Patient im Schockraum eingetroffen, beginnt Ihr eingespieltes, interdisziplinäres Team mit dem Polytrauma-Management.

Untersuchungsbefunde
46-jähriger, bewusstloser, intubierter Patient mit Zervikalstütze und Vakuumschiene am rechten Arm. Der Monitor zeigt eine Sinustachykardie mit 140/min, RR 90/60 mmHg, AF 15/min und eine Sauerstoffsättigung von 90 %.
Sie überprüfen die Tubuslage, während die Kollegen der Anästhesie weitere venöse Zugänge legen und die Radiologin mit der fokussierten Sonographie beginnt. Es wird eine Schockraum-CT des Beckens (➤ Bild [T579]) veranlasst.

1. Bitte definieren Sie den Begriff Polytrauma!

2. Nennen Sie bitte Kriterien, die eine Schockraumaufnahme bei Verdacht auf Polytrauma rechtfertigen!

3. Skizzieren Sie bitte das Vorgehen im Schockraum unter Berücksichtigung des Advanced Trauma Life Support (ATLS)!

4. Welche Verletzungen und Komplikationen vermuten Sie bei dem Patienten?

5. Welche intrakraniellen Blutungen können unterschieden werden?

Fall 15 Bewusstlosigkeit und multiple Frakturen

1. Polytrauma
Ein Polytrauma besteht bei gleichzeitig entstandenen Verletzungen mehrerer Körperabschnitte oder Organe, wobei mindestens eine Verletzung oder die Kombination mehrerer Verletzungen lebensbedrohlich ist.

2. Schockraumaufnahme
Die Aufnahme über den Schockraum ist geprägt vom **Verletzungsmuster** (siehe Definition Polytrauma), den **Störungen der Vitalfunktionen** sowie dem **Unfallhergang**. Bei einem Patienten lässt sich ein Polytrauma mit Indikation der Schockraumbehandlung vermuten bei:
- Hochgeschwindigkeitstrauma (Pkw, Motorrad etc.).
- Tod eines weiteren Fahrzeuginsassens.
- Herausschleudern des Patienten aus dem Fahrzeug.
- Fußgänger oder Fahrradfahrer bei Verkehrsunfall.
- Explosionstrauma.
- Trauma durch Einklemmen oder Verschütten.
- Sturz aus mindestens 5 m Höhe.

3. Schockraumvorgehen
Das **Schockraum-Team** ist interdisziplinär und besteht aus Ärzten und Pflegenden der Bereiche **Chirurgie**, **Anästhesie** und **Radiologie**. In jedem Schockraum gelten klar definierte und trainierte Handlungsabläufe und Aufgaben der einzelnen Team-Mitglieder. Wichtiger Bestandteil ist auch die **schriftliche Protokollierung** des Patientenzustands und der durchgeführten diagnostischen und therapeutischen Schritte mit Zeitangabe. Der Ablauf kann z. B. nach dem **Advanced Trauma Life Support (ATLS)** erfolgen.
- **Primary Survey:**
  - Die **Erstbeurteilung** und die Stabilisierung der **Vitalfunktionen** („resuscitation") folgt in der Reihenfolge der sog. **ABCDE-Regel: Airway** (Sicherung der Atemwege; bei Intubierten Tubuskontrolle), **Breathing** (ggf. Beatmung durchführen), **Circulation** (Kreislaufstabilisierung, kardiogene Reanimation, Perikardentlastung, Blutungskontrolle, Infusionstherapie), **Disability** (grob neurologische Untersuchung), **Environment** (Entkleidung, weitere chirurgische Untersuchung, Aufwärmen). Anschließend muss eine kontinuierliche Kontrolle der ABCDE-Parameter unter Monitoring und Evaluation erfolgen.
  - Zeitgleich mit der Untersuchung wird von radiologischer Seite eine **standardisierte Sonographie** (Focused Assessment with Sonography for Trauma, FAST) durchgeführt, um **freie Flüssigkeit** im Abdomen (Morison-Pouch = perihepatisch, Koller-Pouch = perisplenisch, Douglas-Pouch = Becken), einen **Pleuraerguss** bzw. **Hämatothorax** sowie eine **Herzbeuteltamponade** frühzeitig festzustellen. Abhängig von den Symptomen und Befunden erfolgen **Notfalleingriffe,** wie die Notfallintubation, die Koniotomie, die Thoraxdrainage, Notfallthorakotomie, Blutungskontrolle.
  - Innerhalb der ersten 15 Minuten sollte eine **Mehrschicht-Spiral-Computertomographie** (MSCT) im Schockraum oder in unmittelbarer Nähe zum Schockraum durchgeführt werden, die in kürzester Zeit eine umfassende Diagnostik als Grundlage der weiteren Therapie bietet. Dazu zählen das **native**
  - **Schädel-CT** (CCT) zur Diagnostik frischer intrakranieller Blutungen, sowie **nach i. v. Kontrastmittelgabe** die **CT von Thorax, Abdomen, Becken** und **Extremitäten,** um in diesem Bereich Verletzungen wie Rupturen, Blutungen, Frakturen etc. zu identifizieren. Die MSCT ermöglicht auch eine Bewertung der Verletzungen, um die **Reihenfolge** der weiteren Therapieschritte z. B. nach der AIS-Systematik (s. o.) festzulegen.
- **Secondary Survey:** Der zweite Behandlungsabschnitt beinhaltet eine zweite, ausführliche Untersuchung mit Evaluation der **ABCDE-Regel** und der bisherigen Therapie. Eine **Kontroll-CT des Schädels** sollte nach ca. 60 min wiederholt werden.
- **Definitive Care:** Wenn keine Notfalleingriffe mehr indiziert und die Vitalfunktionen nicht mehr wesentlich gestört sind, kann eine definitive **Versorgung** der Verletzungen **im OP** oder auf der **Intensivstation** erfolgen.

4. Vermutete Verletzungen

Bei dem Patienten können bereits früh eine offene Kopfverletzung, ein instabiles Becken, eine Fehlstellung des rechten Arms, ein GCS von 7 und eine wesentliche Beeinträchtigung der Vitalfunktionen (Hypotonie, Tachykardie, reduzierte Sauerstoffsättigung) festgestellt werden.

Das ➤ Bild zeigt als Grund des instabilen Beckens eine **Beckenringfraktur**. Frakturen des Beckens können einen hämodynamisch relevanten **Blutverlust** verursachen und müssen bereits **präklinisch** mittels Beckengürtel, Vakuummatratze oder Tuchumschlingung **stabilisiert** werden. Im Schockraum muss dann in Abhängigkeit von den Vitalfunktionen eine notfallmäßige Stabilisierung mittels **Beckenzwinge** oder **Fixateur externe** erreicht werden.

Die offene Kopfverletzung lässt eine **traumatische intrakranielle Blutung** vermuten, die sich im **nativen CCT** hyperdens ggf. mit Mittellinienverlagerung und weiteren Hirndruckzeichen darstellt.

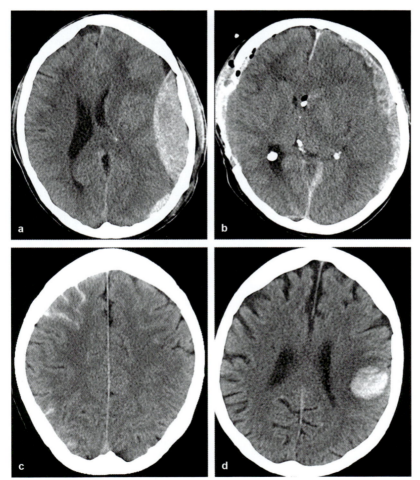

Abb. 15.1 Intrakranielle Blutungen. a. Epiduralblutung (EDB); b. Subduralblutung (SDB); c. Traumatische Subarachnoidalblutung (SAB); d. Intrazerebrale Blutung (ICB). [T579]

Fall 15 Bewusstlosigkeit und multiple Frakturen

Tab. 15.1 Traumatische intrakranielle Blutungen

Blutungsform	Lokalisation	Blutungsquelle	Bildmorphologie im Nativ-CCT (ohne KM)
Epiduralblutung	Zwischen Kalotte und Dura mater, meist temporal gelegen	A. meningea media, einer ihrer Äste oder Blutung aus Kalottenfraktur	Bikonvexe oder linsenförmige hyperdense RF
Subduralblutung	Unter der Dura mater, raumfordernd auf dem Gehirn	Brückenvenen oder kortikale Arterien	Sichel- oder halbmondförmige hyperdense RF
Traumatische Subarachnoidalblutung (SAB)	Im Subarachnoidalraum, dem Gehirn filmartig eng aufliegend	Ruptur von kleinen venösen Gefäßen	Hyperdense Linien entlang der Sulci und Gyri
Intrazerebrale Kontusionsblutung (ICB)	Intrazerebral	Direkte Schädigung des Hirnparenchyms („blauer Fleck" des Gehirns)	Polymorph im Parenchym gelegene hyperdense Areale oder RF

Der **Armfehlstellung** liegt wahrscheinlich eine Fraktur zugrunde.

Bei Hochgeschwindigkeitstraumen sind auch Verletzungen wie Leber- und Milzruptur, Herzbeuteltamponade und Aortendissektion häufig (wichtige primäre Diagnostik: Sonographie).

5. Intrakranielle Blutungen

Intrakranielle Blutungen, die häufig im Rahmen von Polytraumen vorkommen, können nach ihrer Lokalisation in Epiduralblutung (EDB), Subduralblutung (SDB), Subarachnoidalblutung (SAB) und intrazerebrale Blutung (ICB) unterteilt werden (➤ Abb. 15.1). Diesen intrakraniellen Blutungsformen werden in ➤ Tab. 15.1 ihre Lokalisation, die Blutungsquelle und ihre Bildmorphologie im nativen CCT zugeordnet. Zur Einteilung der Schädel-Hirn-Traumen siehe auch ➤ Fall 7.

> **ZUSAMMENFASSUNG**
> - Ein Polytrauma besteht bei gleichzeitiger Verletzung mehrerer Körperabschnitte oder -organe, wobei mindestens eine Verletzung oder die Kombination mehrerer Verletzungen lebensbedrohlich ist.
> - Das interdisziplinäre Schockraum-Team handelt nach definiertem und trainiertem Stufenplan z. B. nach dem ATLS: „Primary Survey" (ABCDE-Regel, FAST, MSCT, Notfallinterventionen), „secondary survey" (gründliche Untersuchung, Evaluation, Kontroll-CCT), „Definitive Care" (endgültige Versorgung im OP oder auf der Intensivstation).

Erbrechen, Druckgefühl im Oberbauch und Appetitlosigkeit

Anamnese
Herr W., 65 Jahre, stellt sich wegen seit mehreren Tagen zunehmendem Erbrechen in der Notaufnahme vor. Er berichtet, seit längerem nur wenig essen zu können, da ihm der Appetit fehle. Deshalb habe er auch in den letzten zwei Monaten sechs Kilogramm an Gewicht abgenommen und fühle sich schlapp. Im Oberbauch habe er ein Druckgefühl, das seit zwei bis drei Wochen dauerhaft sei. Insgesamt führe er seinen Zustand darauf zurück, dass er seine Ehefrau vor einem halben Jahr verloren habe.

Untersuchungsbefunde
65-jähriger Patient in reduziertem AZ und EZ (74 kg bei 1,85 m). RR 120/70 mmHg, Puls 84/min. **Körperliche Untersuchung:** Haut und Schleimhäute sind blass. Abdomen: Im Epigastrium Druckschmerz auslösbar, ansonsten unauffällig. Herz und Lunge: unauffällig. Pulsstatus Beine: Sämtliche Pulse an beiden Beinen tastbar. Digitale rektale Untersuchung: leicht vergrößerte Prostata mit glatter Oberfläche. In der Ampulle ist wenig sehr dunkler, fast schwarzer Stuhl vorhanden.

1. An welche Verdachts- und Differenzialdiagnosen denken Sie?
2. Welche weiteren Maßnahmen zur Erhärtung Ihrer Verdachtsdiagnose veranlassen Sie?
3. Nennen Sie mögliche Risikofaktoren und eine Einteilung des Krankheitsbilds.
4. Welche Therapie ist angezeigt?
5. Welche Empfehlungen zur Nachbehandlung sind wichtig?

Fall 16   Erbrechen, Druckgefühl im Oberbauch und Appetitlosigkeit

1. Verdachts- und Differenzialdiagnosen

Auffällig bei den anamnestischen Angaben und der körperlichen Untersuchung sind das Druckgefühl und der Druckschmerz im Epigastrium, die Gewichtsabnahme und Abgeschlagenheit sowie Appetitlosigkeit. Zusätzlich fand sich bei der digitalen rektalen Untersuchung dunkler bis schwarzer Stuhl (**Teerstuhl**), die Haut und Schleimhäute sind blass als mögliche Zeichen einer **Anämie**. Diese Befundkonstellation kann zwar durch ein Ulkusleiden oder eine Gastritis bedingt sein, aufgrund der starken Gewichtsabnahme ist jedoch eher an einen malignen Prozess zu denken, insbesondere an ein **Magenkarzinom**. Dies beginnt häufig mit zunächst **uncharakteristischen Beschwerden,** wie frühem Sättigungsgefühl, Druck im Oberbauch oder Abneigung gegen Fleisch. Später treten Gewichtsverlust, Erbrechen oder Blutungszeichen wie Teerstuhl, Anämie oder eine Hämatemesis hinzu.

> **MERKE**
>
> Anhaltende uncharakteristische Oberbauchbeschwerden oder ein therapieresistentes Ulkusleiden sind verdächtig auf ein Magenkarzinom und sollten immer endoskopisch abgeklärt werden.

2. Diagnostik

Bei Verdacht auf ein Magenkarzinom ist als erster diagnostischer Schritt eine **Ösophago-Gastro-Duodenoskopie** (ÖGD) mit Entnahme von Probebiopsien aus suspekten Schleimhautarealen und tumorösen Veränderungen notwendig. In ➤ Abb. 16.1 ist bei der Gastroskopie im Magenantrum ein ausgedehnter Tumor mit Aufhebung des Schleimhautreliefs und einer erheblichen Einengung des Magenausgangs zu sehen.

Wird durch die histologische Untersuchung der entnommenen Probebiopsie der makroskopische Verdacht auf ein Magenkarzinom bestätigt, sind zum **Staging** weitere Untersuchungen erforderlich:

- **Tumormarker:** CEA, CA 19-9 und CA 72-4 (nicht zur Diagnosestellung, nur Verlaufskontrolle).
- **Endosonographie des Magens:** Beurteilung der Tumorinfiltration in die Magenwand und ggf. in benachbarte Organe, z. B. Pankreas (➤ Abb. 16.2).
- **Abdomensonographie:** Hinweise auf Fernmetastasen oder Aszites.
- **CT Abdomen:** zur Beurteilung der Tumorausdehnung bei fortgeschrittenen Befunden.
- **Laparoskopie:** Falls durch die genannten Untersuchungen keine ausreichende Aussage über das Tumorausmaß im Hinblick auf eine Operabilität getroffen werden kann oder bei V. a. eine Peritonealkarzinose zur weiteren Therapieplanung.
- **CT Thorax:** zum Ausschluss von thorakalen Metastasen.

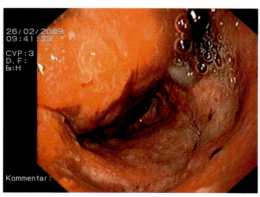

Abb. 16.1 Gastroskopie. [T583]

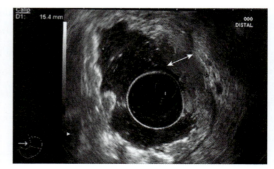

Abb. 16.2 Endosonographie des Magen mit tumorbedingter Wandverdickung (Doppelpfeil). [T581]

3. Risikofaktoren und Einteilung
Risikofaktoren (Präkanzerosen) für die Entstehung eines Magenkarzinoms sind:
- Chronisches Ulkus und Helicobacter-pylori-Infektion.
- Chronische atrophische Gastritis.
- Intestinale Metaplasie und hyperplasiogene Polypen des Magens.
- Morbus Ménétrier („Riesenfaltenmagen" mit Schleimhauthypertrophie im Korpus).
- Gastroduodenaler Reflux nach Voroperationen am Magen (OP nach Billroth).
- Noxen wie Nikotin, Nitrosamine, Aflatoxine.

Histologisch unterscheidet man beim Magenkarzinom:
- **Adenokarzinom** (> 70 %). Dieses kann in weitere Subtypen wie tubuläres, papilläres oder muzinöses Karzinom sowie in das schleimbildende **Siegelringkarzinom** (10 %) unterteilt werden.
- **Undifferenzierte Tumoren** (20 %).
- Seltener sind **Lymphome** und gastrointestinale Stromatumoren **(GIST)**.

Die Adenokarzinome am Magen lassen sich histologisch nach der **Laurén-Einteilung** drei Erscheinungsformen zuordnen:
- **Intestinaler Typ** (50 %): polypoide Wachstumsform, eher lokal begrenzt, daher bessere Prognose.
- **Diffuser Typ** (40 %): infiltratives, diffuses Ausbreitungsmuster mit schlechter Prognose.
- **Mischtyp** (10 %).

Das Magenkarzinom breitet sich auf folgenden Wegen aus:
- **Per continuitatem** in die Nachbarorgane (z. B. das Pankreas), bei Durchbruch durch die Serosa kommt es zur Peritonealkarzinose und **Abtropfmetastasen** z. B. an den Ovarien (sog. **Krukenberg-Tumoren**).
- **Lymphogen:** Metastasierung in die regionären LK, die beim Magen in Kompartimente eingeteilt werden:
  - Kompartiment I: die LK an der großen und kleinen Kurvatur.
  - Kompartiment II: die LK am Truncus coeliacus, am Pankreasoberrand entlang der A. hepatica communis und dem Milzhilus.
  - Kompartiment III: die LK im Lig. hepatoduodenale, retropankreatische LK, an der Mesenterialwurzel und an der A. colica media sowie paraaortal. Dort befallene LK gelten bereits als Fernmetastasen.
- **Hämatogen:** über den venösen Abstrom in das Pfortadersystem zunächst in die Leber sowie sekundär in Lunge und Pleura, seltener in Knochen und Nebennieren.

Das Staging erfolgt nach der **TNM-Klassifikation** und **UICC-Stadien** (➤ Tab. 16.1).

Tab. 16.1 TNM-und UICC-Einteilung des Magenkarzinoms

		UICC-Stadien
T0	Kein Anhalt für Primärtumor	**0:** Tis N0 M0
Tis	Carzinoma in situ (intraepithelialer Tumor ohne Einbruch in Lamina propria mucosae)	**IA:** T1, N0, M0
T1	Tumor infiltriert lamina propria mucosae (T1m) oder Submukosa (T1sm)	**IB:** T1, N1, M0 oder T2, N0, M0
T2	Tumor infiltriert muscularis propria oder Subserosa oder Ausbreitung in Lig. gastrocolicum oder hepatogastricum, das große oder kleine Netz ohne Penetration des viszeralen Peritoneums	**II:** T1, N2, M0 oder T2, N1, M0 oder T3, N0, M0 **IIIA:** T2, N2, M0 oder T3, N1, M0 oder T4, N0, M0
T3	Tumor penetriert Serosa (viszerales Peritoneum), infiltriert aber keine Nachbarstrukturen	**IIIB:** T3, N2, M0
T4	Tumor infiltriert Nachbarorgane	**IV:** T1–3, N3, M0 oder T4, N1–3, M0 oder jedes T, jedes N, M1
N0	Kein LK-Befall	
N1, N2, N3	Befall von 1–6, 7–15, > 15 regionalen LK	
M0	Keine Fernmetastasen	
M1	Fernmetastasen	

Fall 16 Erbrechen, Druckgefühl im Oberbauch und Appetitlosigkeit

> **MERKE**
> Eine Sonderform des Magenkarzinoms ist das sog. Frühkarzinom („early cancer"). Dieses ist in seiner Infiltrationstiefe auf die Mukosa und Submukosa beschränkt, darf jedoch aufgrund seiner flächenhaften Ausbreitung und Möglichkeit der lymphogenen Metastasierung nicht mit einem Carcinoma in situ gleichgesetzt werden, das noch eine intakte Basalmembran besitzt.

4. Therapie

Auf die Mukosa begrenzte Karzinome (T1a N0 M0), können eventuell endoskopisch komplett reseziert (R0) werden. Für alle anderen potenziell resektablen Magenkarzinome stellt die chirurgische Resektion die einzige kurative Therapie dar. Daher soll bei Diagnostik ohne Nachweis von Fernmetastasen bei gegebener OP-Fähigkeit des Patienten eine operative Therapie angestrebt werden. Für die Wahl des OP-Verfahrens bzw. das erforderliche Resektionsausmaß sind der Sitz des Tumors (Kardia – Korpus – Antrum) sowie seine histologische Differenzierung (intestinaler – diffuser Typ nach Laurén) entscheidend. Mögliche Eingriffe sind:

- **Gastrektomie ggf. in Kombination mit Splenektomie:** komplette Entfernung des Magens bei großen Tumoren und bei Karzinomen vom diffusem Typ nach Laurén.
- **Erweiterte Gastrektomie mit distaler Ösophagusresektion:** bei Kardia- oder Funduskarzinom.
- **Subtotale, $4/5$-Magenresektion:** bei Tumorsitz im unteren Drittel sowie bei intestinalem Typ nach Laurén des mittleren Drittels kann die subtotale Gastrektomie ausreichen (ausreichender Sicherheitsabstand zum Tumor nach oralwärts muss eingehalten werden).

Bei kurativer Zielsetzung erfolgt bei den vorgenannten Eingriffen zusätzlich die **systematische Lymphadenektomie der Kompartimente I und II.**
Nach Resektion bzw. Entfernung des Magens wird die Passage in der Regel durch eine nach **Y-Roux** ausgeschaltete und zum Ösophagus bzw. Magenrest hochgezogene Jejunumschlinge wiederhergestellt. Alternativ kann nach einer Gastrektomie ein Jejunumsegment zwischen Speiseröhre und Duodenum interponiert werden.
Bei **Fernmetastasierung** und symptomatischer, tumorbedingter **Magenausgangsstenose** ist auch unter palliativer Intention eine **subtotale Magenresektion** gerechtfertigt. Eine weitere Möglichkeit wäre die Anlage einer **Gastro-Enterostomie** (GE) zur Umgehung der Stenose. Andere Palliativmaßnahmen wären Versorgung des Patienten mit einer Ernährungssonde (z. B. PEG) oder **Stentimplantationen** sowie lokale **Lasertherapie** zum Erhalt der Magen-Darm-Passage.
Während früher eine Indikation zur **Chemotherapie** oft nur im Rahmen einer palliativen Behandlung bestanden hat, gibt es z. B. durch die **MAGIC-Studie** (Cunningham et al. N Eng J Med 2006) mittlerweile Hinweise darauf, dass bei Patienten mit operablen Adenocarcinoma des Magens oder des unteren Ösophagus eine **neoadjuvante Chemotherapie** (vor der Operation) zu einer Tumorverkleinerung („Down-Sizing") und einem Downstaging führen kann, welches auch mit einem verbesserten progressions-freien Verlauf und verlängertem Gesamtüberleben einhergehen kann. Laut Leitlinie (AWMF Leitlinie Magenkarzinom von 2012) **können** lokalisierte Adenokarzinome des Magens oder ösophagogastralen Übergangs mit Kategorie **uT2** mit **neoadjuvanter Chemotherapie** behandelt werden, hingegen **solllten/sollen** (Empfehlungsgrad A/B) diese lokalisierten Karzinome der Kategorie **uT3 und resektablen uT4** mit neoadjuvanter Chemotherapie behandelt werden, wobei bei den Adenokarzinomen des ösophagogastralen Übergangs alternativ auch eine **Radiochemotherapie** durchgeführt werden kann (**Cave!** nicht beim Magenkarzinom).

5. Nachbehandlung

Neben den unmittelbar postoperativ möglichen Komplikationen, wie Anastomoseninsuffizienz, Nachblutung oder intraabdominelle Abszedierung, ist bei der Nachbetreuung der Patienten auf folgende Aspekte zu achten:

- Regelmäßige **Substitution von Vitamin B$_{12}$:** durch Fehlen des zur Vitamin-B$_{12}$-Resorption notwendigen

Intrinsic-Faktors, der in der Magenschleimhaut gebildet wird, kann eine makrozytäre Anämie auftreten.
- **Malabsorption** und **Malnutrition:** durch Zufuhr von zu geringen Mengen an Nahrung aufgrund eines schnellen Sättigungsgefühls bzw. bei einer beschleunigten Passage der Nahrung wegen der fehlenden Pylorusfunktion oder der fehlenden enzymatischen Spaltung bei ausbleibender Stimulation der Pankreasenzymsekretion. → Intensive **Ernährungsberatung,** Aufteilung der Speisen in viele kleine Mahlzeiten sowie **Substitution von Pankreasfermenten.**
- Auftreten von **Dumping-Syndromen:**
  - **Frühdumping:** Kreislaufdepression aufgrund einer Sturzentleerung der hyperosmolaren Nahrung in den Dünndarm mit Volumenverschiebung in den Darm.
  - **Spätdumping:** überschießende Insulinausschüttung nach dem Essen mit nachfolgender **Hypoglykämie.**

- **Tumornachsorgeuntersuchungen** zur frühzeitigen Detektion eines intra- oder extraluminalen Rezidivs.

ZUSAMMENFASSUNG
- Das Magenkarzinom bietet anfangs oft nur unspezifische Oberbauchbeschwerden.
- Nach Laurén wird histologisch ein intestinaler von einem diffusen Typ des Adenokarzinoms des Magens unterschieden.
- Je nach Tumorsitz und Ausdehnung erfolgt bei fehlender Fernmetastasierung eine Gastrektomie oder subtotale Magenresektion mit systematischer Lymphadenektomie.
- Als Palliativmaßnahmen kommen Chemotherapie, Stentimplantationen, Anlagen von PEG oder GE sowie lokale Lasertherapien zum Einsatz.

17 Vorschulkind mit palpablem Abdominaltumor

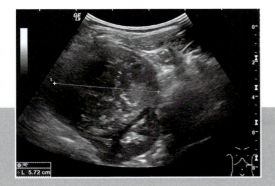

Anamnese

Der 5-jährige Phillip kommt mit seinen Eltern und der kleinen Schwester zur stationären Aufnahme in die Kinderchirurgie. Nach Angabe der Mutter seien sie zur Vorsorgeuntersuchung U9 bei ihrer Kinderärztin, die Phillip schon seit seiner 4. Lebenswoche kenne, gewesen. Beschwerden oder Infektionen bestünden in der letzten Zeit keine. Phillip entwickle sich sprachlich, kognitiv und motorisch sehr gut. Bei der Untersuchung des Abdomens sei jedoch ein Tumor im Bauch tastbar gewesen, sodass die Kinderärztin eine Abdomensonographie durchgeführt habe (> Bild [T603]). Die Mutter ist darüber aufgeklärt, dass es sich vermutlich um den häufigsten bösartigen Nierentumor im Kindesalter handeln würde und ist sehr beunruhigt.

Untersuchungsbefunde

5-jähriges Kind in altersentsprechendem AZ und EZ (KG 21 kg, Größe 118 cm), Puls 94/min, Körpertemperatur 37,9 °C.
Körperliche Untersuchung: Lungen: vesikuläres Atemgeräusch, keine RG, seitengleich belüftet. Herz: rhythmisch, keine vitientypischen Herzgeräusche. Abdomen: aufgetrieben, weich, keine Abwehrspannung, ausgedehnter Tumor im linken Mittelbauch palpabel.

1. Befunden Sie bitte das Sonographiebild. Wie lauten Ihre Verdachtsdiagnose und deren Differenzialdiagnosen?

2. Erläutern Sie bitte Epidemiologie, Klinik und Pathogenese Ihrer Verdachtsdiagnose!

3. Welche Diagnostik leiten Sie ein, um Ihre Verdachtsdiagnose zu untermauern?

4. Welche Therapie wird bei diesem Nierentumor durchgeführt?

5. Wie lautet die Prognose für diesen kindlichen Nierentumor?

6. Antworten Sie bitte der Familie auf die Frage, ob auch die kleine Schwester betroffen sein könnte!

Fall 17 Vorschulkind mit palpablem Abdominaltumor

1. Verdachtsdiagnose
Auf dem Sonographiebild sehen Sie eine gut abgrenzbare, echoinhomogene Raumforderung mit einem Durchmesser von > 5 cm, die von der linken Niere ausgeht. Bildmorphologisch vermuten Sie ein **Nephroblastom**, auch **Wilms-Tumor** genannt, den mit etwa 6 % aller malignen Tumoren in dieser Altersgruppe häufigsten malignen Nierentumor.
Als **Differenzialdiagnosen** des Nephroblastoms bei Kindern kommen infrage:
- **Das Neuroblastom** stellt die wichtigste Differenzialdiagnose dar. Dieses hat vor allem im Kleinkindalter in der **Nebenniere** seinen Ursprung. Mit zunehmendem Alter finden sich Neuroblastome vom **Grenzstrang** oder anderem **Sympathikusgewebe** ausgehend. Da bei etwa 40 % der Kinder mit Wilms-Tumor eine **Nephroblastomatose** nachgewiesen werden kann (kindliche Autopsieserien zum Vergleich zeigten eine Häufigkeit von nur 0,6 % bei Kindern ohne Wilms-Tumor) kann diese als **Vorstufe des Nephroblastoms** angesehen werden.
- Darüber hinaus müssen differenzialdiagnostisch in Betracht gezogen werden: Nierenrindenkarzinom, Teratom, Lymphom der Niere, Nierenabszess, xanthogranulomatöse Pyelonephritis, Nierenzysten, zystisches Nephrom, Rhabdoidtumor, Hamartom, Hämatom, Angiomyolipom und Nierenadenom.

MERKE
Klinisch bleiben Nephroblastome lange symptomlos. Erste Zeichen sind ein zunehmender Bauchumfang und ein palpierbarer Abdominaltumor (cave: Tumorruptur).

2. Epidemiologie, Pathogenese und Klinik
Das Nephroblastom wird aufgrund des deutschen Chirurgen Dr. Max Wilms, der diesen Nierentumor 1899 das erste Mal beschrieb, auch als **Wilms-Tumor** bezeichnet. Es tritt mit einem Altersgipfel im 2. und 3. Lebensjahr auf. Von den in Deutschland pro Jahr etwa 100 neu erkrankten Kindern sind 80 % unter 5 Jahre. In etwa 5 % der Fälle manifestiert sich die Erkrankung bilateral. Selten kann auch ein Nephroblastom beim Erwachsenen vorkommen.
Klinisch bleiben die Wilms-Tumoren **lange unauffällig**. Eher selten finden sich Symptome wie Bauchschmerzen, Übelkeit, Erbrechen, Hypertonie und bei Einbruch ins Nierenbecken ggf. eine Hämaturie. Daher wird das Nephroblastom in etwa 10 % der Fälle im Rahmen einer Vorsorgeuntersuchung entdeckt. Im Vordergrund steht inspektorisch ein gebläht wirkendes **Abdomen** und palpatorisch ein **Abdominaltumor**. Bei Verdacht auf einen Wilms-Tumor muss die **Palpation** allerdings **sehr vorsichtig** durchgeführt werden, da eine **Tumorruptur** die Therapie und Prognose entscheidend negativ beeinflussen würde!
Seinen **Entstehungsursprung** hat das Nephroblastom vermutlich in **Resten nephrogenen Embryonalgewebes**. Es besteht histologisch in der Zusammensetzung variabel aus blastemischen, mesenchymalen und epithelialen Anteilen, weshalb es als **Mischgewebe** bezeichnet wird. Später mengen sich zu dem soliden Gewebe auch Nekrosen und Blutungen.
Das Nephroblastom wächst **expansiv** zuerst nur durch Verdrängung unter Wahrung seiner meist **glatt begrenzten Pseudokapsel**. Wird diese durchbrochen, kommt es zur **Infiltration** des umgebenen Gewebes, selten auch zu Tumorzapfen (Tumorthromben) in der V. cava inferior und im rechten Vorhof des Herzens. Es **metastasiert** früh in die **Lunge** (etwa 80 %), seltener in die **Leber** (20 %) sowie beim prognostisch ungünstigeren Klarzelltyp auch in den Knochen und das ZNS.

3. Bildgebende Diagnostik
Da nur aufgrund der Bildgebung, also ohne pathologische Sicherung, eine neoadjuvante Chemotherapie begonnen wird, sollte wegen der Gefahr der Fehldiagnose ein **radiologisches Referenzzentrum** in die Beurteilung mit einbezogen werden.
- Bei Verdacht auf ein Nephroblastom (Wilms-Tumor) ist die **Abdomensonographie** die Diagnostik der Wahl. Der meist von der Niere ausgehende Tumor stellt sich sonographisch meist als gut **abgrenzbare echoinhomogene Raumforderung** dar. Ggf. können auch Tumorzapfen als Thromben in der

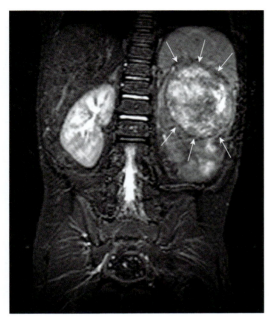

Abb. 17.1 Nephroblastom links in der MRT. [T579]

V. cava inferior mittels Sonographie gefunden werden.
- Zur weiteren Verifizierung sollte eine **MRT** (> Abb. 17.1) oder eine **CT des Abdomens** sowohl **nativ** als auch **mit KM** veranlasst werden.
- Erste Hinweise auf eine Metastasierung in die Lunge bietet das konventionelle **Röntgen des Thorax in zwei Ebenen,** dem sich zum Nachweis eine CT anschließen sollte.
- Ist keine eindeutige Abgrenzung zum Neuroblastom möglich, muss eine **MIBG-Szintigraphie** (Metaiodbenzylguanidin-Szintigraphie) durchgeführt werden.
- Zeigt die pathologisch-histologische Beurteilung postoperativ das hochmaligne **Klarzellsarkom** oder einen **Rhabdoidtumor,** soll ein **Ganzkörper-MRT** mit i. v. KM-Gabe (bei Rhabdoidtumor inklusive Darstellung des gesamten Spinalkanals in sag. Darstellung) durchgeführt werden. Besonderes Augenmerk soll dabei auf Hirn- und Skelett-Metastasen (ggf. Skelettszintigraphie) gelegt werden.

4. Therapie
Die Therapie eines Nephroblastoms (Wilms-Tumor) erfolgt in Europa i. d. R. nach dem **SIOP/GPOH-Studienprotokoll.**
- Außer bei Säuglingen < 6 Monaten und bei Erwachsenen (ab ca. 16 Jahren) hat sich eine **neoadjuvante (präoperative) Chemotherapie** mit Actinomycin D und Vincristin sowie bei Fernmetastasen zusätzlich mit Adriamycin für vier bzw. bei Fernmetastasen für sechs Wochen durchgesetzt.
- Anschließend ist eine **chirurgische Tumorentfernung und Lymphknotenresektion** indiziert. Dabei wird meist der Tumor mit der kompletten Niere, dem Harnleiter bis zur Blase und ggf. Tumorthromben in der V. cava inferior en bloc operativ entfernt.
- **Intraoperativ** erfolgt die **Einteilung** in fünf Stadien (> Tab. 17.1).

Tab. 17.1 Chirurgische (intraoperative) Stadieneinteilung bei Nephroblastom (Wilms-Tumor)

Stadium	Intraoperativer Befund
I	Tumor auf die Niere beschränkt, eine vollständige Entfernung liegt vor
II	Tumor überschreitet die Nierengrenzen, eine vollständige Entfernung liegt vor, kein Lymphknotenbefall
III	Tumor überschreitet die Nierengrenzen, keine vollständige Entfernung möglich, Befall regionaler Lymphknoten
IV	Fernmetastasen (v. a. Lunge, Leber)
V	Bilaterales Nephroblastom

- Anhand der pathologisch-histologischen Beurteilung des Tumors erfolgt die **Klassifikation der Malignität** in geringgradig, intermediär sowie hochgradig.
- Abhängig von der Stadieneinteilung und dem Malignitätsgrad erfolgt die **adjuvante (postoperative) Chemotherapie.**
- Ab dem **Stadium III** und bei **hochgradiger Malignität** schon im **Stadium II** muss das Tumorbett

Fall 17 Vorschulkind mit palpablem Abdominaltumor

postoperativ bestrahlt werden (Radiotherapie im Bereich der Flanke mit 14,4–25,2 Gy, Gesamtdosis in Abhängigkeit von der Histologie).
- Im Stadium V ist eine nierenerhaltende Operation anzustreben.
- Findet sich nur eine **Nephroblastomase**, die aber als Vorstufe des Nephroblastoms angesehen werden kann, sollte eine Chemotherapie mit Actinomycin D und Vincristin erwogen werden.

MERKE
Behandlung des Nephroblastoms (Wilms-Tumor) bei Kindern zwischen 6 Monaten und 16 Jahren: neoadjuvante Chemotherapie → operative Tumorentfernung → intraoperative Stadieneinteilung → adjuvante Chemotherapie und ab Stadium III bzw. bei Stadium II mit hoher Malignität Radiotherapie.

5. Prognose
Das kindliche Nephroblastom (Wilms-Tumor) gilt als **prognostisch gut.** Nach der internationalen Gesellschaft für onkologische Pädiatrie (SIOP) sind sie in **81 % der Fälle heilbar.** Je kleiner das Stadium und je geringer der Malignitätsgrad, desto besser ist die Prognose. Etwa 95 % aller kleinen Patienten mit dem geringgradig malignen Stadium I überleben die ersten fünf Jahre ereignisfrei. Primäre Lungenmetastasen, die nach der neoadjuvanten Chemotherapie nicht mehr nachweisbar sind, scheinen die Prognose nicht negativ zu beeinflussen.
Bilaterale Tumoren sowie Verläufe mit **Metastasen** außerhalb der Lunge wie **Gehirn und Leber** sind **prognostisch ungünstiger.**
In den seltenen Fällen, in denen ein Nephroblastom bei Erwachsenen diagnostiziert wird, liegt meist bereits ein höheres Stadium vor. Dadurch erscheint die Prognose bei Erwachsenen schlechter.

6. Genetische Komponente
Eine wichtige Rolle bei der Entwicklung des Nephroblastoms (Wilms-Tumor) scheinen **Suppressorgene** (v. a. WT1 auf dem Chromosom 11p13, aber auch auf anderen Chromosomen, z. B. 16, 17, 19, 21) zu spielen. Außerdem besteht eine **Assoziation** mit verschiedenen **Fehlbildungen und Syndromen.** Dazu gehören:
- WAGR-Syndrom: Nephroblastom (Wilms-Tumor), Aniridie, genitale Fehlbildung, Retardierung.
- Morbus Recklinghausen: Neurofibrome, Café-au-Lait-Flecken.
- Denys-Drash-Syndrom (DDS).
- Nicht syndromassoziierte angeborene Fehlbildungen im Urogenitalbereich.

Tatsächlich findet sich aber nur in **1 % der Fälle eine familiäre Häufung,** die sich dann v. a. in **bilateralen Nephroblastomen** äußert.

ZUSAMMENFASSUNG
- Das Nephroblastom (Syn.: Wilms-Tumor) ist der häufigste maligne Nierentumor im Kindesalter mit einem Altersgipfel im 2. bis 3. Lebensjahr und etwa 100 neu erkrankten Kindern pro Jahr in Deutschland.
- Bei Erwachsenen ist das Nephroblastom sehr selten.
- Da Nephroblastome lange symptomlos bleiben, sind meist die ersten Zeichen ein zunehmender Bauchumfang und ein palpierbarer Abdominaltumor.
- Die Primärdiagnostik erfolgt mittels Abdomensonographie, der sich eine Schnittbildgebung (v. a. MRT) sowie ein Röntgen-Thorax anschließen sollten. Ein radiologisches Referenzzentrum sollte einbezogen werden.
- Das Therapieprotokoll sieht bei Kindern zwischen 6 Monaten und 16 Jahren die neoadjuvante Chemotherapie, operative Tumor- und Lymphknotenentfernung, adjuvante Chemotherapie und ggf. Radiotherapie vor.
- Die Prognose des Nephroblastoms ist gut. Abhängig von Stadium und Malignitätsgrad ist eine Gesamtheilung von 81 % beschrieben.

Schmerzen linker Unterbauch

Anamnese
In der Notaufnahme stellt sich die 59-jährige Frau T. mit in den letzten zwei Tagen zunehmenden Schmerzen im linken Unterbauch vor. Seither fühle sie sich schlapp, habe leichten Durchfall und keinen Appetit; heute sei auch noch Fieber hinzugekommen. Vor etwa sechs Monaten waren ähnliche Beschwerden aufgetreten, jedoch nicht in dieser Intensität. Die Miktion sei unauffällig. Bekannt sind eine arterielle Hypertonie und ein nicht insulinpflichtiger Diabetes mellitus. Wegen Uterusmyomen sei vor zwölf Jahren eine Hysterektomie und wegen Gallensteinen vor drei Jahren eine Cholezystektomie erfolgt.

Untersuchungsbefunde
59-jährige adipöse Patientin (74 kg bei 1,60 m) mit leicht reduziertem AZ. Temperatur 38,7 °C aurikulär; RR 155/90 mm Hg, Puls 96/min.
Körperliche Untersuchung: deutlicher Druckschmerz im linken Unterbauch mit lokalem Peritonismus, fraglich ist eine Resistenz tastbar, in den übrigen Quadranten keine Druckdolenz. Die Darmgeräusche sind reduziert, jedoch nicht hochgestellt. Reizlose Narbenverhältnisse nach den genannten Voroperationen. In der digital-rektalen Untersuchung findet sich etwas flüssiger, dunkler Stuhl, kein Tumor tastbar.

Laborbefunde
Leukozyten 19.400/µl, CRP 21,2 mg/dl, übrige Laborwerte im Normbereich.

---

1. Wie lautet Ihre Verdachtsdiagnose? Was wissen Sie zur Pathogenese? Nennen Sie mögliche Differenzialdiagnosen.

2. Nennen Sie mögliche Komplikationen des Krankheitsbildes.

3. Welche weiteren Untersuchungen sind erforderlich?

4. Welche Therapie ist je nach Stadium indiziert?

5. Welche OP-Verfahren kennen Sie?

Fall 18 Schmerzen linker Unterbauch

1. Verdachts- und Differenzialdiagnosen

Druckschmerz im linken Unterbauch, ggf. mit tastbarer Resistenz, in Verbindung mit Fieber und erhöhten Entzündungsparametern sprechen in erster Linie für eine **Divertikulitis**.

Neben **Risikofaktoren** (wie ballaststoffarme Ernährung, Rauchen, Alkohol, Adipositas) spielt v. a. das **Alter** und auch eine **genetische Prädisposition** (wie das Vorhandensein eines Marfan-Syndroms, Ehlers-Danlos-Syndroms, Williams-Beuren-Syndroms und Coffin-Lowry-Syndroms sowie einer polyzystischen Nierenerkrankung) eine entscheidende Rolle in der Entstehung der Divertikulose bzw. der Divertikelkrankheit.

Hierbei kommt es entlang intramuraler Blutgefäße (Vasa recta) in muskelschwachen Lücken der Kolonwand zu Ausstülpungen der Mukosa und Submukosa. Man spricht von inkompletten, intramuralen Kolondivertikeln, wenn die **sog. Pseudodivertikel** bis in die Muskelschicht hineinreichen. Hingegen liegen komplette, extramurale Kolondivertikel vor, wenn alle Wandschichten bis zur serosalen Darmoberfläche durchwandert werden. In **westlichen Ländern** ist überwiegend das **linksseitige Kolon** betroffen, während man bei der asiatischen Bevölkerung Kolondivertikel vorzugsweise im rechtsseitigen Kolon findet. Das gehäufte Auftreten von Kolondivertikeln im **Sigma** sei aufgrund der zahlreichen Vasa recta, der hohen intraluminalen Drücke und der sich prellbockartig vor dem Rektum brechenden peristaltischen Wellen zu erklären.

Die **Divertikulitis** ist eine entzündliche Veränderung von Kolondivertikeln. Begünstigt wird dies dadurch, dass durch die Herniation die mitgeführten Blutgefäße komprimiert werden, die prolabierte Schleimhaut lokal minderversorgt ist und ein verengter Divertikelhals zur längeren Retention von keimbelastetem Stuhl im Divertikellumen führt. Greift die Entzündung auf die Umgebung über, spricht man von einer **Peridivertikulitis**, die zur Ausbildung eines **entzündlichen Pseudotumors** führen kann.

Differenzialdiagnosen bei der geschilderten Befundkonstellation sind:
- Malignom (Koinzidenz mit einer Divertikulitis in 2–7 %).
- Chronisch entzündliche Darmerkrankung (Morbus Crohn, Colitis ulcerosa).
- Unspezifische Kolitis, z. B. ischämische Kolitis, pseudomembranöse Kolitis.
- Tuboovarialabszess.
- Mesenterialinfarkt.

Bei mehr als der Hälfte der über 70-Jährigen besteht eine Divertikulose, die wiederum in 70 % der Fälle asymptomatisch bleibt und somit keinen Krankheitswert besitzt. In 10–25 % tritt eine Divertikulitis auf, die in einem Viertel der Fälle kompliziert verläuft.

> **MERKE**
> Eine Divertikulitis wird auch als „Linksappendizitis" bezeichnet, da sie klinische Zeichen wie eine Appendizitis bietet, jedoch in westlichen Ländern v. a. mit Lokalisation im linken Unterbauch auftritt.

2. Mögliche Komplikationen

Zu unterscheiden sind bei der Divertikulitis eine **einfache** und **komplizierte Verlaufsform**. Während bei der einfachen Form das Ausmaß der entzündlichen Veränderungen auf die Darmwand und das angrenzende Mesokolon beschränkt ist, können bei der komplizierten Divertikulitis folgende Komplikationen auftreten:
- Abszess bei gedeckter Perforation.
- Freie Perforation mit Peritonitis.
- Fistelbildungen (Scheiden-, Blasen- oder Dünndarmfisteln).
- Ausbildung einer Stenose.
- Divertikelblutungen.

3. Diagnostik

Die **Anamnese** soll die Frage nach **Medikamenten** mit schädigendem Potenzial (u. a. NSAR, Immunsuppressiva) und **Tabakkonsum** enthalten. Calprotectin im Stuhl kann bei einer Divertikelkrankheit diskret erhöht sein, sollte aber nach den aktuellen Leitlinien nicht routinemäßig als Differenzialdiagnostik eingesetzt werden. Nach der **Basisuntersuchung** von Patienten mit V. a. eine Divertikulitis (Palpation, Perkussion und Auskultation des Abdomens, rektale Untersuchung, Temperaturmessung sowie Bestimmung der Leukozyten, des CRP und eine Urinanalyse) soll die qualifizierte abdominelle **Sonographie** als aussagefähiges Schnittbildverfahren in der Primär- und Verlaufsdiagnostik der akuten Divertikulitis eingesetzt werden (Hinweise auf eine Wandverdickung oder Abszedierung). Häufig wird eine konventionelle **Röntgenaufnahme des Abdomens in Linksseitenlage** veranlasst.

Konnte hierbei freie Luft, die eine umgehende Notfall-Laparotomie bei dringendem Verdacht auf eine freie Perforation bedingen würde, ausgeschlossen werden, so wird zur weiteren Beurteilung der Divertikulitis gegenwärtig meist ein **Triple-Kontrast-CT** (KM-Gabe oral, rektal und i. v., ➤ Abb. 18.1) des Abdomens in der portalvenösen Phase durchgeführt. Im vorliegenden Fall kommt bei einer ausgeprägten Divertikulitis des Sigmas eine deutliche Wandverdickung und als Ausdruck der Peridivertikulitis eine entzündliche, streifige Imbibierung des angrenzenden Fettgewebes zur Darstellung.

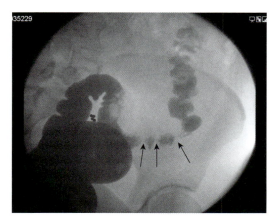

Abb. 18.2 Kolon-Kontrasteinlauf mit langstreckiger Stenose im Sigma. [T580]

Studien haben gezeigt, dass sowohl auf die intravenöse wie auch die orale bzw. rektale Kontrastierung verzichten werden kann, da die Verwendung moderner Mehr-

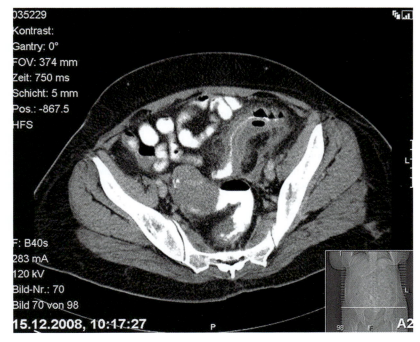

Abb. 18.1 CT-Abdomen: Beschreiben Sie den Befund! (➤ Abb. 18.3) [T580]

Fall 18 Schmerzen linker Unterbauch

zeilen-CTs gleiche diagnostische Ergebnisse wie die reguläre Triple-Kontrast-CT erbringen kann.
Laut AWMF-Leitlinie soll der Kolonkontrast-Einlauf nicht mehr zur Diagnose der Divertikulitis eingesetzt werden. Im akuten Entzündungsschub ist eine **Koloskopie** mit einer **hohen Perforationgefahr** behaftet, daher ist diese erst bei Abklingen der Divertikulitis bzw. im freien Intervall indiziert (➤ Abb. 18.2).

> **MERKE**
> Im akuten Entzündungsschub ist eine Koloskopie wegen hoher Perforationsgefahr kontraindiziert!

4. Stadiengerechte Therapie
Die Therapie richtet sich nach dem Ausmaß der Divertikuitis, die nach Hansen und Stock eingeteilt werden kann (➤ Tab. 18.1).
Sind im Rahmen der Diagnostik eine freie Perforation oder eine diffuse Peritonitis ausgeschlossen worden, wird bei Patienten mit akuter, unkomplizierter linksseitiger Divertikulitis mit Risikoindikatoren für einen komplizierten Verlauf (arterielle Hypertonie, chronische Nierenerkrankungen, Immunsuppression, allergische Disposition) zunächst eine **Antibiotikatherapie** eingeleitet (z. B. . Cefuroxim oder Ciprofloxacin, jeweils mit Metronidazol, Ampicillin/Sulbaktam, Piperacillin/Tazobaktam sowie Moxifloxacin). Ein in der CT nachgewiesener Abszess sollte möglichst über eine CT-gesteuert angelegte Drainage entlastet werden.
Handelt es sich um den **ersten Divertikulitisschub** ohne Komplikation, kann nach Abklingen der Akutsymptomatik und Rückgang der Entzündungsparameter weiter **konservativ** mit schrittweisem Kostaufbau und weiterer ballaststoffreicher Ernährung vorgegangen werden.
Bei **rezidivierenden** Entzündungsschüben oder **komplizierenden** Verläufen soll eine **Resektion** des betroffenen Kolonabschnitts erwogen werden. Zur Therapieentscheidung dient hierbei auch die **Stadieneinteilung** nach Hansen und Stock (➤ Tab. 18.1). Eine Notfall-Operation ist angezeigt bei Patienten mit freier Perforation und Peritonitis bei akut komplizierter Divertikulitis!

Tab. 18.1 Einteilung der Divertikulitis nach Hansen und Stock

Stadium		Symptomatik	Therapie
0		Asymptomatische Divertikulose	Keine
I		Akute unkomplizierte Divertikulitis	Konservativ; OP bei ≥ 2. Schub, Immunsuppression oder Alter ≤ 40. Lebensjahr
II		Akute komplizierte Divertikulitis	
	II a	Mit Peridivertikulitis	OP frühelektiv nach 7–10 Tagen
	II b	Mit gedeckter Perforation (Abszess, Fistel)	OP frühelektiv nach 7–10 Tagen, ggf. zuvor CT-gesteuerte Abszessdrainage
	II c	Mit freier Perforation	Notfall-OP
III		Chronisch rezidivierende Divertikulitis	OP frühelektiv

5. OP-Verfahren
Bei der chirurgischen Therapie der Divertikulitis ist zwischen frühelektiven (innerhalb 48 Stunden), elektiven (mehr als 72 Stunden), dringlichen (innerhalb 24 Stunden) und Notfalleingriffen (unverzüglich) zu differenzieren:

- **Laparoskopische Sigmaresektion** (der offenen Resektion vorzuziehen, sofern nicht triftige Gründe dagegensprechen): In minimalinvasiver, laparoskopischer Technik wird das divertikeltragende Sigma entfernt und die Darmkontinuität mittels End-zu-End-Anastomose wiederhergestellt.
- **Konventionelle, offene Sigmaresektion:** Der Zugang zur Bauchhöhle erfolgt über eine mediane Längslaparotomie, z. B. wenn ein laparoskopisches Vorgehen technisch nicht möglich ist (z. B. bei Voroperationen, ausgeprägter Befund) oder im Notfall.
- **Diskontinuitätsresektion des Sigmas nach Hartmann:** Hierbei wird das Sigma reseziert, das orale Descendensende jedoch als endständiges Kolostoma

ausgeleitet und das Rektum blind verschlossen. Die Passagerekonstruktion erfolgt erst nach Rehabilitation des Patienten drei bis sechs Monate postoperativ (zweizeitiges Vorgehen). Die Hartmann-Operation wird v.a. bei septischen und instabilen Patienten mit einer erschwerten Mobilisation der linken Flexur durchgeführt. Den Standardeingriff bei der perforierten Sigmadivertikulitis stellt die Sigmaresektion mit primärer Kontinuitätsherstellung mit Anastomose und Vorschaltung eines Ileostomas dar (siehe AWMF Leitlinie Divertikulitis von 2013).
- Neue OP-Techniken wie Single-Port, NOS- und NOTES-Techniken sind bei Sigmaresektion wegen Divertikelkrankheit beschrieben, müssen aber in klinischen Studien im Vergleich mit laparoskopischen Techniken noch weiter belegt werden.

ZUSAMMENFASSUNG
- Leitsymptome der Divertikulitis sind Schmerzen im linken Unterbauch, erhöhte Entzündungsparameter und ggf. eine tastbare Resistenz („Linksappendizitis"). Sie ist meist im Sigma lokalisiert.
- Zu unterscheiden sind eine einfache von der komplizierten Verlaufsform mit gedeckter oder freier Perforation, Stenose, Abszess- oder Fistelbildung.
- Bei unkomplizierter Verlaufsform ist primär eine konservative Therapie einschließlich Antibiotikagabe bei zusätzlichen Risikoindikatoren für einen komplizierten Verlauf angezeigt.
- Bei komplizierter Divertikulitis ist die Sigmaresektion, laparoskopisch oder über eine Laparotomie indiziert.

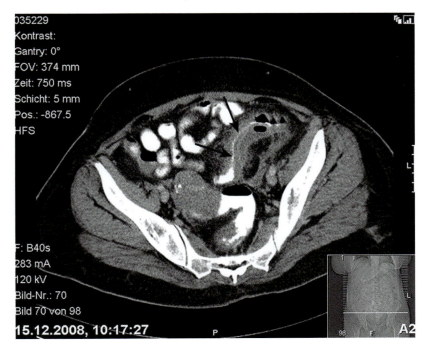

Abb. 18.3 CT-Abdomen mit deutlicher Wandverdickung des Sigmas. [T580]

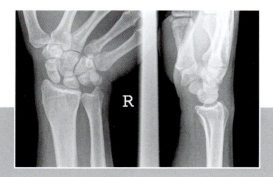

19 Schmerzen im Handgelenk nach Sturz

Anamnese
In Ihrer handchirurgischen Ambulanz stellt sich der 29-jährige Herr V. vor. Er berichtet, dass er auf der gestrigen Blade Night von einem anderen Skater geschnitten worden und gestürzt sei. Seitdem schmerze sein rechtes Handgelenk. Auf Ihr Nachfragen erfahren Sie, dass er sich beim Sturz mit den Händen abgefangen habe.

Untersuchungsbefunde
Körperliche Untersuchung: Bei guter peripherer Durchblutung und Sensibilität ist die Beweglichkeit im rechten Handgelenk im Seitenvergleich eingeschränkt und schmerzhaft. Radialseitig besteht rechts eine diskrete Schwellung bei dezent verstrichener und druckschmerzhafter Tabatière. Am Daumen sowie Zeigefinger der betroffenen Hand lässt sich ein Stauchungsschmerz auslösen.
Röntgen ➤ Bild [T579].

1. Befunden Sie bitte das Röntgenbild! Welche Verdachtsdiagnose stellen Sie? Was sind die Differenzialdiagnosen?

2. Welche primäre bildgebende Diagnostik veranlassen Sie?

3. Welche sekundäre bildgebende Diagnostik demaskiert eine okkulte Fraktur sowie eine Beteiligung des Bandapparats?

4. Welche therapeutischen Möglichkeiten bestehen?

5. Welche gefürchtete Komplikation kann auftreten?

Fall 19 Schmerzen im Handgelenk nach Sturz

1. Verdachtsdiagnose

Die Röntgenaufnahme des Handgelenks in zwei Ebenen lässt eine zarte Frakturlinie im Os scaphoideum (Kahnbein) vermuten. Dazu passen auch der **Druckschmerz** und die **Schwellung** über der **Tabatière**. Bei der Tabatière (aus dem Französischen „Schnupftabakdose", da sie zum Schnupftabakportionieren benutzt werden kann) handelt es sich um die kleine dreieckige Grube dorsoradial an der proximalen Hand, die beim Abspreizen des Daumens sichtbar wird. Der knöcherne Boden dieser Tabatière (lat. Foveola radialis) wird vom Os scaphoideum (Kahnbein) gebildet. Liegt eine Skaphoidfraktur vor, so ist diese Stelle druckschmerzhaft.
Sportverletzungen an der Hand sind relativ häufig. Die **Skaphoidfraktur** stellt mit einem Anteil von 60–80 % die **häufigste Fraktur** im Bereich der **Handwurzelknochen** dar. Es sind bei einem **Altersgipfel** von 20–30 Jahren vorwiegend **Männer** betroffen (je nach Literaturangabe M : F = 6 : 1 bis 9 : 1). In der Regel geht der Skaphoidfraktur ein **Sport-Trauma** voraus, wie es z. B. beim Inline-Skaten, Snowboarden und Fußballspielen vorkommt.
Differenzialdiagnostisch kommen bei Frakturen des Handgelenks solche des distalen Radius, der Handwurzelknochen (Carpalia) und der Mittelhandknochen (Metacarpalia) infrage. Daneben können auch die **Weichgewebe** verletzt werden (> Tab. 19.1).

Tab. 19.1 Häufige Sportverletzungen der Hand

Knochen	Fraktur	Distale Radiusfraktur, Skaphoidfraktur, karpale Frakturen, metakarpale Frakturen
Weichteilverletzungen	Synovia	Tendovaginose (v. a. de Quervain, FCR*-Sehne, ECU*-Sehne, FCU*-Sehne)
	Sehnen	Sehnenrupturen
	Kapsel-Bandapparat	TFCC*-Läsion, karpale Instabilität, DRUG*-Instabilität

* FCR = M. flexor carpi radialis; ECU = M. extensor carpi ulnaris; FCU = M. flexor carpi ulnaris; TFCC = triangular fibrocartilage complex; DRUG = distales Radioulnargelenk.

MERKE
Skaphoidfrakturen betreffen am häufigsten junge Männer, die sich beim Sport verletzen.

2. Primäre Diagnostik

Auf der Röntgenaufnahme des Handgelenks in zwei Ebenen kann eine frische Skaphoidfraktur oft übersehen werden. Man spricht dann von einer **okkulten Fraktur** (lat. occultus = verborgen, verdeckt).
Eine bessere Darstellbarkeit bei Verdacht auf eine Skaphoidfraktur kann primär im konventionellen Röntgen ein **Kahnbeinquartett** (auch Kahnbeinserie) bieten. Dabei handelt es sich um die Aufnahme des Handgelenks in den vier Ebenen a.p., streng seitlich, 45° Supination und 45° Pronation.
Frische Frakturen können aber auch in dieser Spezialaufnahme okkult sein. Ist die Fraktur bereits ein bis zwei Wochen alt, demaskiert sich i. d. R. die Frakturlinie aufgrund von Sklerosierung.

MERKE
Primäre Röntgendiagnostik bei Skaphoidfraktur: Kahnbeinquartettaufnahme!

3. Sekundäre Diagnostik

Ist bereits primär in der Röntgenaufnahme eine dislozierte Fraktur zu finden und klinisch kein Anhalt für eine Beteiligung des Bandapparats gegeben, so wird operiert, ohne eine weiter Diagnostik zu bemühen.
Schwieriger ist die Abwägung bei okkulter oder scheinbar nicht dislozierter Fraktur. Soll eine im konventionellen Röntgen scheinbar nicht dislozierte Skaphoidfraktur konservativ behandelt werden, sollte zuerst mittels CT eine Dislokation sicher ausgeschlossen werden (schräge sagittale Rekonstruktion durch das Skaphoid). Bei **okkulter Fraktur** kann die CT aber auch durch die MRT ergänzt werden.
- Die **CT** ist meist besser verfügbar und gibt einen guten Aufschluss über die knöchernen Verhältnisse des Skaphoids (Trümmerzone, Dislokation).

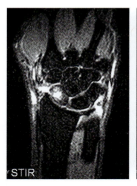 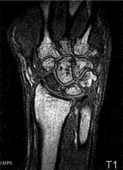

Abb. 19.1 MRT Skaphoidfraktur, STIR-Sequenz und T1-Sequenz. [T579]

- Einige Kliniken empfehlen im Initialstadium einer okkulten Skaphoidfraktur die **MRT**. In der **STIR-Sequenz** (Short Tau Inversion Recovery), einer flüssigkeitssensitiven Sequenz, kann bei knöcherner Läsion früh ein **Knochenmarködem** erkannt werden. Dieses stellt sich in der STIR-Sequenz **hyperintens**, also signalintensiv (= hell) dar. Im direkten Vergleich zeigt sich das Knochenmarködem in der T1-gewichteten Sequenz hypointens, also signalarm (= dunkel, ➤ Abb. 19.1). Die Kritik an der MRT ist, dass sie zu sensitiv sei, sodass z. B. auch ein Bone bruise (Mikrofrakturen des spongiösen Knochens mit Einblutungen und Ödemen, die i. d. R. keiner Therapie bedürfen) die Signalanhebung im Skaphoid verursachen und für eine Fraktur gehalten werden könnte. Auch könne oft keine ausreichende Aussage über eine bestehende Dislokation oder Trümmerzone gemacht werden. Die MRT bietet aber die beste Möglichkeit, die **Weichteile** und in diesem Zusammenhang vor allem den **skapholunären Bandapparat** zu beurteilen.

4. Therapie

Da die Hand ein in seiner Funktion sehr komplexes und in Alltag und Beruf wichtiges Körperteil ist, ist eine optimale Frakturheilung unabdingbar. Daher muss **bis zur radiologisch gesicherten Durchbauung** der Fraktur eine bestmögliche **Ruhigstellung** (Retention) gewährleistet sein. Die Wahl der Therapie hängt ab von:

- Frakturstabilität.
- Lokalisation der Fraktur und somit Vaskularisation des Skaphoids.
- Compliance des Patienten, einen mehrwöchigen Gips zu akzeptieren.

Die **konservative Therapie** einer Skaphoidfraktur ist bei **nicht oder wenig dislozierten Frakturen des distalen oder mittleren Drittels** bei guter Compliance des Patienten möglich. Dabei gilt, dass die Frakturheilung desto gefährdeter ist, je proximaler sich die Fraktur befindet, da das Skaphoid vaskulär von distal nach proximal versorgt wird. Soll eine nicht dislozierte proximale Skaphoidfraktur konservativ behandelt werden, muss mittels MRT eine gute Vaskularisation nachgewiesen sein. Die konservative Therapie besteht im Anlegen eines Unterarmgipses mit Daumengrundgelenk-Einschluss für bis zu 12 Wochen (➤ Tab. 19.2). Es schließt sich eine vierwöchige Schonungszeit an, in der die Fraktur nur übungsstabil, aber noch nicht belastungsstabil ist.

Tab. 19.2 Retentionszeiten konservativer Skaphoidfrakturversorgung nach Frakturlage (Richtwerte)

Frakturlage	Retentionsdauer
Tuberkulumfraktur	3 Wochen
Distales Drittel	4–6 Wochen
Querfraktur im mittleren Drittel	6–8 Wochen
Proximales Drittel bei guter Vaskularisation	12 Wochen

Die **Schraubenosteosynthese mittels Herbert-Schraube** unterstützt operativ eine gute Retention. Sie kommt **bei dislozierter oder proximaler Skaphoidfraktur** zum Einsatz. Da die operativ versorgte Fraktur bereits nach der Wundheilung übungsstabil ist, wird sie auch unabhängig von der Stabilität zur Verkürzung der Retentionszeit vor allem bei jungen, aktiven Menschen eingesetzt.

5. Komplikation

Die am meisten gefürchtete Komplikation in Bezug auf die Skaphoidfraktur ist die **Pseudarthrose,** die zu

Fall 19 Schmerzen im Handgelenk nach Sturz

schmerzbedingten Bewegungseinschränkungen im Handgelenk führen kann. Ungenügende Stabilisation und Kompression der Frakturenden aufgrund mangelhafter Retention, zu früher Belastung, primärer oder sekundärer Dislokation, schlechter Vaskularisation, infolge einer Infektion oder ausbleibender Kallusbildung führt zur fibrösen Verbindung zwischen den Fraktursegmenten. Dadurch kann es zu einem „falschen Gelenk" kommen. Von einer **Pseudarthrose** darf man definitionsgemäß sprechen, wenn die Fraktur nach sechs Monaten noch nicht knöchern durchbaut ist.

ZUSAMMENFASSUNG
- Die Skaphoidfraktur ist die häufigste Fraktur der Handwurzelknochen.
- Altersgipfel 20–30 Jahre; M : F = 6 : 1 bis 9 : 1; v. a. Sporttrauma.
- Klinik: Schmerzen im Handgelenk nach Sturz, druckschmerzhafte Tabatière.
- Diagnostik: primär Röntgenaufnahme des Handgelenks als Kahnbeinquartett, sekundär CT (Dislokation, Trümmerzone) und/oder MRT (Knochenmarködem, Weichteile).
- Therapie: konservativ im Unterarmgips mit Daumengrundgelenk-Einschluss oder operativ mittels Herbert-Schraube.
- Komplikation: Pseudarthrose.

Suizidversuch mit Haushaltsreiniger

Anamnese
Vom Notarzt wird der 27-jährige Herr K. in die Notaufnahme eingeliefert, nachdem er in suizidaler Absicht eine Flasche chlorhaltigen Haushaltsreiniger ausgetrunken hat. Die getrunkene Menge ist nicht bekannt, die leere Flasche wurde vom Notarzt mitgebracht. Der Patient klagt über Schmerzen im Rachen und im Brustkorb sowie über Schluckbeschwerden.

Untersuchungsbefunde
Der Patient wirkt unruhig, eine Dyspnoe liegt nicht vor. Puls 112/min und RR 110/70 mmHg.
Körperliche Untersuchung: Rachenraum deutlich gerötet und leicht ödematös verändert, obere Luftwege noch ausreichend frei. Abdomen: weich und nicht druckdolent. Auskultation von Lunge und Abdomen unauffällig.
Auskunft der Hersteller-Hotline: Reinigerlösung enthält Natriumcarbonat 4–6 % und Natriumhypochlorit 1–4 % und ist deutlich alkalisch. Sie reagiert mit Säuren unter Freisetzung von Chlorgas. Das Produkt ist gemäß EG-Richtlinie augen- und hautreizend eingestuft.

1. Welche Folgen kann die Aufnahme des Haushaltsreinigers haben? Wie werden derartige Schäden eingeteilt?

2. Welche Erstmaßnahmen veranlassen Sie?

3. Wie ist Ihr weiteres Vorgehen, mit welchen Komplikationen müssen Sie rechnen?

4. Welche Nachbehandlung ist erforderlich und über welche möglichen Spätfolgen sollte der Patient aufgeklärt werden?

Fall 20 Suizidversuch mit Haushaltsreiniger

1. Folgen
Herr K. hat in suizidaler Absicht einen alkalischen (basischen) Haushaltsreiniger getrunken, was zu einer **Verätzung am Ösophagus** mit Ausbildung einer **nekrotisierenden Ösophagitis** führen kann.
- **Säuren** verursachen eine **Koagulationsnekrose** der oberflächlichen Ösophaguswand und rufen meist weniger Schäden hervor, da sie bei Aufnahme starke Schmerzen und Erbrechen auslösen. Die aufgenommene Menge ist somit meist geringer.
- Nach Ingestion von **Laugen** (wie in diesem Fall) bilden sich dagegen **Kolliquationsnekrosen,** die rasch die gesamte Ösophaguswand betreffen und im Weiteren zu einer lebensbedrohlichen **Perforation** und **Mediastinitis** führen können.

Abhängig vom Ausmaß der Wandveränderungen werden folgende Stadien unterschieden:
- **Grad I:** oberflächliche Schädigung der Mukosa mit Ödem und Rötung, ggf. vereinzelte Schleimhautdefekte; heilt in der Regel folgenlos aus.
- **Grad II:** starke Schädigung von Mukosa und Submukosa mit Bildung von Ulzerationen; Abheilung führt zu Narbenbildungen und evtl. Stenosen oder Strikturen.
- **Grad III:** Nekrose aller Wandschichten mit tiefen Ulzerationen und hoher Perforationsgefahr.

2. Erstmaßnahmen
Um die aufgenommene Menge der toxischen Substanz zu verdünnen, wird der Patient angehalten, möglichst **viel Wasser** (ohne CO_2) zu **trinken.** Außerdem wird ein venöser Zugang zur **Flüssigkeitssubstitution** (kristalloide Lösung, bei Kreislaufinstabilität ggf. Kolloide) gelegt. Weitere Maßnahmen sind:
- Ausreichende **Analgesie** (Opioide).
- **Glukokortikoide,** zunächst als Bolus z. B. Prednisolon 250 mg i. v. wegen der Schleimhautschwellung und der drohenden Verlegung der Atemwege durch ein toxisches Glottisödem.
- **Röntgenaufnahmen** von Thorax und Abdomen mit der Fragestellung nach freier Luft oder Zeichen eines Mediastinalemphysems als Hinweise auf eine bereits eingetretene Perforation.
- Anschließend sollte eine **Röntgendarstellung des Ösophagus** mit **wasserlöslichem Kontrastmittel** entweder in konventioneller Technik oder als **Thorax-CT** erfolgen. Kann hierbei eine Perforation (➤ Abb. 20.1) ausgeschlossen werden, ist zur Beurteilung des Schweregrads der Verätzung eine **Endoskopie** angezeigt.
- Ergänzend wird eine **i. v. Antibiotikatherapie,** z. B. mit einem Cephalosporin der 3. Generation in Kombination mit Metronidazol, zur Vorbeugung einer Begleitmediastinitis eingeleitet.

Nachdem die Röntgendiagnostik bei Herrn K. keine Hinweise auf eine Perforation ergeben hat, erfolgt noch am Aufnahmetag eine **Ösophagogastroskopie.** Hierbei können bei insgesamt deutlich gerötetem Ösophagus vereinzelte oberflächliche Ulzerationen bis zum unteren Ösophagusdrittel gesehen werden. Die Magen-

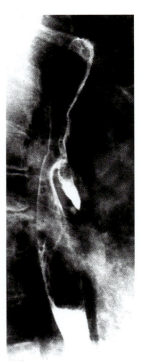

Abb. 20.1 Ösophagusperforation mit Kontrastmittelaustritt. [R234]

schleimhaut erscheint soweit unauffällig. Somit liegt eine **Verätzung Grad I** vor.

MERKE
Erbrechen zu provozieren ist ebenso wie eine Magenspülung wegen der möglichen Zweitpassage der toxischen Substanz und der Perforationsgefahr kontraindiziert.

3. Weiteres Vorgehen und mögliche Komplikationen

Nach zunächst parenteraler Ernährung kann Herr K. bei rückläufiger Schmerzsymptomatik und Rückgang der Schleimhautveränderungen in der Kontrollendoskopie zunächst flüssige Kost aufnehmen. Anschließend kann der weitere Kostaufbau unter Fortführen der Kortison- und Antibiotikatherapie erfolgen.

Bei höhergradigen Verätzungen der Speiseröhre ist in hohem Maße mit der Ausbildung von Stenosen zu rechnen. Etwa 80 % der **Stenosen** oder **Strikturen** entstehen in den ersten acht Wochen. Ist bei der Kontrollendoskopie bereits eine Stenosierungstendenz zu verzeichnen, sollte daher frühzeitig mit einer **Bougierungsbehandlung** begonnen werden (bereits ab der ersten Woche alle zwei bis vier Tage).

Liegt eine Verätzung des Ösophagus mit Perforation und Mediastinitis oder Peritonitis oder aber auch ein zunehmend septischer Krankheitsverlauf vor, ist notfallmäßig die **Ösophagektomie** mit Ausleitung des zervikalen Ösophagusstumpfes am Hals als Speichelfistel, Anlage einer **Kathetergastrostomie** oder einer **Katheterjejunostomie** zur enteralen Ernährung notwendig. Nach Ausheilen der Mediastinitis und Stabilisierung des Patienten erfolgt zweizeitig die **Passagerekonstruktion** durch **Koloninterposition**.

4. Nachbehandlung und Spätfolgen

Erstgradige Ösophagusverätzungen wie bei Herrn K. heilen in der Regel folgenlos aus, eine Nachbehandlung ist daher nicht erforderlich.

Da höhergradige Verätzungen in zunehmendem Maße mit Stenosen oder Strikturen ausheilen, ist eine **langzeitige Bougierungsbehandlung** meist durch den Patienten selbst durchzuführen. Führt dies nicht zum Erfolg und klagt der Patient weiterhin über **Dysphagien** bzw. Erbrechen, ist eine **Ösophagusresektion** mit Ersatz meist durch ein **Koloninterponat** indiziert. Im Gegensatz zum Speiseröhrenersatz beim Karzinom durch Bildung eines Magenschlauches ist bei fortgeschrittenen Verätzungen oft auch der Magen betroffen und somit für die Rekonstruktion nicht geeignet.

Trotz erfolgreicher Bougierungsbehandlung sollten bei den betroffenen Patienten regelmäßig auch noch nach Jahren Kontrollendoskopien erfolgen, da es in 10–15 % der Fälle zu einer **malignen Entartung** der Strikturen bzw. Narbenstränge kommen kann.

ZUSAMMENFASSUNG
- Die Ingestion von Laugen oder Säuren kann zu einer schweren nekrotisierenden Ösophagitis führen.
- Erstmaßnahmen sind die Gabe von großen Mengen an Wasser zur Verdünnung, die i. v.-Gabe von Kortison und Antibiotika sowie eine ausreichende Analgesie und ggf. eine Schockbehandlung. Emetika sind ebenso wie eine Magenspülung kontraindiziert.
- Nach Ausschluss einer Perforation durch Kontrastmitteldarstellung ist die Endoskopie zur Beurteilung des Schweregrads und Planung des weiteren Vorgehens entscheidend.
- Bei Perforation oder schwerem Verlauf mit Sepsis ist notfallmäßig die Ösophagektomie mit zweizeitiger Rekonstruktion erforderlich.
- Bei Ausbildung von Stenosen oder Strikturen kann eine langzeitige Bougierungsbehandlung oder eine Ösophagusresektion notwendig werden.

Kleinkind mit Bauchkrämpfen

Anamnese

Am Nachmittag wird die 15 Monate alte Lara von ihrer Oma in die kinderchirurgische Ambulanz gebracht. Das Mädchen weint und krümmt sich auf dem Arm der Oma. Lara habe die letzten Tage immer mal wieder erbrochen, sodass sie wegen des Verdachts auf eine Magen-Darm-Infektion nicht in die Kinderkrippe gehen konnte. Fieber hätte das Kleinkind nicht gehabt. Heute litt Lara wiederholt unter plötzlichen, krampfartigen Bauchschmerzen mit Erbrechen, denen jeweils ein schmerzfreies Intervall folgte. Die Oma habe auch noch Blut im Stuhl der kleinen Lara entdeckt, das sie auf Ihr Nachfragen als eher dunkelrot und geleeartig beschreibt.

Untersuchungsbefunde

Körperliche Untersuchung: Sie untersuchen das weinende Mädchen auf dem Arm der Oma. Haut: blass-ikterisch bei reduziertem Hautturgor. Abdomen: keine Abwehrspannung. In den kurzen Atempausen tasten Sie im weichen Abdomen auf der rechten Seite eine druckschmerzhafte Walze. Rektale Untersuchung: Bei der Inspektion der Analregion erkennen Sie dunkelblutigen, geleeartigen Stuhl an der Rosette, sodass Sie auf eine digitale rektale Untersuchung verzichten.

1. Wie lauten Ihre Verdachtsdiagnose und deren Differenzialdiagnosen? Was wissen Sie über Ursachen und Häufigkeit?

2. Wie gehen Sie diagnostisch vor, um Ihre Verdachtsdiagnose zu untermauern?

3. Wie kann therapeutisch vorgegangen werden?

4. Was antworten Sie der Oma und den Eltern auf die Frage, ob sich diese Erkrankung wiederholen kann?

5. Welche Risikofaktoren begünstigen das Auftreten dieser Erkrankung bei Erwachsenen?

6. Nennen Sie bitte mindestens sieben Erkrankungen im Bereich der Kinderchirurgie!

Fall 21 Kleinkind mit Bauchkrämpfen

1. Verdachtsdiagnose/Differenzialdiagnosen
Das **klinische Bild** ist charakterisiert durch:
- Kleinkind.
- Kolikartige Bauchschmerzen gefolgt von einem symptomfreien Intervall.
- Walzenförmiger Tumor v. a. im rechten Mittel-/Unterbauch.
- Erbrechen und schleimig-blutige Stühle möglich.

Aufgrund der Klinik stellen Sie die Verdachtsdiagnose einer **Invagination (Intussuszeption)**. Bei der Invagination stülpt sich ein oraler (proximaler) Darmabschnitt in den weiter aboral (distal) liegenden Darmabschnitt. I. d. R. handelt es sich um eine **ileokolische** bzw. **ileozökale** Invagination.

Mit einer Wahrscheinlichkeit von etwa 0,2 % aller lebend geborenen Kinder ist die Invagination eine häufige Ursache für eine **Ileussymptomatik** beim Kind. Mehr als ⅔ der kleinen Patienten sind **jünger als zwei Jahre**. Jungen sind etwa dreimal häufiger betroffen als Mädchen.

Die **Ursache** der Invagination im Kindesalter ist **meist ungeklärt** (idiopathisch). Ein Zusammenhang mit der **Ernährungsumstellung** oder mit vorangegangener **Enteritis** und darauffolgender lymphatischer Hyperplasie wird diskutiert. Bei **älteren Kindern** kommen Grunderkrankungen, wie Mukoviszidose, Purpura Schoenlein-Henoch, Polypen, Tumoren und Meckel-Divertikel als Ursache infrage.

Differenzialdiagnostisch müssen Sie auch andere Ursachen eines Ileus in Betracht ziehen. Dazu zählen das Verschlucken eines Fremdkörpers, Hernien, der Volvulus, der Mekoniumileus, Tumoren, Darmfehlbildungen, die nekrotisierende Enterokolitis (NEC) sowie eine Darmparalyse bei Gastroenteritis.

2. Diagnostik
- **Labor** mit Blutbild, Entzündungsparametern (um frühzeitig eine Peritonitis oder Sepsis zu erfassen), Elektrolyten (Kinder dehydrieren leicht) und Gerinnungsparameter.
- **Sonographie**: Stellt man den walzenförmigen Tumor im Querschnitt ein, imponiert die Invagination

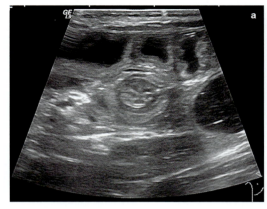

Abb. 21.1 Kokarde oder Target im sonographischen Querschnitt einer Invagination. [T603]

aufgrund der ineinander verschachtelten Darmabschnitte mit deren Lumen und Wände als „**Schießscheibe**" (Target, > Abb. 21.1). Radiologisch bezeichnet man dies als Kokarde. Der Längsschnitt durch den Invaginationstumor erinnert an eine Niere, weshalb man früher vom **Pseudokidney-Zeichen** gesprochen hat.
- **Kolon-Kontrasteinlauf** mit **wasserlöslichem** (wegen der Perforationsgefahr) Kontrastmittel nur bei unklarem Sonographiebefund oder im Zusammenhang mit der Therapie (unten).
- **Röntgenleeraufnahme** des Abdomens initial vor Kontrasteinlauf bei Verdacht auf eine Perforation.

3. Therapie
Da Kinder schnell dehydrieren, sollte bereits früh eine **Flüssigkeits- und Elektrolytsubstitution** über einen venösen Zugang erfolgen.
Grundsätzlich steht bei unkomplizierten Invaginationen die **Desinvagination** unter Sonographie- und/oder Röntgenkontrolle **in OP-Bereitschaft** zur Verfügung:
- **Hydrostatischen Reposition**: Über einen rektal eingeführten Katheter wird aufgrund der Schwerkraft ein wasserlösliches Kontrastmittel (teilweise auch Luft) unter Verwendung einer max. 100 cm Wassersäule eingebracht. Der **Invaginatskopf** stellt

sich vom Kontrastmittel **C-förmig oder krebsscherenartig** umspült dar. Ist die Reposition erfolgreich, füllen sich die oral (proximal) gelegenen Darmabschnitte mit Kontrastmittel. Dabei darf durch die Bauchdecke keine Manipulation geschehen, da die Gefahr einer Darmverletzung oder Perforation zu groß ist. Bei schwerwiegenden Darmschädigungen (Hinweis z. B. mehrmaliger Blutstuhl) sowie bei Perforation und/oder Peritonitis ist die hydrostatische Reposition kontraindiziert.

- Bei KI oder erfolgloser minimalinvasiver Desinvagination muss die Invagination mittels **Laparotomie** (operatives Eröffnen der Bauchhöhle) gelöst werden. Dazu wird der sog. **Hutchinson-Handgriff** angewandt. Das orale Darminvaginat wird vorsichtig aus dem aboralen Darmabschnitt herausgedrückt.

Ist ein Lösen des Invaginationstumors nicht möglich oder sind Teile des Darms irreversibel geschädigt, müssen die entsprechenden Darmabschnitte operativ reseziert (entfernt) werden.

MERKE
Die invaginierten Darmabschnitte dürfen wegen der Perforationsgefahr nicht einfach auseinandergezogen werden, sondern werden mittels Hutchinson-Handgriff gelöst.

4. Rezidivneigung
Bei 2–20 % der kleinen Patienten kommen Rezidive vor. Als Rezidivprophylaxe wird bei der operativen Desinvagination das distale Ileum an das Zökum geheftet (**Pexie**).

5. Risikofaktoren
Bei **Erwachsenen** kann es – wenn auch seltener – ebenfalls zur Darminvagination kommen. Im Gegensatz zum Kleinkind können beim Erwachsenen i. d. R. Ursachen für eine vorausgegangene Darmwandschädigung ausgemacht werden. Zu den sogenannten **Leading Points** gehören:
- Meckel-Divertikel.
- Darmpolypen.
- Tumoren.
- Darmwandhämatome.
- Verdickungen der Peyer-Plaques.
- Briden.
- Entzündungen.

Vor allem im höheren Alter kann es zur inneren Einstülpung des Rektums (**rektale Intussuszeption**) kommen. Diese kann zu einer Obstruktion mit obstruktiver Defäkationsstörung (ODS, Stuhlentleerungsstörung) führen.

Tab. 21.1 Chirurgische Erkrankungen im Kindesalter (Auswahl)

Neugeborene	Säuglinge	Kleinkinder	Maligne Tumoren	Urogenitale Fehlbildungen
- Spina bifida - Hydrozephalus - Ductus Botalli apertus - Zwerchfelldefekt - Ösophagus-, Duodenal-, Rektum-, Analatresie - Omphalozele - Mekoniumileus - Nekrotisierende Enterokolitis	- Hämangiom - Lymphangiom - Pylorusstenose - Kardiainsuffizienz - Gallengangsatresie - Ileus - Morbus Hirschsprung, - Invagination - Leistenhernie - Hodentorsion, - Hydrocele testis	- Halszyste, Halsfistel - Brustwandfehlbildungen - Ösophagusverätzungen - Appendizitis - Choledochuszyste - Osteomyelitis - Knochenfrakturen	- Neuroblastom - Osteosarkom - Ewing-Sarkom - Teratom - Keimzelltumor - Wilms-Tumor - Hepatoblastom - Rhabdomyosarkom	- Maldescensus testis - Phimose - Varikozele - Hypo-, Epispadie - Blasen-, Kloakenekstrophie - Adrenogenitales Syndrom - Ureterfehlbildungen

Fall 21 Kleinkind mit Bauchkrämpfen

MERKE
Ursache für eine Invagination beim Erwachsenen: **Leading Points** (v. a. Meckel-Divertikel, Polypen, Tumoren).

6. Kinderchirurgie
Eine Auswahl von Erkrankungen im Kindesalter, die chirurgisch behandelt werden, ist in der ➤ Tab. 21.1 zusammengestellt.

ZUSAMMENFASSUNG
- Die Invagination (Intussuszeption) ist eine Einstülpung des Darms, meist eines oralen Darmabschnitts, in den aboralen.
- Alter: ⅔ bei Kindern unter zwei Jahren; Inzidenz: 2 von 1.000 Kindern, bei Erwachsenen selten; Geschlechtsverteilung M : F = 3 : 1; Rezidive in 2–20 %.
- Klinik: Kleinkind, kolikartige Bauchschmerzen, zwischenzeitig symptomfreie Intervalle, walzenförmiger Tumor v. a. im rechten Mittel-/Unterbauch, evtl. zusätzlich Erbrechen, evtl. im Spätstadium schleimig-blutige Stühle.
- Die Ursache für eine Invagination ist bei Kleinkindern meist unbekannt (idiopathisch), bei Erwachsenen **Leading Points** (v. a. Meckel-Divertikel, Polypen, Tumoren).
- Die Therapie besteht in der Desinvagination: interventioneller Kolon-Kontrasteinlauf mit hydrostatischer Reposition oder operativ mit dem sog. Hutchinson-Handgriff bzw. durch Darmresektion.

Schwellung linkes Knie nach Verdrehtrauma

Anamnese

Die 35-jährige Frau B. stellt sich wegen Schmerzen und einer persistierenden Schwellung des linken Kniegelenks in der chirurgischen Ambulanz vor. Sie habe sich bei einem Sturz im Skiurlaub vor zehn Tagen das linke Knie verdreht. Dabei habe sie einen starken stechenden Schmerz im Knie verspürt, der sich zunächst nach Kühlen gebessert habe. Die Schwellung habe jetzt jedoch eher zugenommen und sie klagt über ein Unsicherheitsgefühl im linken Kniegelenk. Auch sei sie bereits mehrmals beim normalen Gehen im Knie weggeknickt. Frühere Verletzungen bestünden nicht. Sie ist aktive Freizeitsportlerin (Reiten, Tennis, Skifahren). Bis auf die „Pille" nehme sie keinerlei Medikamente ein. Auch sei sie bisher nie operiert worden.

Untersuchungsbefunde

35-jährige Patientin in gutem EZ und sportlichem AZ.

Körperliche Untersuchung: Konturen des linken Kniegelenks verstrichen, weitere äußere Verletzungszeichen sind nicht zu erheben. Sie ertasten einen leichten Kniegelenkerguss sowie einen deutlichen Druckschmerz medial in Höhe des inneren Gelenkspalts. Es besteht eine schmerzbedingte Bewegungseinschränkung sowohl passiv als auch aktiv mit einem Streckdefizit von 10° und einer Beugehemmung ab 90°. Bei der Stabilitätsprüfung der Seitenbänder ist medial eine leicht vermehrte Aufklappbarkeit vorhanden. Soweit schmerzbedingt und durch die Schwellung beurteilbar, scheint ein vorderes Schubladenphänomen auslösbar zu sein. Die weitere körperliche Untersuchung bleibt ohne Auffälligkeiten.

1. Welche klinischen Untersuchungstests für das Kniegelenk kennen Sie?

2. Wie lautet Ihre Verdachtsdiagnose?

3. Welche Erstmaßnahmen und Untersuchungen veranlassen Sie?

4. Wie lautet Ihre Therapieempfehlung? Wie wird dabei vorgegangen?

5. Wie sieht Ihr Nachbehandlungskonzept aus?

Fall 22 Schwellung linkes Knie nach Verdrehtrauma

1. Klinische Untersuchungstests
Bei Verletzungen des Kniegelenks können Läsionen von Menisken oder Kapsel-Band-Strukturen auftreten. Hinweise hierzu liefern folgende klinische Funktions- und Stabilitätsprüfungen:
- **Steinmann-I-Zeichen:** Bei gebeugtem Kniegelenk führt bei Läsion des Außenmeniskus die Innenrotation des Unterschenkels sowie bei Innenmeniskusschäden die Außenrotation zu Schmerzen.
- **Steinmann-II-Zeichen:** Wandern des Schmerzpunktes am Kniegelenkspalt bei Beugung.
- **Payr-Zeichen:** Schmerzen am inneren Gelenkspalt im Schneidersitz bei Innenmeniskusläsion.
- **Apley-Zeichen:** In Bauchlage Schmerzen bei Rotation und Kompression in 90°-Beugestellung am Gelenkspalt bei Meniskusschaden.
- **Vermehrte seitliche Aufklappbarkeit** durch Valgus- oder Varusstress bei Verletzung des Innen- oder Außenbandes.
- **Schubladentest:** In 90°-Beugestellung kann der Tibiakopf bei Ruptur des vorderen Kreuzbandes nach ventral subluxiert werden (entsprechend Subluxation nach dorsal bei Ruptur des hinteren Kreuzbandes).
- **Lachman-Test:** In 20°- bis 30°-Beugestellung wird die Verschieblichkeit des Femurs gegenüber dem Tibiakopf getestet.
- **Pivot-shift-Test:** fühlbares Schnappen, wenn das gestreckte Kniegelenk unter Valgusstress und Innenrotation des Unterschenkels gebeugt wird.

2. Verdachtsdiagnose
Bei der klinischen Untersuchung von Frau B. ließ sich ein Kniegelenkerguss als Ausdruck eines Kniebinnenschadens nach einem Trauma feststellen. Sie berichtete zudem über ein Instabilitätsgefühl und Einknicken im Kniegelenk (**Giving-way-Symptomatik**). Außerdem waren eine vermehrte seitliche Aufklappbarkeit medial und ein vorderes Schubladenphänomen nachzuweisen, sodass der Verdacht auf eine **Ruptur des vorderen Kreuzbandes** evtl. kombiniert mit einer **Verletzung des Innenbandes** besteht.

> **MERKE**
> Bei einer Ruptur des vorderen Kreuzbandes kombiniert mit einer Läsion des Innenmeniskus und Riss des medialen Seitenbandes spricht man von einer „unhappy triad".

3. Erstmaßnahmen und Diagnostik
Zum Ausschluss einer Knochenläsion oder eines knöchernen Bandausrisses sollten **Röntgenaufnahmen des Kniegelenks** in zwei Ebenen sowie eine tangentiale Patellaaufnahme erfolgen. Bei Nachweis eines Kniegelenkergusses („tanzende Patella" bei Druck auf die Kniescheibe) kann zur Schmerzreduktion und zum Ausschluss eines Hämarthros eine **Gelenkpunktion** indiziert sein. Zu berücksichtigen ist hierbei das Infektionsrisiko.
Zur Analgesie werden **nicht-steroidale Antiphlogistika (NSAID),** wie Diclofenac oder Ibuprofen, bei positiver Ulkusanamnese unter Magenschutz verordnet. Zudem sollte das betroffene Knie hochgelagert und gekühlt werden. Mithilfe von Unterarmgehstützen kann das betroffene Bein entlastet werden. Liegen Risikofaktoren, wie Adipositas, starke Immobilität oder Einnahme von Ovulationshemmern vor, ist zusätzlich eine **Thromboseprophylaxe** mit einem niedermolekularen Heparin angezeigt.
Aufgrund der Verdachtsdiagnose einer Läsion des vorderen Kreuzbandes ist im weiteren Verlauf eine **Magnetresonanztomographie (MRT) des Kniegelenks** indiziert. Hierbei können sämtliche Bandstrukturen und die Menisken beurteilt werden. Knochenläsionen wie das sog. „**Bone bruise**" (= subchondrale ossäre Kontusion durch Stauchungsverletzungen), die der konventionellen radiologischen Diagnostik entgehen, sind hierbei ebenfalls sichtbar.
Bei Frau B. bestätigt sich in der MRT die vermutete Ruptur des vorderen Kreuzbandes (> Abb. 22.1). Zudem finden sich ein Riss am Innenmeniskusvorderhorn und eine Signalanhebung am Innenband passend zu einer Innenbandzerrung.

> **MERKE**
> Eine Gelenkpunktion muss immer unter streng sterilen Kautelen durchgeführt werden.

4. Therapie

Das vordere Kreuzband dient zur Gelenkstabilisierung und verhindert eine Subluxation des Tibiakopfes nach ventral sowie eine übermäßige Außenrotation bei Beugung des Kniegelenks. Zwar kann ein rupturiertes vorderes Kreuzband muskulär kompensiert werden, bei Kombinationsverletzungen kommt es jedoch häufig zu einer **chronischen Instabilität** mit degenerativen Veränderungen und Ausbildung einer **Gonarthrose.** Daher wird der **Ersatz des vorderen Kreuzbandes** empfohlen.

Da primäre Nähte des Ligaments keine guten funktionellen Ergebnisse brachten, wird das Band durch **Sehnentransplantate** aus der Semitendinosus- oder Patellarsehne ersetzt. Über Bohrkanäle im Tibiakopf und Femurkondylus wird arthroskopisch assistiert das Transplantat nach Resektion von noch evtl. verbliebenen Sehnenstümpfen des rupturierten Bandes entsprechend des ursprünglichen Bandverlaufs eingebracht. Über die Arthroskopie des Kniegelenks werden evtl. vorliegende Begleitverletzungen z. B. der Menisken oder Knorpelflächen mitversorgt.

Gegen einen Kreuzbandersatz können folgende Faktoren sprechen:

- Ältere Patienten mit evtl. schon bestehender Gonarthrose.
- Patienten mit eingeschränkter Mobilität oder ohne Sportambitionen.
- Fehlende oder nur minimale klinische Instabilität sowie allenfalls geringe Dehiszenz der Bandstümpfe in der MRT.
- Allgemeine oder lokale OP-Kontraindikationen.

Konservativ kann eine Kreuzbandruptur mittels Ruhigstellung durch eine Kniegelenkorthese behandelt werden.

5. Nachbehandlung

Postoperativ erfolgt für etwa sechs Wochen die Versorgung einer speziellen **Kniegelenkorthese,** die für die Zeit der Einheilung des Sehnentransplantats die vollständige Streckung und Beugung um mehr als 90° im Kniegelenk verhindert. Bereits ab der zweiten Woche nach der Operation kann mit einem insbesondere die Quadrizepsmuskulatur aufbauenden **Muskeltraining** begonnen werden.

Für die Zeit der Immobilisation ist aufgrund der fehlenden Muskelpumpe eine **Thromboseprophylaxe** obligat.

Das Kniegelenk stark belastende Sportarten oder berufliche Aktivitäten können nach sechs bis acht Monaten wieder aufgenommen werden.

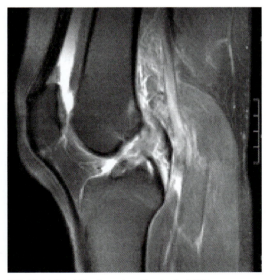

Abb. 22.1 MRT mit Riss des vorderen Kreuzbandes.[T579]

Fall 22 Schwellung linkes Knie nach Verdrehtrauma

ZUSAMMENFASSUNG
- Ein Verdrehtrauma des Kniegelenks mit fixiertem Unterschenkel kann zu einer Läsion des vorderen Kreuzbands führen, die oft kombiniert mit Begleitverletzung der Menisken und der Seitenbänder vorliegt.
- Klinische Zeichen für eine vordere Kreuzbandruptur sind das Schubladenphänomen sowie ein positiver
- Lachman- und Pivot-shift-Test.
- Eine nicht behandelte Kreuzbandruptur kann zur chronischen Instabilität im Kniegelenk mit nachfolgender Gonarthrose führen.
- Der Kreuzbandersatz erfolgt arthroskopisch assistiert unter Verwendung der Semitendinosus- oder Patellarsehne.

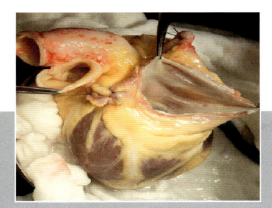

Herztransplantation nach dilatativer Kardiomyopathie

Anamnese

Der 41-jährige Herr B. soll nach erfolgter Herztransplantation in der herzchirurgischen Klinik zur weiteren Betreuung in ein heimatnahes Kreiskrankenhaus übernommen werden. Bei dem Patienten wurde vor einem Jahr eine postinfektiöse dilatative Kardiomyopathie mit einer hochgradig eingeschränkten Pumpfunktion diagnostiziert. Bei klinischer Verschlechterung vor acht Monaten erhielt Herr B. ein mechanisches Kreislaufunterstützungssystem (Kunstherz, assist device) als Überbrückung bis zur notwendigen Herztransplantation. Vor drei Wochen konnte die orthotope Herztransplantation eines gesunden Spenderherzens (> Bild [T848]) vorgenommen werden.

Untersuchungsbefunde

Sie untersuchen den Patienten abschließend, bevor Sie den Verlegungsbrief vorbereiten.
Echokardiographie: kein Perikarderguss, keine relevanten Vitien, gute Pumpfunktion bei einer Ejektionsfraktion (EF) von 70 %, keine fokale Hypokinesie.
EKG: HF 78/min, Sinusrhythmus, Linkstyp, regelrechte R-Progression, R/S-Umschlag in V_4/V_5, keine Repolarisierungsstörung.
Röntgen-Thorax: Herzgröße in der Norm, kleiner Perikarderguss linksseitig, Dystelektasen im rechten Unterlappen, keine infiltrativen Verdichtungen, keine pulmonalvenöse Dekompensation.

1. Erklären Sie bitte den Unterschied zwischen einer autogenen, einer allogenen und einer Xenotransplantation!

2. Welche Voraussetzungen sind die Grundlage einer postmortalen Organspende?

3. Was versteht man unter der Histokompatibilität?

4. Welche Abstoßungsreaktionen nach Organtransplantation unterscheidet man?

5. Nennen Sie bitte die Prophylaxe bzw. Therapie der Organabstoßung!

Fall 23 Herztransplantation nach dilatativer Kardiomyopathie

1. Transplantationsformen
- **Allogene Transplantation:** Die Übertragung von Organen von einem Spender zu einem Empfänger gleicher Spezies.
- **Autogene (autologe) Transplantation:** Das Spendergewebe (z. B. Voll- oder Spalthaut) stammt von dem Empfänger selbst.
- **Xenotransplantation:** Der Spender gehört einer anderen Spezies an (z. B. vom Schwein).

Hinsichtlich der Lokalisation können Organe bzw. Gewebe **orthotop** (an eine örtlich übereinstimmende Stelle) oder **heterotop** (an anderer als anatomisch korrekter Stelle wie z. B. unter Belassen der Empfängerniere) transplantiert werden.

Wird ein Transplantat (Organ, Gewebe, Zellen) nur zur Unterstützung bei belassenem, teilfunktionierendem Organ implantiert (um z. B. der eigenen Leber die Möglichkeit zur Regeneration zu geben), wird dies als **auxiliäre Transplantation** bezeichnet.

2. Voraussetzungen einer postmortalen Transplantation

Seit 01.12.1997 ist das **deutsche Transplantationsgesetz** (TPG) in Kraft getreten. Das TPG regelt für Deutschland die Spende, Entnahme, Vermittlung und Übertragung von Organen sowohl für Lebendspenden als auch für Organe, die nach dem Tode gespendet werden.

Für Deutschland sowie z. B. auch in den Niederlanden und in Großbritannien wurde rechtlich festgelegt, dass der Patient zu Lebzeiten einer Organspende zugestimmt haben muss oder die Angehörigen im Sinne des mutmaßlichen Willens des Verstorbenen entscheiden müssen. Zum 1. November 2012 wurde im TPG diese bisherige **erweiterte Zustimmungslösung** durch die sogenannte **Entscheidungslösung** ersetzt. Als Grundlage für die Entscheidung zur Organ- und Gewebespende sollen Bundesbehörden im Rahmen ihrer Zuständigkeit und die Krankenkassen die Bundesbürger aufklären und informieren. So sollen z. B. die Erklärung zur Organ- und Gewebespende (Organspendeausweis) zusammen mit geeigneten Aufklärungsunterlagen bei der Ausgabe von Ausweisen bereitgehalten oder alle zwei Jahre von den Krankenkassen zugeschickt werden. Es kann aber niemand in Deutschland gezwungen werden, sich zu entscheiden.

In den meisten europäischen Ländern gilt hingegen eine „Widerspruchsregelung", bei der der Patient zu Lebzeiten einer Organspende widersprechen muss, wenn er sie nicht wünscht.

Bevor eine **postmortale Organspende** umgesetzt werden kann, müssen folgende Bedingungen erfüllt sein:
- Gemäß des TPG müssen **zwei Fachärzte** mit entsprechend definierter Qualifikation voneinander unabhängig den **Hirntod** (irreversiblen Hirnfunktionsausfall) des Spenders feststellen. Diese Ärzte dürfen weder an der Entnahme noch an der Übertragung der Organe des Organspenders beteiligt sein noch der Weisung eines beteiligten Arztes unterstehen.
- Die **Einwilligung** des Spenders bzw. der Angehörigen zur Organspende muss vorliegen.
- Zum Schutz des Organempfängers müssen **Infektionskrankheiten** sowie **Tumorerkrankungen des Spenders** ausgeschlossen werden.

Die **deutsche Stiftung Organtransplantation (DSO)**, die als unabhängige Organisation die Koordinierung von Organspenden in Deutschland übernimmt, informiert die internationale **Organvermittlungsstelle Eurotransplant** (ET, in Leiden/Niederlanden), die daraufhin die Vermittlung aufgrund von Kompatibilität, Dringlichkeit, Wartezeit und Erfolgsaussichten einleitet.

Die Übertragung der nach den Richtlinien der Bundesärztekammer, basierend auf den Regelungen des Transplantationsgesetzes und unter Wahrung der Würde des Spenders, entnommenen sowie konservierten Organe darf nur in zugelassenen **Transplantationszentren** vorgenommen werden.

3. Histokompatibilität

Neben der Blutgruppe ist die Histokompatibilität ein wichtiger Faktor für die **Verträglichkeit** zwischen Spenderorgan und Empfänger. Sie ist desto besser, je größer die Übereinstimmung zwischen dem Spender und dem Empfänger bezogen auf die MHC-Moleküle (major histocompatibility complex bzw. Haupthistokompatibilitätskomplex) ist, die beim Menschen als HLA (humanes Leukozytenantigen) bezeichnet werden.

Vereinfacht kann man sagen: Werden fremde Antigene von Empfänger-T-Lymphozyten erkannt, wird eine Immunreaktion ausgelöst, die eine **Organabstoßung** zur Folge haben kann. Daher werden zur Auswahl eines geeigneten Empfängers die HLA-Merkmale von Spender und Empfänger verglichen und in den Allokationsalgorithmus einbezogen.

> **MERKE**
>
> Die Kompatibilitätstestung vor Transplantation besteht aus:
> - HLA-Typisierung.
> - AB0-Blutgruppenbestimmung.
> - Cross-Match-Test (Kreuzprobe zwischen Spenderlymphozyten und Empfängerserum).

4. Abstoßungsreaktionen

Man unterscheidet nach Transplantationen hinsichtlich Genese und Zeitpunkt drei Formen der Organabstoßung: die hyperakute, die akute und die chronische (➤ Tab. 23.1).

5. Prophylaxe und Therapie der Organabstoßung

Sobald es sich bei Spender und Empfänger eines Organs um zwei **genetisch unterschiedliche** Individuen handelt (v. a. allogene Transplantation), kommt es zu **Immunreaktionen**. Diese können aufgrund der Kompatibilitätstestung mit möglichst hoher Übereinstimmung der Immunfaktoren von Spender und Empfänger verringert, aber nicht komplett vermieden werden. Daher ist nach **allogener Organtransplantation** eine lebenslange medikamentöse Immunsuppression notwendig. Diese hängt vom Transplantationszentrum sowie vom transplantierten Organ ab: Eine transplantierte Leber erfordert eine eher geringere Immunsuppression, während Organe wie das Herz, die Lunge oder das Pankreas einer intensiveren Immunsuppression bedürfen.

- **Induktionstherapie:** In der Anfangsphase nach Transplantation ist die Abstoßungsgefahr besonders hoch. In dieser Zeit kommt als Induktionstherapie z. B. eine Kombination aus **hochdosierten Glukokortikoiden** und **monoklonalen Antikörpern** gegen den Interleukin-2-Rezeptor oder polyklonalen Antikörpern gegen T-Zellen und ggf. **Immunglobuline** infrage.

Tab. 23.1 Abstoßungsreaktionen nach Organtransplantationen

Abstoßungsart	Zeitpunkt	Genese	Prophylaxe
Hyperakute	Intraoperativ bis Stunden nach Transplantation	Antikörper im Empfängerserum reagieren auf Spenderantigene mit Komplementaktivierung und Thrombosierung	Bei hohen Antikörpertitern vor Transplantation Plasmapherese, Behandlung mit Antikörpern gegen B-Zellen (Rituximab)
Akute	In den ersten 3 Monaten nach Transplantation, evtl. später	T-Zell-Antwort auf fremde HLA-Klasse-1- und HLA-Klasse-2-Moleküle; v. a. in immunsuppressiver Lücke z. B. bei insuffizienten Medikamentenspiegeln	Suffiziente Immunsuppression
Chronische	Monate bis Jahre nach Transplantation	Nicht eindeutig geklärt, auch nicht immunologische Faktoren; Vorschäden des Organs? Risikofaktoren des Empfängers?	Reduktion von Begleiterkrankungen

Fall 23 Herztransplantation nach dilatativer Kardiomyopathie

- **Erhaltungstherapie:** Bei der lebenslangen medikamentösen Immunsuppression zur Abstoßungsprophylaxe hat sich eine Kombination meist aus drei Immunsuppressiva bewährt. Grob kann man sich merken, dass diese Dreifachimmunsuppression i. d. R. einen **Calcineurininhibitor** (Cyclosporin A oder Tacrolimus), einen **Antimetaboliten** (Mycophenolat-Mofetil) oder einen TOR-Inhibitor (Rapamycin) und ein **Glukokortikoid** (teilweise nur über die ersten Monate nach Transplantation) umfasst.
- **Abstoßungstherapie:** Kommt es trotz Prophylaxe zu einer Organabstoßung, wird mit einer **Steroidstoßbehandlung** meist über drei bis fünf Tage und ggf. polyklonalen Antikörpern versucht, dieser entgegenzuwirken. Auch mit einem **Präparatewechsel** (z. B. von Ciclosporin A zu Tracrolimus) als „Rescue-Therapie" kann ein Eindämmen der Abstoßung probiert werden.

Um die Immunsuppression optimal anzupassen, werden die Plasmaspiegel der Immunsuppressiva gemessen. Durch die Kombination der Immunsuppressiva lassen sich teilweise die Dosen der einzelnen Komponenten und somit auch deren Nebenwirkungen reduzieren.

Ein gravierendes Problem ist die höhere Infektionsgefahr der **Empfänger** durch die Immunsuppression. Zu den **infektiösen Komplikationen,** die zur Reduktion der Immunsuppression führen können und somit grundsätzlich mit Transplantatverlust, aber auch letal enden können, gehören:

- **Bakterielle Infektionen** v. a. peri- und frühe postoperative Phase.
- **Pilzinfektionen**, v. a. Aspergillus. Ebenfalls gefürchtet v. a. nach Herz- und Lungentransplantationen sind Infektionen mit dem Pilz **Pneumocystis jiroveci** (früher fälschlicherweise als Pneumocystis carinii bezeichnet). Hier kann eine Prophylaxe oder Therapie mit Echinocandin (z. B. Caspofungin) angezeigt sein.
- **Virusinfektionen:** v. a. Zytomegalievirus (CMV), aber auch Epstein-Barr-Virus (EBV), humanes Herpesvirus-6 (HHV-6). Insbesondere bei Herztransplantationen sind **CMV-Infekte** vermutlich ein wichtiger Prognosefaktor für den längerfristigen Transplantatverlust aufgrund von Vaskulopathien. Bei serologischem Nachweis und klinischem Verdacht auf eine CMV-Infektion sollte auch ohne Virusnachweis frühzeitig mit einem **Virustatikum** (z. B. Ganciclovir) therapiert werden. Auch bei einem CMV-IgG-positiven Spender und einem CMV-IgG-negativen Empfänger ist eine Prophylaxe empfohlen.

ZUSAMMENFASSUNG

- Organtransplantationen in Deutschland regelt das deutsche Transplantationsgesetz (TPG) und koordiniert die deutsche Stiftung Organtransplantation (DSO), während Eurotransplant (ET, in Leiden/Niederlanden) die Transplantatvermittlung vornimmt.
- Bei der Organtransplantation handelt es sich i. d. R. um eine allogene Transplantation zwischen zwei genetisch unterschiedlichen Individuen.
- Als Immunreaktion kann es zu Abstoßungsreaktionen (hyperakute, akute oder chronische) kommen.
- Vor Transplantatvermittlung soll die Kompatibilitätstestung aus HLA-Typisierung (Nieren), AB0-Gruppenbestimmung und Cross-Match-Test durch möglichst hohe Übereinstimmung der Immunfaktoren von Spender und Empfänger die Immunreaktionen verringern.
- Zusätzlich ist eine lebenslange medikamentöse Immunsuppression (z. B. mit Tacrolimus, Mycophenolat-Mofetil und Glukokortikoiden) notwendig.
- Transplantatempfänger laufen aufgrund der Immunsuppression Gefahr, sich mit Bakterien, Pilzen oder Viren zu infizieren, die zu Transplantatverlust und Tod führen können.

24

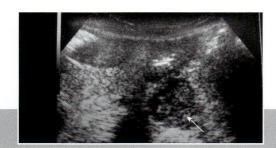

Akutes Abdomen

Anamnese

Die 23-jährige Frau V. wird von ihrem Freund in die Notfallaufnahme gebracht, nachdem vor etwa drei Stunden plötzlich stärkste Schmerzen im Unterbauch aufgetreten sind. Ihr sei übel, einmal habe sie erbrochen. Stuhlgang und Wasserlassen seien bis zum Schmerzereignis völlig unauffällig gewesen. Die Patientin sei noch nie operiert worden und nehme keinerlei Medikamente.

Untersuchungsbefunde

23-jährige Patientin in deutlich reduziertem AZ bei normalem EZ. RR 100/70 mm Hg, Puls 96/min, Temperatur 37,3 °C aurikulär.
Körperliche Untersuchung: Gespanntes, nicht gebläthes Abdomen mit starken Druck- und Klopfschmerzen diffus über der gesamten Unterbauchregion. Die Darmgeräusche sind nur spärlich vorhanden. Kein Klopfschmerz über den Nierenlagern. Bei der digital-rektalen Untersuchung ist ein Druckschmerz in Richtung Douglas-Raum auslösbar, kein tastbarer Tumor, kein Blut am Fingerling.
Abdomensonographie ➤ Bild [T581].

1. Welche Krankheitsbilder können ein akutes Abdomen verursachen?

2. Nennen Sie die Definition und Leitsymptome eines akuten Abdomens.

3. Welche Basisdiagnostik veranlassen Sie beim akuten Abdomen? Befunden Sie das Sonographiebild.

4. Welche therapeutischen Erstmaßnahmen sind angezeigt?

5. Wie entscheiden Sie das weitere Vorgehen?

Fall 24   Akutes Abdomen

1. Krankheitsbilder

Bei einem akuten Abdomen sind primär abdominelle Krankheitsbilder von „extraabdominellen" Erkrankungen zu unterscheiden, die mit der Symptomatik eines akuten Abdomen einhergehen können.
Die fünf wichtigsten **Ursachen** sind:
- Infektion.
- Organperforation.
- Darmverschluss.
- Blutungen.
- Akute Organischämie (Mesenterialischämie).

Topographisch können folgende Krankheitsbilder zugeordnet werden:
- **Rechter Oberbauch:** akute Cholezystitis, Gallenblasenperforation, Appendizitis (bei Schwangeren oder atypischer Lage der Appendix), Pankreatitis, Ulcus duodeni, ggf. mit Perforation, Leberabszess.
- **Epigastrium:** Appendizitis im Frühstadium, Ulcus duodeni oder ventriculi (evtl. mit Penetration oder Perforation), akute Cholezystitis, Pankreatitis.
- **Linker Oberbauch:** Pankreatitis, Ulcus ventriculi, Milzruptur.
- **Rechter Unterbauch:** akute Appendizitis, Entzündung od. Perforation eines Meckel-Divertikels, Morbus Crohn, Adnexitis, inkarzerierte Hernie, Tubentorsion oder -ruptur, Extrauteringravidität.
- **Linker Unterbauch:** Sigmadivertikulitis, Adnexitis, Tubentorsion oder -ruptur, Extrauteringravidität.
- **Diffuse Schmerzsymptomatik:** Mesenterialischämie, Ruptur eines Aortenaneurysmas, Ileus, toxische Kolitis sowie diffuse Peritonitis.

Extraabdominelle Ursachen einer akuten abdominellen Symptomatik können sein:
- **Kardiovaskulär:** akuter Hinterwandinfarkt, Perikarditis, Aortendissektion.
- **Neurologisch:** akuter Bandscheibenprolaps, Psychosen.
- **Urologisch:** Harnverhalt, Hodentorsion, Harnleitersteine, Pyelonephritis.
- **Traumatisch:** Wirbel- oder Beckenfraktur.
- **Metabolisch:** diabetisches Koma, Urämie.
- **Toxisch** bedingt.

2. Definition und Leitsymptome

Da auch eine Vielzahl an Erkrankungen, die keiner chirurgischen Therapie bedürfen, das Bild eines akuten Abdomens bieten können, ist als erster wichtiger Schritt zur Einschätzung der Symptomatik die Erfassung der Leitsymptome eines akuten Abdomens notwendig. Hierzu zählen:
- **Schmerzen:** Wichtig ist eine genaue Analyse von Schmerzcharakter, Schmerzbeginn und -lokalisation, Intensität und Änderungen im Verlauf. Zu erfragen sind:
  - **Schmerzcharakter:** viszeraler Schmerz (kolik- oder krampfartig, teils dumpf und schlecht lokalisierbar) und somatischer, parietaler Schmerz (scharf, brennend, gut lokalisierbar und kontinuierlich).
  - **Schmerzausstrahlung bzw. -projektion** nach peripher in die sog. Head- oder MacKenzie-Zonen (z.B. Schmerzausstrahlung und -projektion aus der Zwerchfellregion in die entsprechende Schulterregion bei Milzverletzungen oder Erkrankungen des biliären Systems).
- **Erbrechen:** sowohl reflektorisch durch eine peritoneale Reizung als auch Ausdruck einer Passagebehinderung („Überlauferbrechen").
- **Schlechter Allgemeinzustand** (AZ) und ggf. **Schocksymptomatik:** Eine peritoneale Reizung vermittelt ein schweres Krankheitsgefühl. Dies wird durch eine zunehmende Schocksymptomatik mit Volumenmangel, z.B. bei Fieber, rezidivierendem Erbrechen oder auch bei Blutungen, sowie durch ein septisches Geschehen z.B. bei einer Peritonitis verstärkt.
- **Meteorismus, Stuhl- und Windverhalt sowie Änderung der Peristaltik:** Ein aufgetriebenes Abdomen ist Zeichen einer Passagestörung, die funktionell/paralytisch oder mechanisch bedingt sein kann. Änderungen in der Qualität der Darmgeräusche bei der Auskultation bzw. eine Reduktion oder Ausbleiben der Geräusche („Totenstille") kann ein Zeichen der Verschlechterung sein. Stuhl- und Windverhalt sind im Gegensatz dazu eher Spätsymptome.

MERKE
- Das akute Abdomen ist definiert als eine akut einsetzende bzw. sich rasch verschlimmernde Erkrankung innerhalb der Bauchhöhle, die vital bedrohend sein kann und meist einer raschen operativen Therapie bedarf.
- Beim akuten Abdomen ist ein Ileus trotz Stuhl- und Windabgang nicht auszuschließen.

3. Basisdiagnostik

Neben einer ausführlichen Anamnese ist eine sorgfältige **körperliche Untersuchung** sowie ggf. deren **Wiederholung im Verlauf** ausschlaggebend für die Einschätzung der Dringlichkeit bei einem akuten Abdomen. Hierbei ist auf Peritonitiszeichen wie Abwehrspannung („brettharter Bauch"), Druck-, Perkussions- und Loslassschmerzen sowie deren Lokalisation zu achten. Obligat sind die sorgfältige Auskultation jedes Quadranten sowie die digitale rektale Untersuchung.

Zur weiteren Abklärung erfolgen zusätzlich:

- **Röntgenaufnahmen:** Abdomen in Linksseitenlage sowie des Thorax. Frage nach freier Luft, Spiegelbildungen oder stehende Darmschlingen, Zeichen des Pleuraergusses oder Pneumonie.
- **Sonographie:** Beurteilung der parenchymatösen Organe und großen Gefäße (Aorta abdominalis), Nachweis von freier Flüssigkeit, Stauungszeichen an Leber oder Nieren, pathologische Veränderungen wie Kokardenphänomene, Darmwandveränderungen, Dilatation der Darmschlingen, Raumforderungen.
- **Labordiagnostik:** kleines Blutbild, Elektrolyte, Blutzucker, Bilirubin, Transaminasen, Amylase, Lipase, Laktat (!), Kreatinin, Kreatinkinase (CK), CRP, Quick, PTT sowie Urinstatus, einschließlich β-HCG bei Frauen, Blutgruppe und ggf. Kreuzprobe.

Bei Frau V. haben Sie sonographisch eine unklare Struktur (Pfeil) dorsal der Harnblase erkannt. Unter Berücksichtigung der akuten Schmerzsymptomatik wurde die Indikation zur umgehenden Laparoskopie gestellt.

4. Erstmaßnahmen

Nahezu parallel zur Basisdiagnostik erfolgt je nach Zustand des Patienten umgehend die Basistherapie mit Legen eines großlumigen venösen Zugangs zur **Volumensubstitution** und **Schmerztherapie** sowie oft die Anlage einer **Magensonde** zur Entlastung des Magen-Darm-Trakts. Außerdem kann die Qualität des Magensekrets Hinweise auf das abdominelle Geschehen geben (z.B. bräunliches Dünndarmsekret bei mechanischem Ileus).

Abhängig von den erhobenen Befunden und dem Zustand des Patienten ist zu entscheiden, ob umgehend eine Operation (z.B. bei lebensbedrohlicher Blutung) oder weitere Maßnahmen zur Stabilisierung des Patienten (ZVK, Blasenkatheter, evtl. Intubation) und zur diagnostischen Abklärung erforderlich sind.

5. Weiteres Vorgehen

Im Rahmen der erweiterten Diagnostik können ergänzend notwendig sein:
- CT-Abdomen.
- Endoskopie.
- Magen-Darm-Passage mit wasserlöslichem KM.
- Seltener Angiographie.

Krankheitsbilder mit **sofortiger bzw. dringlicher OP-Indikation** sind:
- Intraabdominelle Blutungen (rupturiertes Bauchaortenaneurysma, Organrupturen).
- Entzündliche Erkrankungen mit zunehmendem septischen Verlauf, Peritonitis.
- Perforationen (Ulkus, Divertikulitis, penetrierendes Bauchtrauma).
- Mechanischer Ileus.
- Akuter Gefäßverschluss und Mesenterialinfarkt.
- Extrauteringravidität mit Tubenruptur.

Der Zugang zur Bauchhöhle erfolgt in der Notfallsituation über eine **mediane Längslaparotomie**. Diese kann je nach intraabdominellem Befund nach kranial und kaudal erweitert werden und erlaubt eine ausreichende Exploration der Bauchhöhle. In ausgewählten Fällen kann auch ein zunächst **diagnostische Laparoskopie** (wie im vorliegenden Fall; > Abb. 24.1) sinnvoll sein.

Fall 24 Akutes Abdomen

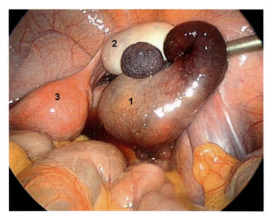

Abb. 24.1 Laparoskopie bei akutem Abdomen mit Nachweis einer Tubentorsion rechts (1: torquierte Tube; 2: rechtes Ovar; 3: Uterus). [T581]

Entsprechend der Ursache des akuten Abdomens kann weiter laparoskopisch vorgegangen oder auf eine Laparotomie konvertiert werden.

Bei Frau V. zeigte sich in der Notfall-Laparoskopie als Ursache eine **Tubentorsion** rechts, die der sonographisch dargestellten Struktur entsprach. Laparoskopisch konnte die Tube detorquiert werden und musste bei rascher Rückbildung ihrer lividen Verfärbung nicht entfernt werden.

MERKE
Besteht der Verdacht auf eine intraabdominelle Blutung oder ein ischämisches Geschehen, ist im Zweifelsfall statt einer weiterführenden Diagnostik die umgehende Laparotomie indiziert, da durch eine zeitliche Verzögerung diese Fälle mit einer höheren Letalität einhergehen.

ZUSAMMENFASSUNG
- Ursächlich für ein akutes Abdomen sind Infektion, Organperforation, Darmverschluss, Blutungen und die akute Organischämie.
- Leitsymptome sind Schmerzen, Erbrechen, reduzierter AZ und ggf. Schocksymptomatik sowie Meteorismus, Änderung der Peristaltik und evtl. Stuhl- und Windverhalt.
- „Extraabdominelle" Erkrankungen können mit der Symptomatik eines akuten Abdomens einhergehen, erfordern jedoch meist keine chirurgische Intervention.
- Im Zweifelsfall ist ein operatives Vorgehen indiziert, da durch Zeitverzögerungen die Letalität ansteigen kann.

25

Schulterschmerzen nach Sturz

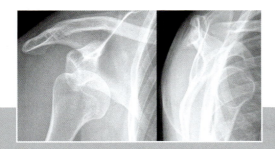

Anamnese
Die 17-jährige Gymnasiastin Susanne ist beim Volleyballspielen auf ihren ausgestreckten und abduzierten rechten Arm gestürzt. Als sie in der Chirurgischen Ambulanz ankommt, hält sie mit der linken Hand ihren rechten Arm, der Ihnen gleich als außenrotiert und leicht abduziert auffällt. Susanne klagt über starke Schmerzen in der Schulter.

Untersuchungsbefunde
Körperliche Untersuchung: Das rechte Schultergelenk ist geschwollen. Eine aktive oder passive Bewegung im rechten Schultergelenk ist schmerzbedingt nicht möglich. Sie können unter dem rechten Akromion, das sich prominent darstellt, eine Mulde palpieren. Die Sensibilität an der Schulter ist regelrecht. Peripher sind die Durchblutung, die Motorik sowie die Sensibilität intakt.
Röntgen der Schulter > Bild [T579].

1. Befunden Sie bitte das Röntgenbild! Welche Verdachtsdiagnose haben Sie? Wie wird diese eingeteilt?

2. Welche Diagnostik veranlassen Sie, um Ihre Verdachtsdiagnose zu untermauern?

3. Welche Komplikationen müssen Sie ausschließen?

4. Nennen Sie bitte verschiedene Therapiemöglichkeiten!

5. Wie müssen Sie posttherapeutisch vorgehen?

6. Antworten Sie bitte der Schülerin auf die Frage, ob so etwas wieder passieren kann!

Fall 25 Schulterschmerzen nach Sturz

1. Verdachtsdiagnose
Bei der 17-Jährigen liegt bildmorphologisch eine traumatische anteriore Luxation des Glenohumeralgelenkes (**vordere Schulterluxation**) vor. Vor allem **Jugendliche** sind von Schulterluxationen betroffen. Hier findet sich eine **Inzidenz von 20 %**. Bei Kindern unter 10 Jahren und Erwachsenen geht man von unter 2 % aus.
Bei einer akuten Schultergelenkluxation bestehen starke **Schmerzen** mit federnder Fixierung des Arms in einer häufig für die Luxationsrichtung **typischen Stellung** (➤ Tab. 25.1) sowie eine **Schwellung** am Schultergelenk. Ggf. lässt sich unter dem Akromion eine Mulde als Zeichen einer leeren Gelenkpfanne palpieren.
Nach der Orthopaedic Trauma Association lassen sich glenohumerale Luxationen in vordere, hintere und inferiore Luxationen unterteilen (➤ Tab. 25.1). Darüber hinaus existiert z. B. die Klassifizierung in **traumatische** und **atraumatische** Schulterluxationen, **habituelle, willkürliche** und **angeborene** Luxationen.
Bei der Schultergelenkluxation kommt es zum permanenten kompletten Kontaktverlust von Glenoid und Humeruskopf. Davon abzugrenzen ist die **Subluxation**, bei der der Kontaktverlust nur unter Belastung besteht.

> **MERKE**
> Bei etwa 95 % der Betroffenen liegt eine anteriore Schulterluxation vor.

2. Diagnostik
Erstdiagnostik bei Verdacht auf eine Schulterluxation ist die **Röntgenuntersuchung** des Schultergelenks **in zwei Ebenen:** true a.-p. und axial. Ist die axiale Aufnahme schmerzbedingt nicht durchführbar, so bietet die **transskapuläre** Aufnahme eine gute Alternative (Röntgenstrahl parallel zur Spina scapulae). Die True-a.-p.-Aufnahme wird in einem Winkel von 30° zur Röntgenplatte aufgenommen und bietet einen projektionsfreieren Blick ins Glenohumeralgelenk.
Neben der Luxationsrichtung wird auf **Begleitläsionen** geachtet (Impressionsfraktur/Hill-Sachs-Läsion, Abriss des Labrums/Bankart-Läsion). Liefert die Röntgenuntersuchung einen Hinweis auf eine knöcherne Läsion, so ist eine CT – aussagekräftiger als **Arthro-CT** – oder eine **MRT** in axialer und koronarer Ebene bzw. Rekonstruktion angeraten.
Posttherapeutisch muss ebenfalls eine Röntgenkontrolle in zwei Ebenen zum Nachweis und zur Dokumentation einer erfolgreichen Reposition erfolgen!

3. Komplikationen
- Läsionen des **N. axillaris**.
- **Bankart-Läsion:** Abrissfraktur des vorderen unteren Glenoidrandes.
- **Hill-Sachs-Läsion:** Impressionsfraktur des Humeruskopfes durch den vorderen Pfannenrand.
- **Bandläsionen** bei 55 % der Fälle.
- **Rotatorenmanschettenruptur:** wird mit zunehmendem Alter wahrscheinlicher, sodass bei den über 60-jährigen Betroffenen sogar in fast 80 % eine Ruptur vorliegt.
- Bei Kindern kann es bei Begleitläsion der Humerusepiphyse zu **Wachstumsstörungen** kommen.

4. Therapie
Unmittelbar nach der Diagnostik muss in **Analgosedierung** oder **Allgemeinnarkose** eine Reposition des

Tab. 25.1 Die wichtigsten Schulterluxationen

Luxationsrichtung	Häufigkeit	Klinik	Unfallmechanismus
Vordere Luxation	≈ 95 %	Außenrotations- und Abduktionsstellung	Vor allem Sportunfälle, Sturz auf abduzierten Arm
Hintere Luxation	≈ 3 %	Innenrotations- und Adduktionsstellung	Stromunfall, Krampfanfälle
Untere Luxation	Selten	Abduktions-/Elevationsstellung	Hyperabduktionstrauma

luxierten Schultergelenks erfolgen. Bei unkomplizierten Schulterluxationen finden Techniken nach Arlt, Hippokrates, Stimson (> Abb. 25.1), Kocher, Matsen und andere ihre Anwendung. Dabei muss die Reposition von Erfahrenen langsam und schonend ausgeführt werden, um weitere, also iatrogene Verletzungen zu vermeiden.

Ein **operatives Vorgehen** ist bei Erstluxationen eher selten und indiziert:
- Wenn die Begleitläsionen eine Operation erfordern (z. B. Rotatorenmanschettenruptur bei älteren Patienten, Bankart-Läsion über $\frac{1}{5}$ der kaudalen Glenoidfläche, instabile Humeruskopf-Mehrfragment-Fraktur).
- Bei einer nicht reponierbaren Schulterluxation aufgrund von Verhaken oder bei vaskulärem Schaden.
- Bei jungen, sportlich aktiven Erwachsenen mit hohem Funktionsanspruch an das Schultergelenk kann unabhängig von den absoluten Operationsindikationen ein primär operatives Vorgehen bei Erstluxation gerechtfertigt werden.
- Bei Reluxationen, die zu einem instabilen Schultergelenk geführt haben, welches sich ebenfalls nur operativ stabilisieren lässt.

Je nach Begleitverletzung, dem Stabilisierungsumfang sowie der Verfügbarkeit stehen ein operativ **offenes** und ein **arthroskopisches** Verfahren zur Verfügung. Die häufig begleitende Kapselerweiterung kann operativ mitversorgt werden.

> **MERKE**
> Therapie der Wahl bei unkomplizierter Erst-Schultergelenkluxation ist eine schnellstmögliche schonende geschlossene Reposition!

5. Posttherapeutisches Vorgehen
Bei einer Schulterluxation müssen immer **periphere Durchblutung, Motorik und Sensibilität vor und nach Reposition** untersucht werden, um vorbestehende sowie iatrogen durch die Reposition entstandene Gefäß- und Nervenschäden auszuschließen und zu dokumentieren. Im Anschluss an die Reposition ist eine Röntgenkontrolle indiziert.

Die reponierte Schulter wird für zwei bis drei Wochen oder schmerzadaptiert im **Gilchrist**- oder **Desault-Verband** ruhig gestellt. Eine **Sportkarenz** ist für sechs bis acht Wochen und bei Überkopfsportarten für zwölf Wochen angezeigt. Vor allem die Abduktion und die Außenrotation sollten in den ersten vier bis sechs Wochen vermieden werden.

6. Rezidivwahrscheinlichkeit
Die Rezidivrate einer konservativ behandelten Schulterluxation ist bei unter 30-Jährigen mit 50 % hoch, unter 40-Jährige sind nur noch zu 10 % davon betroffen.

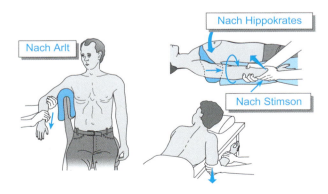

Abb. 25.1 Methodenbeispiele zur Schulterreposition. [L106]

Fall 25 Schulterschmerzen nach Sturz

Frühe sportliche Aktivität erhöht das Rezidivrisiko. Sportkarenz 6–8 Wochen.

ZUSAMMENFASSUNG
- Bei der Schulterluxation kommt es zum permanenten, kompletten Kontaktverlust vom Humeruskopf und seiner Gelenkpfanne.
- Die Inzidenz bei Jugendlichen wird mit 20 % sowie bei Kindern unter 10 Jahren und Erwachsenen mit unter 2 % angegeben.
- Schultergelenkluxationen können unterteilt werden in vordere, hintere und untere Luxationen, wobei die vordere Luxation mit etwa 95 % die häufigste ist.
- Vor und nach Reposition ist eine Röntgenaufnahme des Schultergelenks in zwei Ebenen notwendig.
- Als Komplikationen sind v. a. die Bankart-Läsion, die Hill-Sachs-Läsion, bei Älteren die Rotatorenmanschettenruptur, Läsionen des N. axillaris und selten Wachstumsstörungen bei Kindern zu nennen.
- Unkomplizierte Erstluxationen werden primär geschlossen reponiert und im Gilchrist-Verband ruhig gestellt. Operativ kann offen oder arthroskopisch vorgegangen werden.

26 Fieber, Oberbauchschmerzen rechts und Ikterus

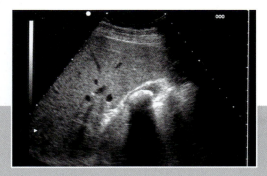

Anamnese
Der 76-jährige Herr M. wird von seinem Hausarzt wegen seit drei Tagen zunehmenden rechtsseitigen, teils krampfartigen Oberbauchschmerzen, stationär eingewiesen. Er klagt über Übelkeit, Appetitlosigkeit und Ausstrahlung der Schmerzen in die rechte Schulter und den Rücken. Auf genaueres Nachfragen gibt er eine Hellfärbung des Stuhls sowie Dunkelfärbung des Urins an. An Vorerkrankungen sind bei ihm ein nicht insulinpflichtiger Diabetes mellitus und eine Adipositas bekannt.

Untersuchungsbefunde
76-jähriger Patient in gutem AZ und leicht adipösem EZ. Körpertemperatur axillär 38,2 °C.
Körperliche Untersuchung: Inspektion: leichte Gelbfärbung der Haut sowie der Skleren. Abdomen: Unterhalb des rechten Rippenbogens bei Inspiration deutlicher Druckschmerz mit leichter Abwehrspannung, in den übrigen Quadranten Bauchdecke weich. Darmgeräusche insgesamt reduziert. Lunge und Herz: unauffällig. Digitale rektale Untersuchung: unauffällig.
Abdomensonographie ➤ Bild [T581].

Laborbefunde
Leukozyten 17.300/µl, Hb 14,2 mg/dl, CRP 15,5 mg/dl, GOT 66 U/l, GPT 49 U/l, γ-GT 285 U/l, AP 412 U/l, Bilirubin 3,92 mg/dl, Amylase 76 U/l, Lipase 61 U/l, Kreatinin 0,89 mg/dl, Na^+ 139 mmol/l, K^+ 3,94 mmol/l, Quick 84 %, PTT 36 s, BZ 228 mg/dl.

---

1. Wie lautet Ihre Verdachtsdiagnose? Beschreiben Sie den Sonographiebefund.

2. An welche Differenzialdiagnosen denken Sie?

3. Nennen Sie die Ätiologie und Risikofaktoren der Erkrankung!

4. Welche diagnostischen Maßnahmen sind erforderlich?

5. Welche therapeutischen Schritte leiten Sie ein? Wie gehen Sie genau vor?

6. Welche Komplikationen können auftreten?

Fall 26 Fieber, Oberbauchschmerzen rechts und Ikterus

1. Verdachtsdiagnose
Bereits bei der Inspektion des Patienten fiel die Gelbfärbung von Haut und Skleren (**Ikterus**) auf. Diese tritt auf, wenn das **Gesamtbilirubin über 2 mg/dl** ansteigt, wie es hier der Fall ist (**Cholestase**), wozu auch die erhöhten Werte der γ-GT und der AP passen.
Zusätzlich klagte der Patient über krampfartige Oberbauchschmerzen mit Ausstrahlung in die Schulterregion, was an eine **Cholezystolithiasis** denken lässt. Vergesellschaftet mit der Entfärbung des Stuhls als weiteres Cholestasezeichen, dem Druckschmerz im rechten Oberbauch bei Inspiration (**Murphy-Zeichen**) und der Temperaturerhöhung von 38,2 °C, der CRP-Erhöhung und der Leukozytose besteht insgesamt der Verdacht auf eine **akute Cholezystitis**.
In der Abdomensonographie zeigt sich bei Herrn M. ein großes schattengebendes Konkrement in der Gallenblase, deren Wand als Zeichen einer **Cholezystitis** verdickt ist. Auch fällt im Leberparenchym eine leichte Betonung der intrahepatischen Gallenwege als möglicher Hinweis auf eine Abflussbehinderung auf; bei einer **Choledocholithiasis** kann der D. choledochus erweitert sein (normal ≤ 7 mm).
Insgesamt besteht also der Verdacht auf eine **Cholezystitis bei Choledocho- und Cholezystolithiasis**.

2. Differenzialdiagnosen
Ursachen für einen **Ikterus** können sein:
- **Prähepatisch:** z. B. durch Hämolyse oder nach Massentransfusion.
- **Hepatisch:** durch Konjugationsstörung des indirekten zu direktem Bilirubin (Morbus Meulengracht oder Crigler-Najjar-Syndrom), bei einer Exkretionsstörung z. B. bei Hepatitis, Leberzirrhose oder medikamentös bedingt.
- **Posthepatisch:** Cholestase durch Abflussstörung in den extrahepatischen Gallenwegen bei Konkrementen, Strikturen, Tumoren oder einer Cholangitis.

Liegt ein **schmerzloser Ikterus** mit tastbarer, nicht schmerzhafter Gallenblase (**Courvoisier-Zeichen**) vor, ist dies dringend auf einen **malignen Prozess** im Bereich des **Pankreaskopfes** bzw. der Papillenregion verdächtig.

Differenzialdiagnostisch ist bei der Kombination aus Ikterus, Übelkeit und Fieber auch an folgende Krankheitsbilder zu denken:
- **Pankreatitis:** Pankreasenzyme ↑↑, evtl. Alkoholanamnese.
- **Akute Cholangitis:** Oberbauchschmerzen, rezidivierendes Fieber mit Schüttelfrost und Ikterus (= sog. Charcot-Trias).
- **Hepatitis:** Anamnese, Hepatitis-Serologie.
- Seltener: Leberabszess oder -tumoren, Echinokokkuszysten.

3. Ätiologie und Risikofaktoren
Häufigste Ursache für eine Cholelithiasis sind **Cholesterinsteine** (75–80 %), die durch einen erhöhten Anteil von Cholesterin in der Gallenflüssigkeit bedingt sind. Dabei spielt die Überschreitung des Cholesterin-Löslichkeitsprodukts bei gemindertem Anteil von Gallensäuren eine wichtige Rolle, was zunächst zur Bildung von **Cholesterinkristallen** führt. Zur Ausbildung eines Gallensteins kommt es bei ausreichend langem Verbleib der übersättigten Galle in der Gallenblase, sodass eine **Hypomotilität** der Gallenblase ätiologisch ebenfalls von Bedeutung ist.

Risikofaktoren für Cholesterinsteine sind:
- Hereditäre Ursachen: gehäuftes Auftreten z. B. familiär oder in bestimmten ethnischen Gruppen.
- Geschlecht: Frauen 2- bis 3-mal häufiger als Männer betroffen, insbesondere vor der Menopause.
- Ernährung: cholesterinreiche Kost, längeres Fasten, parenterale Ernährung.
- Adipositas.
- Alter > 40 Jahre.
- Gallensäureverlustsyndrome (z. B. nach Ileumresektion).

Dagegen stehen die selteneren **Pigmentsteine** (ca. 20–25 % der Fälle) in Zusammenhang mit chronischer Hämolyse (Ausfällung des übermäßig ausgeschiedenen Bilirubins), höherem Lebensalter und/oder Leberzirrhose.

> **MERKE**
> Im englischen Sprachgebrauch lassen sich die wichtigsten Risikofaktoren für Cholesterinsteine einfach durch die **6-F-Regel** zusammenfassen: fat, female, forty, fertile (fruchtbar, also vor der Menopause), fair (hellhäutig), family.

4. Diagnostik

Als sehr aussagekräftige und einfache Untersuchungsmethode erfolgt die von Ihnen bereits durchgeführte **Abdomensonographie.** Sie erlaubt rasch die Beurteilung der Gallenblase einschl. ihrer Wandverhältnisse sowie ggf. den Nachweis von Konkrementen und kann Hinweise auf sonstige intraabdominelle Veränderungen liefern. In der **Labordiagnostik** zeigt sich eine Abflussbehinderung der Gallenwege **(Cholestase)** durch eine Erhöhung der **Cholestaseparameter** Bilirubin, γ-GT und AP. Um eine zusätzliche Pankreatitis auszuschließen, sind Amylase und Lipase zu bestimmen.

In Ausnahmefällen ist bei eingeschränkter Beurteilbarkeit in der Sonographie oder nicht durchführbarer ERCP (z. B. nach Voroperation am Magen) ergänzend eine MRT mit selektiver Darstellung der Gallenwege **(MRCP)** erforderlich (> Abb. 26.1).

5. Therapie

Ergibt sich sowohl klinisch als auch laborchemisch der Verdacht auf eine Gallenwegsobstruktion bei nachgewiesener Cholezystolithiasis und begleitender Cholezystitis, ist eine **Antibiotikatherapie** einzuleiten. Diese erfolgt auch zur Behandlung einer möglicherweise bei einer Gallenwegsobstruktion begleitenden Cholangitis, die zu einer **Cholangiosepsis** führen könnte. Die Wahl fällt hierbei auf ein **Breitspektrumantibiotikum,** das auch biliär ausgeschieden wird, wie Mezlocillin, Ceftriaxon oder Ciprofloxacin, ggf. in Kombination mit Metronidazol.

Als nächster Schritt ist zur Abklärung und ggf. Beseitigung der Gallenwegsobstruktion eine **endoskopisch retrograde Cholangiographie** (ERC) angezeigt. Hierbei wird endoskopisch die Papilla Vateri sondiert und durch Kontrastmittelgabe die Gallenwege dargestellt. Dabei können im Ductus choledochus befindliche Kon-

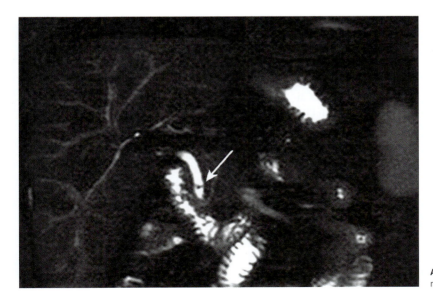

Abb. 26.1 MRCP mit Konkrement im Gallengang (Pfeil). [T579]

Fall 26 Fieber, Oberbauchschmerzen rechts und Ikterus

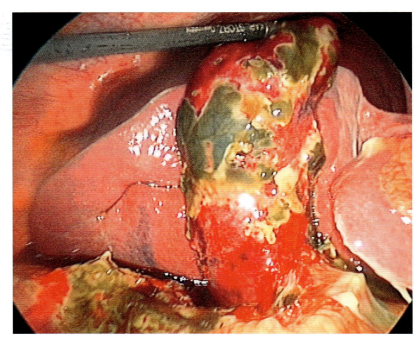

Abb. 26.2 Akute nekrotisierende Cholezystitis bei Laparoskopie. [T581]

kremente, die sich als Kontrastmittelaussparungen in der Cholangiographie zeigen, nachgewiesen und in der Regel nach Erweiterung der Papille durch eine Papillotomie endoskopisch entfernt werden. Die ERC ist bei einer Cholestase daher sowohl aus diagnostischen wie auch therapeutischen Gründen indiziert. Die Papillotomie gewährleistet einen ausreichenden Abfluss der Galle in das Duodenum, ggf. kann endoskopisch ein Plastikstent in den Gallengang eingelegt werden.

Nachdem endoskopisch die Gallenwegsobstruktion beseitigt wurde und sich dies in einem Abfall der Cholestasewerte zeigt, ist als weiterer therapeutischer Schritt bei nachgewiesener Cholezystolithiasis die Entfernung der entzündeten Gallenblase (**Cholezystektomie**) indiziert. Die Cholezystektomie erfolgt heute in der Regel **laparoskopisch** (➤ Abb. 26.2), bei ausgedehnten Voroperationen im Oberbauch oder bei einer fortgeschrittenen Cholezystitis kann eine Laparotomie erforderlich werden. Bei der Operation werden im sog. Calot-Dreieck der Ductus cysticus und die A. cystica freipräpa-

riert. Der Ductus cysticus wird vor seiner Einmündung in den D. choledochus abgesetzt und mittels Clip verschlossen. Ebenso wird die die Gallenblase versorgende A. cystica mit einem Clip versorgt und durchtrennt. Anschließend kann nach Freipräparation aus dem Leberbett die Gallenblase entfernt werden.

Ist präoperativ im Rahmen der ERC die Abflussbehinderung am Gallengang endoskopisch nicht zu entfernen, ist neben der Cholezystektomie eine **Gallengangsrevision** mit ggf. offen chirurgischer Entfernung der Gallenwegskonkremente über eine Eröffnung des Gallengangs erforderlich.

MERKE
Nach einer ERC kann es durch die Manipulation an der Papille zu einer iatrogenen Pankreatitis kommen.

6. Komplikationen

Durch das Krankheitsbild bedingte Komplikationen sind:
- **Biliäre Pankreatitis:** bei Obstruktion des Gallengangs durch ein präpapilläres Konkrement.
- **Cholangitis:** durch Keimaszension aus dem Duodenum.

Eingriffsspezifische Komplikationen sind:
- **Iatrogene Pankreatitis:** nach ERC (s. o.).
- **Choledochusverletzung:** intraoperativ.
- **Gallefistel:** postoperativ bei Insuffizienz des Zystikusstumpfes oder bei Eröffnen eines akzessorischen Gallengangs.

Fördert eine intraoperativ eingelegte Drainage im weiteren Verlauf galliges Sekret oder steigen postoperativ die Cholestase- und Entzündungswerte, besteht der Verdacht auf eine **Choledochusverletzung** oder **Gallefistel**. Zur weiteren Abklärung ist dann eine ERC erforderlich.

- Eine **Zystikusstumpfinsuffizienz** oder Gallefistel bei eröffnetem akzessorischem Gallengang kann über eine endoskopische Stenteinlage in den D. choledochus behandelt werden.
- Eine nachgewiesene **Choledochusverletzung** macht in den meisten Fällen eine operative Revision notwendig.

ZUSAMMENFASSUNG

- Krampf- oder kolikartige Oberbauchschmerzen rechts mit Ausstrahlung in die Schulterregion lassen eine Cholezystolithiasis vermuten.
- Ein Ikterus mit Stuhlentfärbung und Dunkelfärbung des Urins weist auf eine Abflussbehinderung am biliären System hin.
- Bei Verdacht auf eine Choledocholithiasis sind eine ERC und endoskopische Konkrementbergung sowie eine Cholezystektomie indiziert.
- Mögliche Komplikationen sind Pankreatitis und Cholangitis sowie operationsbedingt eine Choledochusverletzung oder persistierende Gallefistel.

Wadenschmerzen beim Gehen

Anamnese

Der 55-jährige Herr M. stellt sich in der Gefäßchirurgischen Ambulanz der Universitätsklinik vor. Er klagt über Schmerzen in der rechten Wade, die schon seit längerem beim Laufen von wenigen Metern auftreten würden. In den letzten Wochen hätten die Schmerzen v. a. nachts zugenommen. Wenn Herr M. das rechte Bein aus dem Bett hängen lasse, werde es ein wenig besser. Morgens sei regelmäßig das rechte Bein dicker als das linke, sodass ihm sein Strumpf am rechten Fuß zu eng sei. Außerdem komme dem Patienten der rechte Fuß kälter vor als der linke. Herr M. versuche immer wieder, mit dem Rauchen aufzuhören. Seine Raucheranamnese ergibt 50 py.

Der 55-jährige Busfahrer nimmt Medikamente gegen seinen hohen Blutdruck ein sowie welche, damit er weiter deftig essen dürfe. Unter „Zucker" leide er nicht.

Untersuchungsbefunde

55-jähriger Patient in gutem AZ und EZ (182 cm, 78 kg), RR 150/90 mmHg, Puls 72/min. Lungen, Herz und Abdomen unauffällig. Rechtes Bein im Vergleich zum linken blass und kalt, keine Hautläsionen. Pulse der A. dorsalis pedis rechts nicht tastbar und der A. tibialis posterior rechts schwach palpabel.

1. Wie lautet Ihre Verdachtsdiagnose? Welche Differenzialdiagnosen kommen infrage?

2. In welche Unterformen kann diese Erkrankung anhand der Lage unterteilt werden?

3. Welche klinischen Untersuchungen führen Sie durch?

4. Wie untermauern Sie Ihre Verdachtsdiagnose bildmorphologisch?

5. Welches ist die geläufigste Einteilung dieser Erkrankung?

6. Nennen Sie bitte Therapiemöglichkeiten.

Fall 27 Wadenschmerzen beim Gehen

1. Diagnose/Differenzialdiagnosen

Der Patient leidet an einer chronischen **peripheren arteriellen Verschlusskrankheit** (PAVK). **Leitsymptom** der PAVK ist die **Claudicatio intermittens,** die als Wadenschmerzen beim Gehen, die sich beim Stehenbleiben bessern („Schaufensterkrankheit"), definiert ist. Ursachen sind:

- **Arteriosklerotische Wandveränderungen** bei etwa 95 %.
- **Endangiitis obliterans** (Syn. primär entzündliche Arteriopathie Morbus von Winiwarter-Buerger).
- Seltener: z. B. thrombosiertes arterielles Aneurysma, fibromuskuläre Dysplasie.

Differenzialdiagnostisch kommen **akute Arterienverschlüsse** infrage, die einen gefäßchirurgischen **Notfall** darstellen:

- **Arterielle Thrombose** (etwa 30 %) auf der Grundlage einer chronischen AVK.
- Embolie (etwa 60 %): akuter Verschluss des Gefäßes durch einen **arteriellen Thrombus,** wie er sich z. B. bei chronischem Vorhofflimmern findet.

Daneben sind im Bereich des Beines auch venöse Schmerzursachen möglich. Generell ist das Bein allerdings bei venöser Ursache **überwärmt** und eher **rotbläulich** verfärbt:

- Eine **venöse Insuffizienz** würde auch mit Schmerzen und Ödemen v. a. nach langem Stehen einhergehen. Diese würden sich aber beim Liegen über Nacht bessern, und es wären eher beide Beine betroffen.
- Auch eine **Beinvenenthrombose** schmerzt und das betroffene Bein ist geschwollen.

MERKE

Leitsymptom der PAVK ist die Claudicatio intermittens (Schaufensterkrankheit).

2. Unterformen

Je nach **Lage der Gefäßstenose** bzw. des -verschlusses unterscheidet man bei der AVK:

- **Beckentyp:** infrarenaler Verschluss im aortoiliakalen Gefäßabschnitt.
- **Oberschenkeltyp:** Verschluss der A. femoralis superficialis bzw. profunda.
- **Unterschenkeltyp:** Verschluss im femoropoplitealen Stromgebiet.

Da die Arteriosklerose eine Systemerkrankung ist, finden sich **häufig auf mehreren Etagen gleichzeitig** Stenosen (etwa 60 % kombinierter Becken-Oberschenkeltyp) und zusätzlich Gefäßverkalkungen in anderen Organen, wie dem Herz und dem Hirn.

Beim **reinen Beckentyp** kommt es zu ischialgieformen Schmerzen sowie Belastungsschmerzen in der Gesäßmuskulatur, was als **Claudicatio glutealis** bezeichnet wird.

Verschlüsse der **A. iliaca interna** können zu sexuellen Dysfunktionen beim Mann führen.

Ist die **Aortenbifurkation** betroffen, so spricht man vom **Leriche-Syndrom.**

Aufgrund **der Minderdurchblutung** imponiert die **poststenotische Extremität** als **kalt und blass** im Vergleich zur Gegenseite. Später können neben dem Ruheschmerz v. a. in horizontaler Lage (nächtliche Schmerzzunahme) **Nekrosen** oder sogar eine **Gangrän** hinzukommen.

3. Klinische Untersuchungen

- **Inspektion:**
  - Hautfarbe: blass → arteriell, rot-bläulich → venös.
  - Tophische Hautveränderungen: Nekrosen → arteriell, Ulzerationen → venös.
  - Ödeme: morgens → arteriell, abends → venös.
- **Palpation:** Pulse, Rekapillarisierungszeit (am Zehennagel getestet), Druckschmerzpunkte bei tiefer Beinvenenthrombose (Meier-, Payr-, Homans-Zeichen), Gewebekonsistenz (Phlebitis), Gewebeturgor (epi- versus subfasziales Ödem).
- **Auskultation:** Stenosegeräusche (bei 70- bis 90-prozentigen Stenosen, darunter und darüber i. d. R. keine Geräusche auskultierbar).
- **Funktionsprüfungen:** Lagerungsprobe nach Ratschow (bei AVK verzögerte Auffüllphase des betroffenen Beins), Gehstreckentest (ab wie vielen Metern besteht die Claudicatio intermittens?).

- **Verschlussdruckmessung:** Auffinden der peripheren Beinpulse mit dem Dopplerstab (jeweils A. tibialis posterior, A. fibularis und A. dorsalis pedis) → Stauen mit der Blutdruckmanschette über den systolischen Blutdruck → langsames Ablassen der Druckmanschette → Bestimmen des Knöchel-Arm-Index (**Ankle-Brachial Index** [ABI], Referenz RR A. brachialis).

> **MERKE**
> Arterielle Verschlussdruckmessung bei Verdacht auf PAVK: Grenzwert für die Diagnose der PAVK überwiegend ABI < 0,9 (Sensitivität für das Vorliegen einer mindestens 50-prozentigen Gefäßstenose ca. 95 % in Ruhe, Spezifität fast 100 %), ≤ 0,5 = kritische Ischämie. **Cave:** Bei Diabetikern können aufgrund einer Mediasklerose falsch hohe ABI gemessen werden, weshalb die Zehendruckmessung (**Toe-Brachial Index** [TBI], pathologisch < 0,7) durchgeführt werden kann.

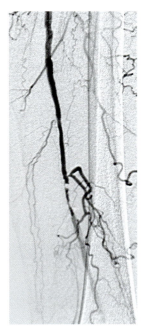

Abb. 27.1 Digitale Subtraktionsangiographie bei PAVK. [T579]

4. Bildgebende Diagnostik

Goldstandard der PAVK-Diagnostik ist weiterhin die Angiographie als **i.a. Katheter-DSA** (digitale Subtraktionsangiographie, ➤ Abb. 27.1) mit Zugang über die A. femoralis, wird aber aufgrund der hohen Sensitivität und Spezifität der nichtinvasiven Verfahren Duplexsonographie, Magnetresonanzangiographie (MRA, ➤ Abb. 27.2) und ggf. CT-Angiographie als rein diagnostische Maßnahme zunehmend abgelöst (AMWF Leitlinie 2015). Wichtig ist, dass der arterielle Abschnitt von der Aorta auf Höhe der Nierenabgänge über die Leiste, das Bein nach distal bis in die Fußarterien hin mittels Kontrastmittel (KM) dargestellt wird, um einen Zwei- oder Mehretagenverschluss nicht zu übersehen. Eine i.v. DSA ist grundsätzlich auch möglich. Allerdings ist der KM-Verbrauch höher und die Beurteilung der Arterien nur bis zur A. poplitea möglich.

Der **Vorteil** der i.a. DSA besteht in der Möglichkeit zur Kombination von Diagnostik und Intervention in gleicher Sitzung. Gerade die Evaluation von In-Stent-Stenosen ist mit der DSA erheblich präziser als mit allen anderen bildgebenden Verfahren.

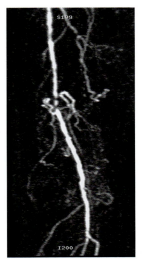

Abb. 27.2 MR-Angiographie bei PAVK. [T579]

Fall 27 Wadenschmerzen beim Gehen

5. Einteilung

Die ▶ Tab. 27.1 zeigt die Einteilung der PAVK nach **Fontaine-Ratschow**. Der Patient hat **nachts Schmerzen** im Bett, aber noch **keine Ulzerationen oder Nekrosen**. Daher liegt eine **PAVK Stadium III** nach Fontaine-Ratschow vor. Da sich die Durchblutung im Bein, den Gesetzen der Schwerkraft folgend, beim Heraushängenlassen des betroffenen Beines erhöht, wird der Ruheschmerz in diesem Stadium oft besser. Allerdings wird gleichzeitig der venöse Rückstrom erschwert, wodurch die Patienten an diesem Bein über morgendliche Ödeme klagen.

Tab. 27.1 Einteilung der PAVK nach Fontaine-Ratschow

Stadium	Klinischer Befund
I	Keine klinischen Beschwerden trotz bestehender Stenose
IIa	Claudicatio intermittens nach einer Gehstrecke von > 200 m
IIb	Claudicatio intermittens nach einer Gehstrecke von < 200 m
III	Claudicatio intermittens in Ruhe bei horizontaler Lage der betroffenen Extremität
IV	Zusätzlich Ulzerationen und/oder Nekrose, ggf. Gangrän

6. Therapie

Da die chronische PAVK meistens Folge von arteriosklerotisch veränderten Arterien ist, sollte die **Reduktion der Risikofaktoren für Arteriosklerose** im Vordergrund stehen: Nikotinkarenz, Essensumstellung mit Fettreduktion, Bewegung, Gewichtsreduktion, Hypertonustherapie usw. Darüber hinaus wird abhängig von den klinischen Symptomen sowie von Lage und Ausmaß des Gefäßverschlusses ein konservatives und ggf. interventionelles oder gefäßchirurgisches Vorgehen gewählt.

- **Konservativ:** In den Stadien I und IIa und bei Verschluss der A. femoralis superficialis bis Stadium IIb ist die konservative Therapie vorrangig. Die Basis bildet ein **Gehtraining**, das zur Kollateralbildung beitragen soll. Vor allem bei Stenosen der A. femoralis superficialis kann bei guter Perfusion über die A. profunda femoris ein suffizientes Kollateralsystem erreicht werden. Begleitend können **vasoaktive Substanzen** (Pentoxifyllin, Naftidrofuryl, Buflomedil) und ggf. auch Prostaglandin E1 sowie zur Prophylaxe ASS 100 mg/d und Clopidogrel von Nutzen sein.
- **Interventionell:** Kurzstreckige Stenosen und Verschlüsse können vom Radiologen und vom Gefäßchirurgen mit der **perkutanen transfemoralen Angioplastie (PTA)** mit einem Ballon dilatiert werden. Stents werden im femoropoplitealen Bereich nur zurückhaltend eingesetzt. Die gefäßchirurgische Rekonstruktion erreicht i. d. R. eine bessere Hämodynamik in der betroffenen Arterie als die PTA.
- **Gefäßchirurgisch:** Ab dem Stadium IIb evtl. auch erst ab Stadium III ist eine gefäßchirurgische Therapie indiziert. Mittels Bypass wird der stenosierte oder verschlossene Abschnitt rekonstruiert. Als **peripherer Bypass-Graft** (Arterienersatz) werden, wenn möglich, körpereigene Venen (V. saphena magna, seltener V. saphena parva) wegen der Venenklappen in umgekehrter Richtung (Invers- oder Reversed-Technik) eingesetzt. Bei ausgeprägter Varikosis sowie nach Varizenstripping und als **Bypass in Aorten- oder aortoiliakaler Position** stehen auch **Kunststoffprothesen** zur Verfügung. Es finden je nach Lage des Verschlusses z. B. End-zu-End-Anastomosen, Cross-over-Bypässe (iliakal einseitig), Y-Prothesen (iliakal beidseits), femorokrurale oder -pedale (Unterschenkel) Bypässe oder die Profundaplastik (Profundaabgangsstenose) ihre Anwendung.

ZUSAMMENFASSUNG

- Man unterscheidet akute (Notfall!) von chronischen Arterienverschlüssen.
- Die Ursache der chronischen arteriellen Verschlusskrankheit (AVK) sind in etwa 95 % der Fälle arteriosklerotische Wandveränderungen und in etwa 4 % der Fälle eine Endangiitis obliterans.
- Leitsymptom ist die Claudicatio intermittens („Schaufensterkrankheit").
- Die Einteilung der PAVK erfolgt nach Fontaine-Ratschow in die Stadien I (keine Symptome), IIa (Schmerzen > 200 m) und IIb (Schmerzen < 200 m), III (Ruheschmerz) sowie IV (Nekrosen).
- Bei der Verschlussdruckmessung zeigt der Knöchel-Arm-Index von < 0,9 einen pathologischen Arterienprozess, von < 0,5 eine kritische Ischämie im Bein.
- Diagnostischer Goldstandard der PAVK ist die DSA.
- Die Therapie der Stadien I und IIa erfolgt konservativ mit Gehtraining. Kurzstreckige Stenosen können ggf. mittels PTA gestentet werden. Ab Stadium IIb erfolgt die Gefäßrekonstruktion mit Bypass.

28

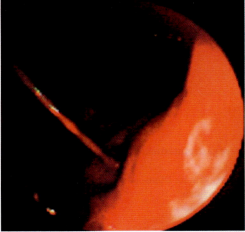

Bluterbrechen

Anamnese
Als diensthabender Chirurg werden Sie in die Endoskopieabteilung der Klinik gerufen. Dort wird gerade Herr F., 60 Jahre, untersucht, der am Tag zuvor zur Abklärung einer Anämie in der Inneren Abteilung aufgenommen worden war. Am Morgen habe der Patient schwallartig hellrotes Blut erbrochen, woraufhin umgehend die Untersuchung erfolgte. Laut den Krankenunterlagen bestünde seit längerem eine Dunkelfärbung des Stuhls. Weitere Erkrankungen oder eine regelmäßige Medikamenteneinnahme seien nicht bekannt.

Untersuchungsbefunde
Körperliche Untersuchung: Der Patient ist aufgrund der zur Untersuchung verabreichten Sedierung nur eingeschränkt ansprechbar und blass. RR 90/60 mmHg, Puls 112/min. Am Abdomen sind keine Narben zu erkennen. Soweit beurteilbar kein Peritonismus oder Druckschmerz.
Ösophagogastroduodenoskopie ➤ Bild [T583].

Laborbefunde
Leukozyten 11.200/μl, Hb 6,1 mg/dl, Hkt 39%, Thrombozyten 110.000/μl, Quick 71%, PTT 43 s, Na^+ 140 mmol/l, K^+ 3,8 mmol/l, GOT 22 U/l, GPT 31 U/l, Bilirubin 0,88 mg/dl, Amylase 62 U/l, Lipase 58 U/l.

1. Wie lautet unter Berücksichtigung des Endoskopiebefundes Ihre Diagnose?

2. Wie wird das Krankheitsbild definiert? Nennen Sie mögliche Ursachen!

3. Welche diagnostischen Schritte sind indiziert?

4. Welche Therapiemaßnahmen sind notwendig?

5. Welche Therapie leiten Sie ein?

6. Welche Empfehlungen zur Nachbehandlung geben Sie dem Hausarzt von Herrn F.?

Fall 28 Bluterbrechen

1. Diagnose
Auf dem Endoskopiebild ist im rechten unteren Quadranten eine spritzende **arterielle Blutung** aus einem **Ulcus duodeni** zu sehen. Die Ulkusblutung wird je nach Aktivität nach **Forrest** eingeteilt (➤ Tab. 28.1). Es liegt hier somit eine **Forrest-IA-Blutung** aus einem Duodenalulkus vor.

Tab. 28.1 Forrest-Klassifikation der Blutungsaktivität

Stadium IA	Arterielle spritzende Blutung
Stadium IB	Venöse Sickerblutung
Stadium IIA	Sichtbarer Gefäßstumpf ohne aktive Blutung
Stadium IIB	Zeichen der stattgehabten Blutung wie Koagel am Ulkusgrund, Hämatin
Stadium III	Ulkus ohne Zeichen einer Blutung, jedoch als Blutungsquelle wahrscheinlich

2. Einteilung und Ursachen
Bei Blutungen im GI-Trakt wird eine obere von einer unteren gastrointestinalen Blutung unterschieden, wobei das Treitz'sche Band, die Flexura duodenojejunalis, die Grenze bildet.

Bei der **oberen gastrointestinalen Blutung** kommen als mögliche Blutungsquellen infrage:
- **Peptische Ulzera** (≈ 40 %): meist Duodenalulkus, NSAID.
- **Hämorrhagische, erosive Gastritis** (≈ 20 %): z. B. Stresserosionen nach Trauma, NSAID.
- **Ösophagus-/Fundusvarizen** (≈ 15 %): bei portaler Hypertension, mit hoher Letalität verbunden (➤ Abb. 28.1).
- **Karzinome.**
- **Mallory-Weiss-Syndrom** (≈ 5 %): Mukosaeinrisse am Übergang von Speiseröhre zur Kardia nach heftigem Erbrechen.
- Selten: Exulceratio simplex Dieulafoy (angeborene arteriovenöse Malformation im Magenfundus), Hämobilie, aortoduodenale Fistel nach gefäßchirurgischer Voroperation.

Untere gastrointestinale Blutungen können auftreten bei:
- Divertikeln im Dünn- oder Dickdarm.
- Malignomen.
- Hämorrhoiden.
- Colitis ulcerosa.
- Angiodysplasien.
- Meckel-Divertikel.

Die klinische Symptomatik der gastrointestinalen Blutung wird von der Lokalisation und der Blutungsaktivität bestimmt. Leitsymptome sind das Bluterbrechen (**Hämatemesis**), das Absetzen von Teerstuhl (**Melaena**) oder der peranale Blutabgang (**Hämatochezie**), ggf. in Verbindung mit den Zeichen der Anämie und des hämorrhagischen Schocks.

> **MERKE**
> - Etwa 85 % aller gastrointestinaler Blutungen sind im oberen Gastrointestinaltrakt lokalisiert.
> - Bei der Hämatemesis (Bluterbrechen) ist eine genaue Inspektion des Nasen-Rachen-Raums erforderlich, um dort eine Blutungsquelle auszuschließen.
> - Auch bei der Hämatochezie (Blutstuhl) ist die Blutung aus einem Ulcus duodeni oder ventriculi die häufigste Ursache.

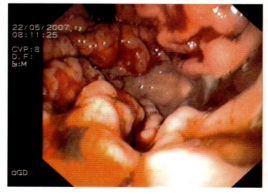

Abb. 28.1 Ausgeprägte Fundusvarizen bei bekannter Leberzirrhose. [T583]

3. Diagnostik
- **Ösophagogastroduodenoskopie (ÖGD):** erste Maßnahme, nachdem der Patient bei Vorliegen einer Schocksymptomatik stabilisiert worden ist (s. u.), da die Blutungsursache wie bereits erwähnt meistens im oberen GIT liegt.
- **Koloskopie:** sofern in der ÖGD keine Blutungsquelle nachgewiesen werden konnte; häufig sistieren jedoch gerade Blutungen im unteren GIT zeitweise spontan, sodass der Nachweis der Blutungsursache schwierig sein kann.
- Lässt der Zustand des Patienten ein weiteres diagnostisches Vorgehen zu, ist bei weiterhin unklarer Blutungslokalisation eine **Angiographie in DSA-Technik** (Mesenterikographie) anzustreben. Allerdings ist eine Blutungsaktivität von mindestens 0,5–1 ml/min erforderlich, um ein Extravasat bzw. ein Kontrastmitteldepot darstellen zu können.
- Sensitiver dagegen ist die sog. **Blood-pool-Szintigraphie,** die nur eine Blutungsaktivität von 0,05–0,1 ml/min benötigt, allerdings nicht überall und notfallmäßig verfügbar ist. Hierbei werden dem Patienten autologe, mit ^{99m}Tc markierte Erythrozyten injiziert. Diese kumulieren am Ort der Blutung, sodass ggf. durch Spätaufnahmen auch intermittierende Blutungen lokalisiert werden können.

4. Therapie
Bei **Schock** steht dessen Therapie im Vordergrund. Über großlumige Venenzugänge erfolgt die **Volumengabe** (kristalloide und kolloide Lösungen) und frühzeitig auch die Substitution von **Blutkonserven** (EK) und ggf. **fresh frozen plasma (FFP).**

Im Rahmen der anschließenden ÖGD kann die Blutungsquelle **endoskopisch** durch Setzen von Metallclips (➤ Abb. 28.2), durch Unterspritzen mit Suprarenin oder Fibrin sowie durch Koagulation z. B. mittels Argon-Beamer zum Stillstand gebracht werden. Bei der Koloskopie ist meist keine genaue Blutungslokalisation, sondern oftmals nur eine Eingrenzung auf einen Darmabschnitt möglich.

Gelingt es nicht, die Blutung endoskopisch zu beherrschen, wie bei Herrn F., oder kommt es zur Rezidivblutung, so ist in Abhängigkeit des Zustands des Patienten und der Anzahl der bereits benötigten Blutkonserven (4–6 EK) die Indikation zur **Notfall-OP** gegeben.

- **Blutung eines Ulcus duodeni:** bei Lokalisation des Ulkus an der Bulbushinterwand kommt es zur Arrosion der dort verlaufenden A. gastroduodenalis; es erfolgt die Umstechung und Übernähung des Ulkus über eine Duodenotomie und die extraluminale Unterbindung der Arterie am Oberrand des Duodenums.
- **Blutung eines Ulcus ventriculi:** Exzision und Übernähung.

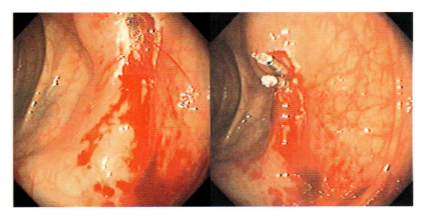

Abb. 28.2 Versorgung einer Forrest-IA-Blutung mit Metallclips. [T583]

Fall 28 Bluterbrechen

- **Divertikelblutung:** Je nach Lokalisation wird der entsprechende Darmabschnitt reseziert, z. B. Hemikolektomie rechts, Sigmaresektion oder Dünndarmsegmentresektion.
- **Tumorblutung:** Hier richtet sich das chirurgische Vorgehen nach Sitz und Dignität des Tumors.

Die früher bei nicht beherrschbaren Ösophagusvarizenblutungen angewandten Eingriffe, wie **Varizenumstechungen** oder die sog. **Sperroperation am Ösophagus** mit Durchtrennung des Mukosaschlauchs zur Unterbrechung des Blutflusses, finden heute aufgrund der hohen Letalität und geringen Erfolgsrate kaum noch Anwendung. Zur Blutungsprophylaxe und Senkung des Pfortaderdrucks werden heute durch **transjugulär intrahepatisch eingebrachte Stents** portosystemische Shunts unter radiologischer Kontrolle angelegt (sog. **TIPS**).

Abhängig von der Blutungsursache ist neben der endoskopischen oder chirurgischen Therapie ggf. die medikamentöse Behandlung z. B. des Ulkusleidens durch PPI-Gabe oder bei Nachweis einer Helicobacter-pylori-Infektion die Eradikationstherapie erforderlich.

MERKE
Auch wenn die akute Blutung eines Duodenalulkus an der Bulbushinterwand endoskopisch zum Stillstand gebracht werden konnte, ist aufgrund des hohen Risikos für Rezidivblutungen bei freiliegendem Gefäßstumpf oder sehr tiefem Ulkus die frühelektive Operation indiziert (≤ 24 h).

ZUSAMMENFASSUNG
- Die häufigsten gastrointestinalen Blutungen finden sich im oberen GIT.
- Die Einteilung der Blutungen erfolgt bei der Endoskopie nach der Forrest-Klassifikation.
- Zur Lokalisationsdiagnostik stehen Endoskopie, Angiographie und ggf. die Blood-pool-Szintigraphie zur Verfügung.
- Je nach Zustand des Patienten und Anzahl der bereits transfundierten EKs sowie bei endoskopisch nicht beherrschbarer Blutung ist die chirurgische Therapie indiziert.

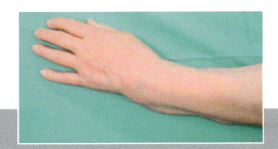

Fehlstellung im Handgelenk

Anamnese
Die 66-jährige Frau U. wurde beim Fahrradfahren von einem Auto abgedrängt, geriet in die Straßenbahnschienen und stürzte. Sie fing sich mit der linken Hand auf der Straße ab. Passanten, die den Unfall beobachtet hatten, machten sich über die ausgeprägte Fehlstellung ihres linken Handgelenks Sorgen. Da Frau U. unter Schock zu stehen schien, brachten sie die Dame gleich zu Ihnen in die Chirurgische Ambulanz.

Untersuchungsbefunde
In Ort, Person und Zeit orientierte, ängstliche 66-Jährige in normalem EZ. Vitalfunktionen gut.

Körperliche Untersuchung: Pupillen: seitengleich, rund, prompte Reaktion auf Licht, Trommelfell beidseits ohne Liquorrhö oder Blut. Schädelknochen unauffällig. Kein Kompressionsschmerz von Thorax oder Becken, Wirbelsäule und Nierenlager nicht klopfschmerzhaft. Lungen allseits gut belüftet. Abdomen weich. Linke Hand mit Schwellung und Druckschmerz v. a. am distalen Radius sowie an der distalen Ulna, Bewegungseinschränkung und Bajonett-Stellung (> Bild [T582]), periphere Durchblutung, Motorik und Sensibilität intakt, sonstige Extremitäten frei beweglich ohne Druckschmerz.

1. Nennen Sie bitte die allgemeine Unterteilung von Frakturen nach ihrer Ursache!

2. Welche Frakturformen des Unterarms kennen Sie?

3. Welche Diagnostik veranlassen Sie, um Ihre Verdachtsdiagnose zu stützen?

4. Welche Therapieoptionen gibt es bei Unterarmfrakturen des Erwachsenen?

5. Über welche Komplikationen müssen Sie die Patientin aufklären?

Fall 29 Fehlstellung im Handgelenk

1. Frakturunterteilung

Nach Ihrer **Ursache** können Frakturen allgemein in vier Gruppen unterteilt werden:
- **Traumatische Frakturen:** durch ein adäquates Trauma (einmalige direkte, indirekte oder kombinierte Gewalteinwirkung) entstandene Fraktur.
- **Pathologische Frakturen:** ohne adäquates Trauma entstandene Fraktur aufgrund von bestehenden Knochenerkrankungen (z. B. Knochentumoren, -metastasen, Osteoporose).
- **Ermüdungsfraktur:** infolge von Mikrotraumen durch immer wiederkehrende Überbeanspruchung entstandene Fraktur (z. B. Marschfrakturen am Mittelfuß).
- **Refrakturen:** Frakturen an bereits ausgeheilten Frakturen, v. a. an Kortikalisschwachstellen wie z. B. Schraubenlöchern.

2. Unterarmfrakturen

Frakturen am Unterarm können den **Radius** und/oder die **Ulna** betreffen. Meist handelt es sich um eine **distale Fraktur,** v. a. eine distale Radiusfraktur. Aber auch im **Schaftbereich** und **seltener proximal** können Frakturen am Unterarm vorkommen. Sind beide Unterarmknochen betroffen, spricht man von einer „**kompletten" Unterarmfraktur** (> Abb. 29.1).
- **Distale Radiusfraktur:** ist neben der Klavikulafraktur die **häufigste** Fraktur beim Erwachsenen. Sie macht etwa 25 % aller Frakturen aus. Man kann zwei Altersgipfel feststellen: sechs bis zehn Jahre und 60–70 Jahre. Man unterscheidet fünf Formen der distalen Radiusfraktur:
  - **Typ Colles:** „loco typico" mit einer Häufigkeit von 85 % aller Radiusfrakturen; **Extensionsfraktur,** da sie meist beim Abfangen eines Sturzes mit der nach dorsal flexierten (Extension) Hand entsteht. Klinisch finden sich eine **Bajonett-Stellung** bei Frakturdislokation nach dorsoradial und eine **Fourchette-(Gabel-)Stellung** bei Dislokation nach dorsal, Einteilung nach Frykmann in acht Stadien.
  - **Typ Smith:** Flexionsfraktur; Frakturdislokation nach volar (palmar); **instabile** Fraktur; Eintei-

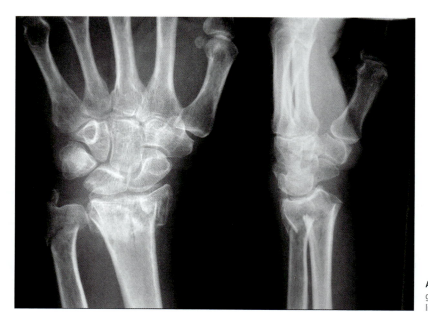

Abb. 29.1 Röntgen linkes Handgelenk in zwei Ebenen (a. p., seitlich). [T582]

lung der Flexionsfraktur (Smith) nach Thomas in drei Stadien.
- **Typ Barton:** dorsale Abscherung des Radius.
- **Typ Reverse-Barton:** Abscherfraktur der volaren (palmaren) Gelenkfläche.
- **Typ Hutchinson(-Chauffeur):** Abscherfraktur des Processus styloideus.

- **Galeazzi-Fraktur:** Es handelt sich um eine Fraktur des **distalen Radiusschafts** mit Schädigung der Membrana interossea sowie des distalen radioulnaren Bandapparats. Dadurch kommt es zum Auseinanderscheren des Radioulnargelenks mit **Luxation der distalen Ulna.** Die Galeazzi-Fraktur entsteht durch eine Gewalteinwirkung auf den supinierten Unterarm.

- **Monteggia-Fraktur:** Fraktur des **proximalen Ulnaschafts** mit Schädigung der Membrana interossea und des proximalen radioulnaren Bandapparats, wodurch es zur **Luxation des Radiusköpfchens** kommt. Unfallhergang ist eine Gewalteinwirkung auf den im Ellenbogen flexierten und pronierten Unterarm. Eine isolierte Subluxation des Radiusköpfchens ohne Fraktur kann bei Kindern fast ausschließlich unter vier Jahren als **Chassaignac-Lähmung (Pronatio dolorosa)** vorkommen, wenn sie z. B. die Eltern an der Hand oder dem Unterarm hochziehen.

- **Parierfraktur:** Werden Schläge, die auf den Oberkörper gerichtet sind, mit den Armen abgewehrt, so kann es zur Parierfraktur kommen. Normalerweise ist die Fraktur im Ulnaschaft zu finden. Dieser Frakturtyp kann ein Hinweis auf häusliche Gewalt sein (Battered-child-Syndrom).

- **Radiusköpfchenfraktur:** Bei Sturz auf die Hand bei gestrecktem Ellenbogengelenk kann es zu einer Stauchungsfraktur im Radiusköpfchen kommen. Je nach Stärke des Traumas finden sich eine Meißelfraktur, eine Mehrfragmentfraktur oder auch die komplette Absprengung des Radiusköpfchens.

MERKE
Die häufigste Unterarmfraktur ist die Extentionsfraktur am distalen Radius, auch Colles-Fraktur genannt („loco typico").

3. Diagnostik

Die **Anamnese** kann bereits einen Anhalt für den **Unfallmechanismus** und somit für die zu **erwartende Frakturform** geben. In diesem Fall hat die Patientin ihren Sturz mit der linken Hand abgefangen, was häufig zu einer Colles-Fraktur am distalen Radius führt, wozu auch die deutliche Fehlstellung im Handgelenk im Sinne einer Bajonette-Fehlstellung passt.

Bei der **körperlichen Untersuchung** ist es wichtig, die betroffene Extremität auf ihre **druckschmerzhaften** Stellen als Frakturhinweis zu untersuchen. Dabei müssen auch die **angrenzenden Gelenke** untersucht werden, um eine Luxation des Radiusköpfchens oder der Ulna nicht zu übersehen. Außerdem müssen gezielt die **periphere Durchblutung, Motorik und Sensibilität** (pDMS) untersucht und dokumentiert werden.

Als primäre **apparative Diagnostik** bei dem Verdacht auf eine Unterarmfraktur reicht i. d. R. die **konventionelle Röntgenaufnahme** je nach Untersuchungsbefund des **Handgelenks** (distale Radiusfraktur), des **Unterarms** („lange" Aufnahme) und bei Verdacht auf eine Monteggia-Fraktur zusätzlich des **Ellenbogens** jeweils in zwei Ebenen. Bei komplizierten und gelenkübergreifenden Frakturen kann auch eine CT oder MRT zur Therapieplanung notwendig werden, ist aber keineswegs die Regel.

Zur OP-Vorbereitung sollte noch eine **Blutuntersuchung** vor allem hinsichtlich der Gerinnungsparameter und des Blutbildes erfolgen.

4. Therapie

Die Therapieabwägung bei Erwachsenen v. a. bei Colles-Frakturen, die zu 90 % konservativ behandelt werden können, muss immer auch die **individuelle Lebenssituation** einbeziehen. Ein vereinfachtes Therapieschema der Unterarmfrakturen bei Erwachsenen zeigt ➤ Tab. 29.1.

Fall 29 Fehlstellung im Handgelenk

Tab. 29.1 Vereinfachtes Therapieschema der Unterarmfrakturen beim Erwachsenen

Distale Radiusfraktur	▪ **Colles:** grundsätzlich **konservativ** nach Reposition in Bruchspaltanästhesie möglich, erst 10 Tage dorsoradiale Unterarmschiene, dann 4–6 Wochen zirkulärer Unterarmgips; wenn instabil, nicht gut reponierbar, offene Fraktur oder lange Retentionszeit nicht möglich Kirschner-Draht-Osteosynthese (zwei oder drei Drähte), offen mittels Plattenosteosynthese oder primär Fixateur externe (höhergradig offene oder Trümmerfraktur). ▪ **Smith:** immer instabil, daher **operative** Frakturversorgung, meist Abstützplatten-Osteosynthese.
Galeazzi-Fraktur	**Operative Osteosynthese** zur Retention der Radiusschaftfraktur, zusätzlich Oberarmgips für 3–6 Wochen zur Ruhigstellung des distalen radioulnaren Bandapparats, ggf. temporäre Drahtfixierung des Radioulnargelenks bei persistierender Subluxation der Ulna.
Monteggia-Fraktur	**Operativ** meist durch Plattenosteosynthese, ggf. Gelenkkapselnaht am Radiusköpfchen.
Parierfraktur	Isolierte Ulnaschaftfraktur i. d. R. **konservativ**, erste Woche Oberarmgips, dann 6–9 Wochen Schienung mittels „Brace".
Radiusköpfchenfraktur	Abhängig von Dislokation und Zahl der Frakturfragmente **konservativ** im Oberarmgips oder **operative** Osteosynthese, bei Erwachsenen ggf. Radiuskopfresektion.

5. Komplikationen

Selten kann beim Sturz auf die Hand zusätzlich eine **Skaphoidfraktur,** eine **Läsion des TFCC** (triangula fibrocartilage complex) oder des **skapholunaren (SL-) Bands** bestehen. Im Bereich der Osteosynthese, aber auch durch Druck des Gipses kann es zu **Nervenschädigungen** oder Reizungen z. B. des N. medianus mit Ausbildung eines **Karpaltunnelsyndroms** kommen. Als Folge z. B. einer mangelhaften Ruhigstellung, einer Dislokation und ungenügender Blutversorgung des Frakturbereichs kann sich eine **Pseudarthrose,** bei Infektion oder zu breitem Frakturspalt eine **Defekt-Pseudarthrose** entwickeln.

Eine oft langwierige und schmerzhafte Komplikation bei Trauma, längerer Ruhigstellung oder Operationen im Bereich von Hand und Unterarm ist das **CPRS (Complex Regional Pain Syndrome,** sympathische Reflexdystrophie). Betroffen sind hauptsächlich Erwachsene mit einem **Altersgipfel von 40–60 Jahren.** Die Pathogenese konnte bisher nicht hinreichend erklärt werden, jedoch scheinen vor allem das weibliche Geschlecht, eine ängstliche Persönlichkeitsstruktur sowie kalte und schweißige Hände als **Prädispositionsfaktoren** eine Bedeutung zu haben.

ZUSAMMENFASSUNG

- Frakturen können anhand ihrer Ursachen eingeteilt werden in traumatische, pathologische, Ermüdungs- und Refrakturen.
- Die häufigste Fraktur ist die distale Radiusfraktur. Sie kann unterteilt werden in Colles-Fraktur (85 %), Smith-Fraktur (Flexionsfraktur), Barton-, Reverse-Barton- und Hutchinson-(Chauffeur-)Fraktur und hat zwei Altersgipfel: 6–10 Jahre und 60–70 Jahre.
- Eine begleitende Luxation darf bei den Unterarmfrakturen nicht übersehen werden (Galeazzi-, Monteggia-Fraktur). Die Parierfraktur kann auf häusliche Gewalt hindeuten.
- Eine Colles-Fraktur und eine isolierte Ulnaschaftfraktur kann meist konservativ versorgt werden. Ansonsten steht die operative Osteosynthese im Vordergrund.
- Komplikationen: Skaphoidfraktur, Läsion von TFCC oder SL-Band, Nervenschädigung, Karpaltunnelsyndrom, (Defekt-)Pseudarthrose, Sudeck-Dystrophie.

Rechtsbetonte Bauchschmerzen und Durchfälle

Anamnese
Am Wochenende stellt sich Frau B., 24 Jahre, in der Notaufnahme wegen seit einigen Tagen rechtsbetonten Unterbauchschmerzen und zunehmenden Durchfällen vor. Zeitweise bestehe eine leichte Übelkeit und zweimal habe sie erbrochen. Eine Schwangerschaft könne nicht mit letzter Sicherheit ausgeschlossen werden. Als Kind ist die Patientin wegen einer Appendizitis operiert worden. Bei einer bekannten Laktoseintoleranz neigt Frau B. zu Diarrhöen, weitere Erkrankungen sind nicht bekannt.

Untersuchungsbefunde
24-jährige, asthenische Patientin, Temperatur 37,8 °C rektal und 37,1 °C aurikulär.

Körperliche Untersuchung: Schleimhäute: trocken. Abdomen: flach, deutlicher Druckschmerz im rechten Unterbauch mit reflektorischem Gegenspannen, keine Peritonitiszeichen, Darmgeräusche leicht reduziert. Rektale Untersuchung: unauffällig.
Abdomensonographie: deutliche Darmwandverdickung im rechten Unterbauch und etwas freie Flüssigkeit zwischen den Darmschlingen und im Douglas-Raum.

Laborbefunde
Leukozyten 16.400/µl, CRP 5,2 mg/dl. Übrige Laborwerte und Urinstatus einschließlich β-HCG im Normbereich.

1. Welche Verdachtsdiagnose haben Sie und was wissen Sie darüber? Welche Differenzialdiagnosen kommen infrage?

2. Welche diagnostischen Maßnahmen sind erforderlich?

3. Welchen Komplikationen des Krankheitsbildes können auftreten?

4. Erläutern Sie die konservativen Therapieoptionen.

5. Welche operativen Therapiemöglichkeiten kennen Sie?

Fall 30 Rechtsbetonte Bauchschmerzen und Durchfälle

1. Verdachtsdiagnose

Wäre Frau B. nicht bereits in der Kindheit appendektomiert worden, würde die Symptomatik zunächst für eine **akute Appendizitis** sprechen. Die beklagten Durchfälle könnten einerseits durch eine **Gastroenteritis** oder bei Frau B. durch einen Diätfehler bei bekannter **Laktoseintoleranz** bedingt sein, andererseits ist unter Berücksichtigung des Sonographiebefundes mit nachweisbarer Darmwandverdickung im rechten Unterbauch, den erhöhten Entzündungswerten sowie dem asthenischen Habitus der Patientin das Beschwerdebild dringend verdächtig auf eine Erstmanifestation eines **Morbus Crohn** (Ileitis terminalis oder Enteritis regionalis). Dieser gehört wie die **Colitis ulcerosa,** die sich mehr durch blutige Durchfälle kennzeichnet, zu den **chronisch entzündlichen Darmerkrankungen** (CED; > Tab. 30.1).

Der Morbus Crohn kann in **allen Altersstufen** auftreten, bevorzugt jedoch zwischen 20. und 30 Lebensjahr. Frauen sind häufiger betroffen als Männer. Es handelt sich um eine chronische granulomatöse Entzündung, die segmental im gesamten GIT auftreten kann. Bevorzugt werden das terminale Ileum und das Kolon befallen.

Zu unterscheiden ist eine akute von einer chronischen Form:

- Die **akute Form** des Morbus Crohn kann im klinischen Bild sehr einer akuten Appendizitis ähneln, sodass bei einem Teil der Patienten die Diagnose im Rahmen einer Appendektomie gestellt wird.
- Bei der **chronischen Form** fallen die Patienten oft erst durch Fistelbildungen perianal oder intraabdominell auf.

Die genaue **Ursache** des Morbus Crohn ist bis heute nicht bekannt, es besteht allerdings eine familiäre Häufung und Assoziation mit HLA-Antigenen, die eine **genetische** Ursache nahelegen. Auch ein **Autoimmungeschehen** wird diskutiert, da der Morbus Crohn in bis zu 50 % mit systemischen Erkrankungen, wie Arthralgien, dem Erythema nodosum und einer Uveitis, vergesellschaftet ist.

An der betroffenen Darmschleimhaut kommt es zu einer Hyperplasie der Lymphfollikel mit Ausbildung von Fissuren und Ulzerationen, wobei die Veränderungen transmural fortschreiten. Die Darmwand ist verdickt und ödematös verändert, es entstehen die histologisch nachweisbaren epitheloiden Granulome in der Darmwand und den zugehörigen mesenterialen Lymphknoten, die ebenfalls vergrößert sind (> Abb. 30.1).

> **MERKE**
> Betrifft der Morbus Crohn nur den Dickdarm, kann die Abgrenzung zur Colitis ulcerosa klinisch, histologisch und radiologisch schwierig sein.

Tab. 30.1 Abgrenzung von Morbus Crohn und Colitis ulcerosa

	Morbus Crohn	Colitis ulcerosa
Lokalisation und Ausbreitung	Segmentaler Befall, v.a. terminales Ileum, kann im gesamten GIT auftreten	Kontinuierliche Ausbreitung vom Rektum nach oralwärts, nicht im Dünndarm
Histologie	Transmurale Veränderungen, epitheloide Granulome	Auf Mukosa und Submukosa begrenzt
Symptome	Diarrhöen 4–6 ×/d, selten blutig, ähnelt Appendizitis	Schleimig-blutige Durchfälle bis 20 ×/d, Tenesmen
Endoskopiebefund	Fleckförmige Rötung, Ulzera, „Pflastersteinrelief"	Flächige, diffuse Rötung mit Kontaktblutungen, Pseudopolypen, oberflächliche Ulzera
Röntgenbefund	Segmentale Konturunregelmäßigkeiten, Fisteln, Strikturen	Wandstarre, Aufhebung der Haustrierung („Fahrradschlauch")
Komplikationen	Stenosen, Strikturen, Fistelbildungen, Abszesse	Toxisches Megakolon, Perforation, höhere Gefahr der malignen Entartung

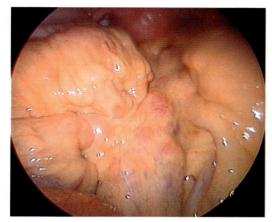

Abb. 30.1 Laparoskopiebefund bei Morbus Crohn mit verdickten mesenterialen Lymphknoten. [T581]

2. Diagnostik

Bei einer akuten Symptomatik ist im Rahmen der Notfalldiagnostik zunächst eine freie Perforation oder diffuse Peritonitis auszuschließen. Hierzu dienen:
- Abdomensonographie.
- Röntgenaufnahmen des Abdomens in Linksseitenlage zum Ausschluss freier Luft.
- Ggf. eine CT des Abdomens.
- Labordiagnostik: erhöhte Entzündungsparameter, wie Leukozytose und CRP-Erhöhung.

Im weiteren Verlauf sollte zur Abklärung durchgeführt werden:

- **Koloskopie** einschließlich Beurteilung des terminalen Ileums, wo sich beim Morbus Crohn Schleimhautveränderungen, wie Ulzera oder Fissuren, das typische **Pflastersteinrelief** sowie Stenosen und Fisteln finden (➤ Abb. 30.2a). Insbesondere für die Diagnosestellung ist die Entnahme von multiplen Probebiopsien aus mehreren Abschnitten des Kolons sowie aus dem terminalen Ileum entscheidend.
- **MRT:** hierbei können extraluminale Veränderungen wie Fisteln und Abszedierungen sowie Wandverdickungen und Stenosen nachgewiesen werden (➤ Abb. 30.2b).
- **Dünndarmkontrastdarstellung nach Sellink:** als bildgebendes Verfahren alternativ zur MRT mit Nachweis von Fisteln oder Stenosen.

3. Mögliche Komplikationen

Durch die entzündlichen Veränderungen beim Morbus Crohn an der Darmwand können auftreten:
- **Stenosen und Strikturen:** insbesondere am terminalen Ileum, oft auch in Verbindung mit einem entzündlichen Konglomerattumor unter Beteiligung mehrerer Darmschlingen; Stenose = langstreckige Verengung des Darms; Striktur = kurzstreckige Einengung.
- **Fistelbildung:** häufigste Komplikation des Morbus Crohn. Unterschieden werden:
  - **Interenterische Fisteln** zwischen benachbarten Darmsegmenten.

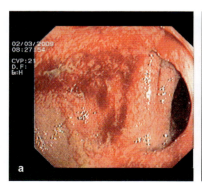
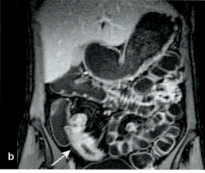

Abb. 30.2 a. Endoskopiebefund terminales Ileum. b. MRT mit deutlicher Wandverdickung am terminalen Ileum (Pfeil). [T583, T579]

Fall 30 Rechtsbetonte Bauchschmerzen und Durchfälle

- **Perianale Fisteln** mit einer hohen Rezidivrate. Diese können auch zunächst unter dem Bild von **perianalen Abszessen** auftreten.
- **Enterokutane Fisteln:** seltenere Fistelbildungen zur Haut.
- **Enterovesikale Fisteln:** seltenere Fistelbildungen zur Harnblase.
- **Enterovaginale Fisteln:** seltenere Fistelbildungen zur Vagina.
- **Abszedierungen:** intraabdominell oder retroperitoneal; bei gedeckten Perforationen oder blind endenden Fisteln.
- **Ileussymptomatik.**
- **Schwere therapierefraktäre Blutungen.**
- **Toxische Kolitis** mit zunehmend septischem Verlauf.

4. Konservative Therapie
Nach Ausschluss von Komplikationen, die eine notfallmäßige Intervention erforderlich machen, wird zunächst eine konservative Therapie eingeleitet, die sich nach der Entzündungsaktivität und dem Befallsmuster richtet. Diese umfasst im **akuten Stadium:**
- Ernährung mit ballaststoffarmer Flüssignahrung, ggf. kurzfristig parenterale Ernährung.
- **Glukokortikoide,** zunächst hochdosiert i. v., anschließend in ausschleichender Dosierung.
- **Antibiotikatherapie** mit Ciprofloxacin und Metronidazol bei Fistelbildungen.

Nach Abklingen der Akutsymptomatik werden in der Langzeittherapie zur **Remissionserhaltung** folgende Präparate angewandt:
- **Salicylate** wie Mesalazin oder Salazosulfapyridin.
- **Immunsuppressiva:** Azathioprin oder Methotrexat.
- **TNF-α-Blocker** (Infliximab) bei schweren Verläufen.

5. Chirurgische Therapie
Mögliche chirurgische Therapieverfahren sind:
- **Strikturoplastik:** Längsinzision der Darmwand über der Striktur und quer Vernähen der Enterotomie.
- **Sparsame Darmresektion** bei längerstreckigen Stenosen oder Konglomerattumoren mit interenterischen Fisteln sowie freien Perforationen, z. B. Ileozökalresektion (z. B. bei isoliertem Ileozökalbefall), die offen oder laparoskopisch erfolgen kann.
- **Fistelspaltungen und ggf. Fadendrainagen** bei perianalen Fisteln; bei komplizierteren Fisteln ggf. unter Vorschalten eines Schutzstomas.
- **Kolektomie:** Diese kann als ultima ratio bei schweren therapierefraktären Blutungen oder einer toxischen Kolitis mit septischem Verlauf indiziert sein. Je nach Befund und Zustand des Patienten wird in der Notfallsituation zunächst die Kolektomie durchgeführt und der Rektumstumpf blind verschlossen sowie das Ileum als endständiges Stoma ausgeleitet. Die Rekonstruktion erfolgt zu einem späteren Zeitpunkt. In günstigeren Fällen kann die ileorektale Anastomose primär erfolgen und zu deren Schutz wird ein Ileostoma vorgeschaltet.
- Die Anlage eines **protektiven Stomas** ist möglich.

> **MERKE**
> Grundsätze der chirurgischen Therapie beim Morbus Crohn sind eine zurückhaltende Indikationsstellung und ein sparsames Ausmaß der Resektionen.

ZUSAMMENFASSUNG
- Der Morbus Crohn gehört zu den chronisch entzündlichen Darmerkrankungen, tritt bevorzugt zwischen dem 20. und 30. Lebensjahr auf und ist oft schwer von der Colitis ulcerosa abzugrenzen.
- Leitsymptome sind bei der akuten Form Diarrhöen und Schmerzen im rechten Unterbauch, bei der chronischen Form stehen Beschwerden durch Stenosen und Fistelungen im Vordergrund.
- Vorrangig sollte eine konservative Therapie erfolgen, die sich nach dem Entzündungsausmaß und Befallsmuster richtet.
- Mit Ausnahme von Notfallindikationen wie Perforation, schwere Blutungen oder Ileus ist die Indikation zur Operation eher restriktiv zu stellen und das Resektionsausmaß eher sparsam zu halten.

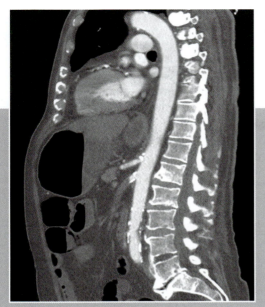

Akute Bauchschmerzen und Laktatanstieg

Anamnese
Der 85-jährige Herr W. wird morgens von seiner Schwiegertochter in die Universitätsklinik gebracht. Er ist sichtlich verärgert und scheint nicht bleiben zu wollen. Er habe nachts heftige Bauchschmerzen mit Erbrechen gehabt. Jetzt ginge es ihm allerdings viel besser, sodass er die Chirurgische Notaufnahme wieder verlassen möchte. Der Patient wurde vor fünf Jahren an einem Kolonkarzinom operiert und habe Diabetes mellitus sowie einen behandelten Hypertonus.

Untersuchungsbefunde
Körperliche Untersuchung: Herz: unregelmäßige Herzaktion, HF 88/min, Pulsdefizit von 10/min. Abdomen: weich, gebläht, diffus druckschmerzhaft, geringe Abwehrspannung, über 3 min keine DG auskultierbar („Totenstille"), keine Resistenzen zu palpieren, digitale rektale Untersuchung unauffällig. Sie überzeugen den Patienten zu bleiben und veranlassen eine Multidetector-Computertomographie-(MDCT-)Angiographie des Thorax und des Abdomens (> Bild [T579]).

Laborbefunde
Laktat 5,7 mmol/l; Leukozyten 23,7 G/l; CRP 10,7 mg/dl.

1. Welche Diagnose können Sie aufgrund der Klinik und des CT-Bildes stellen? Wie lauten die Differenzialdiagnosen?

2. Welche Pathogenese liegt der akuten und der chronischen Form des Krankheitsbildes zugrunde?

3. Nennen Sie bitte die klinischen Stadien dieses Krankheitsbildes!

4. Welche Zeichen finden sich bei diesem Krankheitsbild in der MDCT? Nennen Sie bitte Alternativen der Bildgebung!

5. Welche Therapiemöglichkeiten stehen zur Verfügung?

6. Wie lautet die Prognose für den Patienten?

Fall 31 Akute Bauchschmerzen und Laktatanstieg

1. Verdachtsdiagnose und Differenzialdiagnosen

Das CT-Bild zeigt die sagittale Rekonstruktion des Abdomens. Es stellt sich kontrastiert das Lumen der Aorta dar, sodass es sich um eine arterielle Kontrastmittel-Phase handelt. Man kann unter dem Abgang des Truncus coeliacus aus der Aorta den Abbruch des Kontrastmittel perfundierten Lumens der A. mesenterica superior (SMA) erkennen. An dieser Stelle befindet sich also ein Verschluss der SMA. Das dazugehörige Krankheitsbild nennt sich **Mesenterialischämie** aufgrund eines **Mesenterialarterienverschlusses**.

Zudem finden sich **dilatierte Darmschlingen** mit **Gas-Flüssigkeitsspiegel**. Dieses CT-Bild spricht als übergeordnete Diagnose für einen **Ileus** (Darmverschluss).

Als **Differenzialdiagnosen** bei auskultatorischer „Totenstille" und dem CT-Befund kommen grundsätzlich v. a. Diagnosen infrage, die einen paralytischen Ileus verursachen:

- Z. B. Entzündungen im Bereich des Abdomens, aber auch eine Pneumonie, Durchblutungsstörungen, Stoffwechselentgleisungen, Elektrolytverschiebungen, Herzinsuffizienz.
- Aufgrund der Voroperation wegen eines Kolonkarzinoms ist ein primär mechanischer Ileus wegen **Briden** denkbar.
- Die Anamnese hinsichtlich des Diabetes mellitus lässt auch einen paralytischen Ileus wegen einer **Stoffwechselentgleisung** zu.
- Die unregelmäßige Herzfrequenz und das Pulsdefizit in der klinischen Untersuchung sprechen für ein **Vorhofflimmern**. Dieses begünstigt die Thrombenbildung in den Vorhöfen. Das Abschwemmen eines Thrombus aus dem linken Vorhof kann unter anderem eine Viszeralarterie (bevorzugt die SMA) verschließen.

Aufgrund der klinischen Untersuchung muss an eine **Mesenterialischämie (MI)** als Ursache des paralytischen Ileus gedacht werden. Die eher unspezifischen Laborparameter **Laktatanstieg** sowie **Leukozytenanstieg** sind in Zusammenhang mit der entsprechenden Anamnese (> 70 Jahre, plötzliche Bauchschmerzen) ebenfalls klinisch hinweisend auf eine MI.

MERKE
Anamnestische Trias der Mesenterialischämie: älterer Patient mit akuten Bauchschmerzen und Laktatanstieg.

2. Pathogenese

Wichtigstes blutversorgendes Gefäß des Darms ist die **A. mesenterica superior (SMA)**. Entwickelt sich vor allem auf der Grundlage einer arteriosklerotischen Veränderung eine **Stenose** im Verlauf der SMA, so können beim langsamen Stenose-Prozess **Kollateralen** über die **Riolan-Anastomose** zur A. mesenterica inferior oder über die **pankreatikoduodenalen Arkaden** zum Truncus coeliacus ausgebildet werden. Daher sind langsam verlaufende Stenosen der SMA meist asymptomatisch. Kommt es zum **akuten Verschluss** vor allem der SMA (z. B. durch Embolie oder eine Plaque-Ruptur), folgt nach einer **Toleranzphase** der Darmmukosa von etwa **sechs Stunden** die Darmnekrotisierung im Rahmen der Mesenterialischämie. Die Hauptursachen der akuten Mesenterialischämie können der > Tab. 31.1 entnommen werden.

3. Stadien

Der akute Verschluss der SMA gehört zum übergeordneten Krankheitsbild der arteriellen Verschlusskrankheit (AVK) der Viszeralgefäße. Diese kann in **vier Stadien** eingeteilt werden:

- Stadium I: symptomlos.
- Stadium II: „Angina abdominalis" vor allem postprandiale ischämiebedingte Schmerzen.
- Stadium III: abdominelle Dauerschmerzen, Malabsorptionssyndrom, evtl. ischämische Kolitis.
- Stadium IV: akuter Mesenterialarterienverschluss. Der Mesenterialarterienverschluss verläuft in drei klinischen Phasen (> Tab. 31.2). Irreführend ist dabei vor allem das Intermediärstadium. Trotz fortschreitender Darmnekrose geben die Patienten in dieser Zeit ein Nachlassen der Schmerzsymptomatik an („fauler Frieden", durch Zugrundegehen der intramuralen Schmerzrezeptoren).

Tab. 31.1 Ursachen der akuten Mesenterialischämie

Mesenterial-arterienverschluss (≈ 70 %)	Alter > 70 Jahre	Etwa in 85 % A. mesenterica superior, akut durch Embolie z. B. bei Vorhofflimmern, (akute) arterielle Thrombose bei vorbestehender arteriosklerotischer Veränderung der Mesenterialarterien (Kollateralisierung möglich), Plaque-Ruptur
Mesenterial-venenthrombose (≈ 10 %)	Junger Patient	Symptome uncharakteristisch, 25 % asymptomatisch, häufig mit Fieber, Ursache: Gerinnungsstörung, Karzinom, Pankreatitis, Leberzirrhose
Nicht-okklusive Mesenterialischämie (≈ 20 %)	Intensivpatient	Darmischämie im Versorgungsbereich der Mesenterialarterien ohne deren Verschluss, (reversible) sympathikusvermittelte Vasokonstriktion, Ursache: Langzeit-Katecholamintherapie, kardiogener Schock, Herzinsuffizienz, Herzinfarkt, Sepsis, nach kardiochirurgischen und aortalen Eingriffen, Medikamente wie Digitalis, Diuretika, Ergotamin

> **MERKE**
> Bei Patienten, die sich im Intermediärstadium eines Mesenterialarterienverschlusses vorstellen, muss aufgrund der Anamnese (!) eine Mesenterialischämie in Betracht gezogen werden.

Tab. 31.2 Klinische Phasen des akuten Mesenterial-arterienverschlusses

Initialstadium (ca. 1–6 h)	Starke, kolikartige Bauchschmerzen, Brechreiz, Erbrechen, Diarrhö, Schwindel
Intermediärstadium (bis zu 12 h)	Nachlassen der Schmerzen („fauler Frieden"), erträglicher Dauerschmerz
Endstadium (nach ca. 12 h)	Zunahme der klinischen Symptome, paralytischer Ileus, Durchwanderungsperitonitis, Schock, häufig Tod

4. Bildgebung

- **Goldstandard** der Bildgebung bei Mesenterialischämie stellt die **biphasische Multidetektor-Spiral-CT-Angiographie** dar (➤ Abb. 31.1). Sie ist nicht invasiv, schnell und bereits auch in kleineren Krankenhäusern verfügbar. Biphasisch beschreibt eine CT mit **Kontrastmittel in der arteriellen und in der venösen Phase.** In der arteriellen Phase (etwa 80 Sekunden nach Kontrastmittelgabe) stellen sich die Aorta und die Arterien Kontrastmittel perfundiert dar, sodass ein Verschluss auf der arteriellen

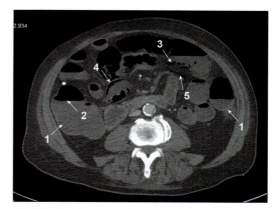

Abb. 31.1 CT-Abdomen mit KM bei Mesenterialischämie. (1) dilatierte Darmschlingen, (2) Gas-Flüssigkeit-Spiegel, (3) „freie Luft" (Gas) im Abdomen, (4) Pneumatosis intestinalis, (5) Gas in Mesenterialvenen. [T579]

Fall 31 Akute Bauchschmerzen und Laktatanstieg

Seite durch Abbruch des kontrastierten Lumens erkannt werden kann. Da als Ursache einer Mesenterialischämie auch eine Venenthrombose infrage kommen kann, ist die Spätphase, in der das Kontrastmittel durch den venösen Gefäßanteil fließt, ebenfalls diagnostisch wichtig. Die CT liefert:
  - **Direkte Zeichen der Mesenterialischämie:** Embolus, Thrombus, Stenose.
  - **Indirekte Zeichen der Mesenterialischämie:** dilatierte Darmschlingen, Gas-Flüssigkeit-Spiegel, Darmwandödem, „freie Luft" (Gas) im Abdomen, Pneumatosis intestinalis, Gas in Mesenterialvenen, Gas in peripheren Portalvenenästen.
- Alternativ kann die **Duplex-Sonographie** ebenfalls eine gute Diagnostik bieten. Sie hängt jedoch stark vom Erfahrungsgrad des Untersuchers sowie von der Compliance des Patienten ab und ist daher als Akutdiagnostikum zu vernachlässigen.
- Die **Angiographie** galt früher als Goldstandard. Sie bietet zwar die Möglichkeit zur Intervention bei Arterienverschluss, tritt aber unter anderem wegen der Invasivität und der längeren Dauer in den Hintergrund.
- Eine untergeordnete Rolle spielen die **MRT** bei zu hohem zeitlichem Aufwand und die **Röntgenaufnahme** des Abdomens im Stehen und in Linksseitenlage. Das Röntgen kann zwar auch den Hinweis auf einen Ileus und freie Luft im Abdomen geben, jedoch ohne die Ursache zu zeigen.

5. Therapie
Die Therapie einer Mesenterialischämie ist abhängig von der Ursache sowie der klinischen Phase, in der die Therapie erfolgt.
- **Frische Embolie oder Thrombose ohne Darmnekrose:** Heparinisierung, ggf. interventionelle Embol- bzw. Thrombektomie zur Aufhebung des Verschlusses. Trotz der guten Regenerationsleistung der Darmmukosa ist die Ischämietoleranz nach etwa sechs Stunden erschöpft.
- **Länger andauernde Ischämie:** führt unweigerlich zu Darmnekrosen, die chirurgisch reseziert werden müssen. Dazu erfolgt i. d. R. eine Laparotomie mit medianer Schnittführung und großzügiger **Resektion nekrotischer Darmanteile.** Neben der **Embol- bzw. Thrombektomie** müssen gegebenenfalls Gefäße rekonstruiert werden. Bei jungen Patienten kann bei ausgeprägten Resektionen mit anschließendem Kurzdarmsyndrom auch eine **Darmtransplantation** diskutiert werden. Begleitend sollte die Hypovolämie aufgrund des Flüssigkeitseinstroms in das Darmlumen mithilfe von **Infusionen** ausgeglichen sowie ein **Breitspektrumantibiotikum** gegen die Keimverschleppung aus dem Darm gegeben werden.
- Eine Sonderform ist die **nicht-okklusive Mesenterialischämie.** Die hierbei bestehende sympathikusvermittelte Vasokonstriktion kann eventuell im Bereich der Reversibilität durch ein z. B. mittels Angiographie eingebrachtes intraarterielles **Spasmolytikum** (Papaverin, Propiverin) behoben werden. Darmnekrosen müssen allerdings auch hier chirurgisch reseziert werden.

Diagnostik und Therapie der Ursache (hier Vorhofflimmern) müssen selbstverständlich ebenfalls erfolgen.

6. Prognose
Die Prognose hängt von der zugrunde liegenden Pathologie sowie vom Beginn der Therapie ab. Da die Darmmukosa eine Ischämie nur etwa sechs Stunden toleriert, sollte die Behandlung optimalerweise in dieser Zeitspanne erfolgen. Mit zunehmender Ischämiezeit kommt es zu fortschreitender Darmnekrose; die Gefahr der Perforation, Bakterien- und Toxinverschleppung sowie Beteiligung anderer Organe bis hin zum Multiorganversagen steigt.

Bei akuten **venösen Verschlüssen** wird eine **Letalität von 20–70 %** angenommen. Die **akuten Mesenterialarterienverschlüsse** hingegen sind mit **60–95 %** Letalität deutlich infauster bezüglich der Prognose.

> **MERKE**
> „Zeit ist Darm!"

ZUSAMMENFASSUNG
- Die Mesenterialischämie ist potenziell lebensbedrohlich! „Zeit ist Darm!"
- Ursachen sind der Mesenterialarterienverschluss (≈ 70 %), die Mesenterialvenenthrombose (≈ 10 %) und die nicht okklusive Mesenterialischämie (≈ 20 %).
- Diagnostischer Goldstandard ist die MDCT (biphasisch).
- Die Therapie besteht v. a. in der chirurgischen Resektion nekrotischer Darmanteile.
- Wichtige Trias für den Mesenterialarterienverschluss: älterer Patient mit akuten Bauchschmerzen und Laktatanstieg.

32

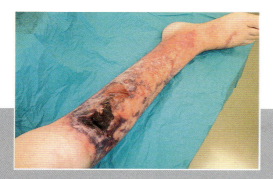

Verfärbung und Schwellung am Unterschenkel

Anamnese
In der chirurgischen Ambulanz stellt sich die 73-jährige Frau S. wegen einer zunehmenden Verfärbung am rechten Unterschenkel vor. Vor fünf Tagen habe sie sich bei Gartenarbeiten das rechte Schienbein an einem Blumenkübel angeschlagen. Aus einer kleinen Wunde habe sie etwas geblutet. Im Verlauf sei es zur Verfärbung der Wunde gekommen, davon ausgehend hätte sich diese auf den Unterschenkel ausgebreitet. Auch schmerze das rechte Bein jetzt doch deutlich und sie fühle sich insgesamt schlapp. An weiteren Erkrankungen sind bei Frau S. ein insulinpflichtiger Diabetes mellitus und eine COPD bekannt. Frau S. habe vor drei Jahren eine Auffrischung der Tetanusimpfung erhalten, nachdem ihr Hausarzt sehr darauf gedrängt habe.

Untersuchungsbefunde
73-jährige Patientin in reduziertem, exsikkiertem AZ und adipösem EZ. RR 140/90 mmHg, Puls 92/min, Temperatur 38,9 °C.
Körperliche Untersuchung: Schleimhäute: trocken und leicht blass. Herz und Lunge: unauffällig. Abdomen: unauffällig. Extremitäten: rechter Unterschenkel ödematös geschwollen und deutlich überwärmt. Auf Druck entleert sich aus der Läsion wenig trübes, übel riechendes Sekret (> Bild [T581]). Der gesamte Unterschenkel ist diffus druckschmerzhaft. Leisten-, Poplitea- und Fußpulse: beidseits palpabel. In der rechten Leiste können zwei knapp kirschgroße, druckschmerzhafte Knoten getastet werden.

Laborbefunde
Leukozyten 21.400/µl; CRP 20,1 mg/dl; Kreatinin 1,72 mg/dl; BZ 368 mg/dl; übrige Werte im Normbereich.

---

1. Welche Verdachtsdiagnose stellen Sie? Kennen Sie Risikofaktoren?

2. Nennen Sie mögliche Erscheinungsformen.

3. Welche therapeutischen Erstmaßnahmen sind zu ergreifen?

4. Welche chirurgischen und weiteren Maßnahmen sind angezeigt?

Fall 32 Verfärbung und Schwellung am Unterschenkel

1. Verdachtsdiagnose
Bei der Untersuchung finden sich lokal typische Zeichen einer **Entzündung,** wie Schwellung, Rötung und Überwärmung. Zusätzlich liegen mit tastbaren, schmerzhaften Lymphknoten im zugehörigen Lymphabstromgebiet eine **Lymphadenitis** und als systemische Reaktion eine Leukozytose, CRP-Erhöhung und Fieber vor. Es besteht eine ausgedehnte **Weichteilinfektion,** die sich auf den gesamten rechten Unterschenkel ausgebreitet hat. Als Eintrittspforte ist die Wunde am Schienbein, die sich die Patientin zugezogen hatte und an deren Stelle sich nun bereits eine Hautnekrose gebildet hat, anzunehmen. Die rötlich-livide Verfärbung und die bereits eingetretene Blasenbildung sind dabei dringend verdächtig, dass neben der flächigen Ausbreitung bereits auch tiefere Schichten betroffen sind, und somit wahrscheinlich bereits eine **nekrotisierende Fasziitis** vorliegt (> Abb. 32.1).

Begünstigt wird die Ausbreitung durch vorbestehende Erkrankungen oder Begleitumstände wie Diabetes mellitus, Adipositas, PAVK, Immunsuppression, Glukokortikoide und Mangelernährung (alte Patienten, bei Alkoholabusus oder Tumorleiden). Häufig besteht zudem gerade bei älteren Patienten kein ausreichender Tetanusimpfschutz.

> **MERKE**
> - Bei einer Weichteilinfektion sind stets die zugehörigen Lymphabflussgebiete auf eine bereits eingetretene Lymphadenitis (schmerzhafte Lymphknotenschwellung) oder Lymphangitis (Entzündung der Lymphgefäße) zu überprüfen.
> - Bei allen Weichteilinfektionen ist zu überprüfen, ob ein ausreichender Tetanusimpfschutz vorliegt. Im Zweifelsfall ist eine Immunisierung durchzuführen.

2. Verlaufsformen
Haut- und Weichteilinfektionen entstehen, wenn die Schutzbarriere der intakten Hautoberfläche verletzt ist oder Keime direkt z. B. durch Stich- oder Bisswunden in die tieferen Haut- und Unterhautschichten eingebracht werden. Grundsätzlich sind **oberflächliche** von **tiefen, nekrotisierenden Infektionen** zu unterscheiden. Je ausgedehnter und tief greifender die Infektion ist, desto schwerwiegender der Verlauf. Im Extremfall kommt es zu Sepsis und Multiorganversagen.

Zu den **oberflächlichen Infektionen** zählen:
- **Follikulitis/Furunkel:** Infektion mit Staphylokokken, die eine lokalisierte, einschmelzende Entzündung hervorrufen.
- **Erysipel:** scharf begrenzte flächenhafte Rötung bei oberflächlicher Infektion mit Streptokokken. Eintrittspforten sind häufig Mykosen, Ulzerationen oder Ekzeme.
- **Abszess:** tiefer greifende, abgegrenzte Infektion mit zentraler Einschmelzung, oft Mischinfektionen.
- **Phlegmone:** flächenhafte, unscharf begrenzte Rötung bei Infektion des Koriums und der Subkutis; meist Streptokokkeninfektion, aber auch Mischinfektionen.

Tiefe nekrotisierende Weichteilinfektionen mit Beteiligung von tieferen Schichten wie Faszien oder Muskulatur sind:
- **Nekrotisierende Fasziitis:** in 90 % Mischinfektionen, seltener Monoinfektion mit β-hämolysierenden Streptokokken; oft nach Bagatelltraumen oder Menschenbissen; rötlich-livide bis bräunlich-schwarze Verfärbung der Haut mit Blasenbildung und systemischen Infektzeichen wie Fieber, Leukozytose und CRP-Erhöhung.

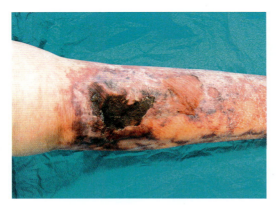

Abb. 32.1 Hautnekrose und Blasenbildung bei Fasziitis rechter Unterschenkel. [T581]

- **Gasbrand:** Muskelnekrosen (Myonekrose) nach Infektion mit *Clostridium perfringens,* streng anaerober Erreger; Muskelfiederung im konventionellen Röntgen sichtbar.
- **Fournier-Gangrän:** oft weitergeleitete Infektion perianal oder im Genitalbereich, die sich über die Genitalregion in die tieferen Faszienstrukturen des kleinen Beckens ausbreitet. Meist Mischinfektionen. Sonderform der nekrotisierenden Fasziitis.

3. Erstmaßnahmen

Liegen Zeichen der Exsikkose bzw. eines Volumenmangels durch Fieber vor, ist als Erstmaßnahme die **Flüssigkeitszufuhr** von kristalloiden Lösungen über einen venösen Zugang angezeigt. Bei offenen Wunden ist ein **Abstrich** zur mikrobiologischen Untersuchung zu entnehmen, bei hohem Fieber auch **Blutkulturen.** Bestehen bereits Zeichen einer beginnenden Sepsis mit Kreislaufinstabilität und evtl. respiratorischer Insuffizienz, so ist der Patient zunächst durch **intensivmedizinische Maßnahmen** unter ZVK-Anlage, ggf. Intubation, Beatmung und Anlage eines Blasenkatheters zur Flüssigkeitsbilanzierung zu stabilisieren.

Je nach zu erwartendem Erregerspektrum ist eine **Breitspektrumantibiotikatherapie** einzuleiten. Da es sich bei einer nekrotisierenden Fasziitis meist um eine Mischinfektion handelt, wird normalerweise eine intravenöse Kombinationstherapie (z. B. Penicillin G oder Ampicillin/Sulbactam oder ein Carbapenem wie Meropenem jeweils plus Clindamycin) gestartet. In anderen Fällen einer Weichteilinfektion, z. B. Begleitphlegmonen, sind Kombinationen von Cephalosporinen der 3. Generation (z. B. Ceftriaxon, Ceftazidim) mit Metronidazol und ggf. Clindamycin sinnvoll.

Nach Erhalt des Erregernachweises und des Antibiogramms kann die Kombinations-Antibiotikatherapie ggf. modifiziert werden (= Deeskalation).

Wäre der Impfstatus bezüglich Tetanus nicht bekannt gewesen, hätte eine Tetanusprophylaxe eingeleitet werden müssen (siehe ➤ Fall 37).

4. Chirurgische Therapie

Während bei lokal begrenzten oberflächlichen Abszedierungen die Eröffnung und Entlastung durch Inzision in der Regel ausreichend ist, ist bei schweren, tief greifenden und nekrotisierenden Weichteilinfektionen ein **ausgedehntes Débridement mit Entfernung sämtlichen nekrotischen Gewebes und breiter Eröffnung,** meist in mehrfachen, täglichen Wundrevisionen erforderlich. Dies kann bei ansonsten nicht beherrschbarem Verlauf die Amputation der betroffenen Extremität erfordern.

Bestehen nach Ausheilen der Infektion Weichteildefekte sind weitere chirurgische Maßnahmen wie Vakuumversiegelung zur Wundkonditionierung und plastische Deckungen durch Lappenplastiken oder Hauttransplantationen z. B. mittels Spalthaut notwendig.

> **MERKE**
>
> Je rascher und foudroyanter der Verlauf, desto aggressiver und ausgedehnter die Nekrosektomie.

ZUSAMMENFASSUNG

- Oft entstehen Weichteilinfektionen durch Bagatelltraumen.
- Unterschieden werden oberflächliche von tiefen nekrotisierenden Infektionen.
- Begünstigend wirken Begleiterkrankungen, wie Diabetes mellitus, PAVK, Immunsuppression, Mangelernährung, Glukokortikoidtherapie und Adipositas.
- Primär ist bei ausgedehnten Infektionen eine Breitspektrumantibiotikatherapie durch Kombination von mehreren Antibiotika notwendig.
- Je schwerwiegender der Verlauf, desto aggressiver sollte die chirurgische Therapie sein.

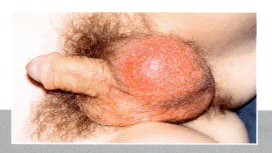

33

Akutes Skrotum

Anamnese
Der 16-jährige Gymnasiast Johannes wird am Morgen gegen 7 Uhr von seinem Vater zu Ihnen in die Kinderchirurgische Ambulanz gebracht. Er sei eine halbe Stunde zuvor mit starken Schmerzen im linken Hoden aufgewacht. Die Miktion sei beschwerdefrei möglich gewesen. Eine Erkrankung in den letzten Wochen verneint der Jugendliche.

Untersuchungsbefunde
Sie untersuchen den Patienten im Stehen und im Liegen. Im Vergleich zur rechten Seite zeigt sich der linke Hoden gerötet, geschwollen sowie druckschmerzhaft (> Bild [M943]). Soweit Johannes die Untersuchung schmerzbedingt zulässt, können Sie das Brunnel-Zeichen als positiv, das Prehn-Zeichen hingegen als negativ deuten. Der Kremasterreflex ist linksseitig aufgehoben. Dem 16-Jährigen wird übel und er muss erbrechen.

1. Erklären Sie bitte das Brunnel- und das Prehn-Zeichen! Welche Bedeutung haben beide?

2. Wie lauten Ihre Verdachtsdiagnose und deren Differenzialdiagnosen? Beschreiben Sie sie bitte kurz!

3. Wie gehen Sie diagnostisch vor, um Ihre Verdachtsdiagnose zu untermauern?

4. Welche Therapie ist hinsichtlich Ihrer Verdachtsdiagnose notwendig?

5. Bitte antworten Sie dem jungen Mann auf die Frage, ob er noch Kinder zeugen könne!

Fall 33 Akutes Skrotum

1. Untersuchungsbefunde
- **Brunnel-Zeichen:** Es ist **positiv,** wenn sich der betroffene **Hoden hoch im Skrotum** und oft zudem **querliegend** tasten lässt. Dieses spricht für das Vorliegen einer Hodentorsion, da sich durch die Torquierung (Verdrehung) der Samenstrang etwas verkürzt und somit der Hoden hochgezogen wird. Besonders aussagekräftig ist das Brunnel-Zeichen auf der linken Seite, da i.d.R. der linke Hoden von Natur aus tiefer sitzt als der rechte. Bei einer Epididymitis liegt der Hoden normalerweise orthotop (Brunnel-Zeichen **negativ**).
- **Prehn-Zeichen:**
  - Hebt man das akute Skrotum an, so wird bei einer Entzündung wie der Epididymitis auf den entzündeten Bereich weniger Zug ausgeübt. Daher wird der **Schmerz beim Heben des Skrotums** bei der Epididymitis als weniger empfunden: Das Prehn-Zeichen ist **positiv**.
  - An dem Ischämieschmerz des Hodens bei einer Torsion ändert das Anheben nichts oder schnürt den Samenstrang sogar noch zusätzlich zusammen, wodurch der Schmerz gleich bleibt oder sogar in der Intensität zunimmt: Das Prehn-Zeichen ist **negativ**.

Das Brunnel- und das Prehn-Zeichen liefern – vorausgesetzt sie sind schmerzbedingt durchführbar – wertvolle Hinweise zur Differenzierung zwischen einer Hodentorsion und ihrer häufigsten **Differenzialdiagnose**, der **Epididymitis** (> Tab. 33.1).

Tab. 33.1 Orientierende Untersuchungsbefunde zur Differenzialdiagnose bei akutem Skrotum

Befunde	Hodentorsion	Epididymitis
Brunnel-Zeichen	Positiv	Negativ
Prehn-Zeichen	Negativ	Positiv
Kremasterreflex	Aufgehoben	Normal
Beginn	Akut	Schleichend, subakut
Miktion	Normal	Ggf. begleitend Harnwegsinfekt

2. Verdachtsdiagnose/Differenzialdiagnosen
Der 16-Jährige kommt mit einem **akuten Skrotum** zu Ihnen. Dieser Überbegriff kennzeichnet das Krankheitsbild einer oder beider Skrotalhälften mit den akuten Symptomen Schmerz, Schwellung und Rötung. Die Untersuchungsbefunde (akuter Beginn, Brunnel-Zeichen positiv, Prehn-Zeichen negativ, Kremasterreflex aufgehoben) sprechen als Verdachtsdiagnose für eine **Hodentorsion** (> Tab. 33.1).

Die Hodentorsion ist in **ca. 20 %** Ursache eines akuten Skrotums. Man unterscheidet:
- **Intravaginale Torsion:** betrifft innerhalb der Tunica vaginalis nur den Hoden.
- **Extravaginale Torsion:** bei der sich der gesamte Funiculus spermaticus verdreht.
- **Selten mesorchiale Torsion:** Torsionsform zwischen Hoden und Nebenhoden bei langem Mesorchium oder entwicklungsbedingter Dissoziation von Hoden und Nebenhoden.

Die Torsion führt je nach Rotationswinkel zur Drosselung oder Unterbindung der zuführenden und abführenden Hodengefäße und somit zu einer akuten Gefahr, den betroffenen Hoden zu verlieren.

Als unmittelbarer **Auslöser** kann bei Säuglingen das **Krabbeln,** bei Jugendlichen **Sport,** wie Radfahren oder Fußballspielen, aber auch das **Drehen im Bett** zu finden sein. Die Hodentorsion kann sogar **intrauterin** auftreten, sodass bei der Geburt der Hoden bereits nekrotisch ist. Ein Fehlen des Gubernaculum testis Hunteri (auch Gubernaculum Steuerruder), dem Leitband des Hodens, scheint die Hodentorsion zu begünstigen. Es gibt zwei **Altersgipfel:** das 1. Lebensjahr und die Pubertät (65 % zwischen 12 und 18 Jahren).

Die wichtigsten **Differenzialdiagnosen** der Hodentorsion sind die Epididymitis und die Hydatidentorsion.
- **Epididymitis:** Entzündung der Nebenhoden, die ggf. mit einer Harnwegsinfektion oder einer Prostatitis einhergeht, vermutlich auch von dieser ausgegangen ist. Oft besteht zudem Fieber.
- **Hydatiden:** kleine tropfenförmige Anhängsel der Hoden, der Nebenhoden oder des Samenstrangs: embryologische Reste des Müller-Gangs, des Wolff-Körpers bzw. des Giraldes-Organs. Bei ihrer Torsion

treten ebenfalls akut Schmerzen im Skrotum auf, die der Hodentorsion ähneln können.
- Weitere: virale Orchitis (v.a. nach Mumps), Hydrozele, Hämatozele, inkarzerierte Leistenhernie, Spermatozele (Retentionszyste von Nebenhoden oder Samenstrang ausgehend), idiopathisches akutes Skrotalödem, Insektenstich, Hodentumor.

MERKE
Das akute Skrotum ist ein (kinder-)chirurgisch-urologischer Notfall. Eine Hodentorsion darf nicht fehldiagnostiziert werden. Kann eine Hodentorsion nicht eindeutig ausgeschlossen werden, muss eine explorative Hodenfreilegung erfolgen. Um diese auf das Nötigste zu beschränken, ist eine gute klinische Untersuchung wichtig.

3. Weiterführende Diagnostik
An erster Stelle der apparativen Diagnostik bei akutem Skrotum steht die **Doppler-Sonographie** (➤ Abb. 33.1). In erfahrener Hand kann über die Perfusion, also über die Durchblutungssituation im Hoden, mit hoher Sensitivität und Spezifität eine Aussage getroffen werden. Bei einer Hodentorsion **fehlt intraparenchymal das Dopplersignal** als Ausdruck fehlender oder stark geminderter Perfusion. Auch können die Hodengefäße fokussiert in Bezug auf ihren Blutfluss Doppler-sonographiert werden. Bei einer Entzündung, wie sie bei einer **Epididymitis** besteht, lässt sich in der Doppler-Sonographie ein eher **hyperperfundiertes**, also **signalreiches Hodenparenchym** finden.

Obwohl im Resultat gleichwertig, wird die **Hodenszintigraphie** wegen der schlechteren Verfügbarkeit, aber auch wegen des größeren Aufwandes und somit der Zeitverzögerung i.d.R. bei akutem Skrotum **nicht mehr eingesetzt**.

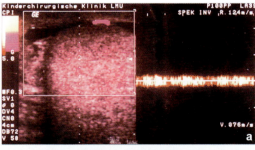

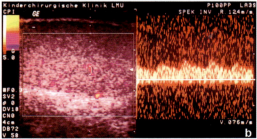

Abb. 33.1 Doppler-Sonographie des Hodens. a. Torsion. b. Normalbefund. [M943]

MERKE
Die Doppler-Sonographie ist die wichtigste apparative Diagnostik beim akuten Skrotum.

4. Therapie
Die **Ischämietoleranz** des Hodenparenchyms ist begrenzt. Erfolgt bei einer Torsion nicht innerhalb von etwa **sechs Stunden** die Detorquierung, so kommt es zu einer irreversiblen Nekrose mit Organverlust.
Die **manuelle Detorsion** bei gesicherter Hodentorsion bleibt außerklinischen Notfällen oder absehbarem Zeitverzug für eine operative Versorgung vorbehalten.
- **Hodentorsion:** Die manuelle Detorsion ist bei außerklinische Notfällen oder absehbarem Zeitverzug für eine operative Versorgung bei gesicherter Hodentorsion für erfahrene (!) Untersucher möglich. Die leitliniengerechteTherapieoption ist die **notfallmäßige operative Detorquierung** innerhalb von 4–6 Stunden. Intraoperativ muss anhand der Hodenregeneration erwogen werden, ob der Hoden erhalten werden kann oder eine Ablatio (Entfernung) erfolgen muss. Bei zu stark geschädigtem Hoden besteht die Gefahr der Abszessbildung und Schädigung des anderen Hodens durch Autoantikörper **(Orchidopathie)**. Kann der Hoden erhalten bleiben,

Fall 33 Akutes Skrotum

so fixiert man ihn zur Prophylaxe am Skrotum (**Orchidopexie**). Auch manuell behandelte Hoden (innerhalb von 12–24 Stunden) und der **Hoden der Gegenseite** (entweder in derselben Operation oder bei einer Begleitentzündung spätestens innerhalb eines Monats) müssen prophylaktisch pexiert, also fixiert werden.

- **Epididymitis**: normalerweise **konservative Therapie** mit Umschlägen, Hodenhochlagerung und ggf. antibiotischer und antiphlogistischer Behandlung. Besteht trotz i.v. Antibiotikagabe die **Gefahr der Abszedierung**, so kann auch bei einer Epididymitis eine **operative Hodenfreilegung mit Spülung** angeraten sein.
- **Hydatidentorsion**: in Abhängigkeit von der Klinik **konservative Therapie** mit lokaler Kühlung, Analgesie, Bettruhe und Abwarten bis zum spontanen Absterben der Hydatide. Wird die torquierte Hydatide **operativ abgetragen**, erfolgt normalerweise eine umgehende Schmerzbesserung.

> **MERKE**
> Die obligate Therapie der Hodentorsion ist die notfallmäßige operative Detorquierung mit anschließender Orchidopexie.

5. Prognose

Die Prognose ist entscheidend vom **Zeitfaktor** abhängig. Bereits nach ca. zwei Stunden bestehender Hodentorsion lassen sich auf histologischer Ebene Hodenveränderungen feststellen. Je länger eine Ischämie besteht, desto gravierender wird die Hodenschädigung, die sich zuerst auf die Spermiogenese, später dann auf die Hormonproduktion auswirkt. Mit einem **Organverlust** ist nach einer Zeitspanne von etwa sechs Stunden zu rechnen. Ist die Entfernung (Ablatio) eines Hodens nach Hodentorsion notwendig, ist die Zeugungsfähigkeit i.d.R. noch gegeben, sofern der Hoden der Gegenseite nicht geschädigt ist.

Rezidivierende Entzündungen von Hoden und Nebenhoden bergen bei nur unzureichender oder gar keiner Behandlung die Gefahr von Hodenschäden und **Fertilitätsverlust**.

> **ZUSAMMENFASSUNG**
> - Klinik des akuten Skrotums: akut einsetzender Schmerz, Schwellung und Rötung.
> - Das akute Skrotum ist ein (kinder-)chirurgisch-urologischer Notfall. Die Hodentorsion darf nicht übersehen oder verzögert behandelt werden.
> - Hodentorsion: akut mit Verdrehung des Samenstrangs und Drosselung oder Unterbindung der Hodengefäße ausgelöst durch Krabbeln, Sport oder Drehen im Bett mit den zwei Altersgipfeln 1. Lebensjahr und Pubertät.
> - Diagnostik: akuter Beginn, druckschmerzhafter Hoden, Brunnel-Zeichen positiv, Prehn-Zeichen negativ, Kremasterreflex aufgehoben und Doppler-Sonographie zur Beurteilung des Blutflusses in Hoden und Testikulargefäßen.
> - Therapie: notfallmäßige operative Detorquierung mit anschließender Orchidopexie, denn nach sechs Stunden Ischämie droht der Verlust des torquierten Hodens.
> - Wichtigste DD: Epididymitis und Hydatidentorsion.

Brennen und Druckgefühl retrosternal

Anamnese
In der chirurgischen Sprechstunde stellt sich auf Veranlassung seines Hausarztes der 48-jährige Herr Z. vor. Er berichtet über seit mehr als fünf Jahren bestehendes Sodbrennen und saures Aufstoßen, in letzter Zeit würde zusätzlich ein Druckgefühl hinter dem Brustbein auftreten. Nachts könne er nur mit erhöhtem Oberkörper schlafen. Seit Jahren nehme er „Magentabletten", sobald er diese jedoch pausieren würde, nähmen die Beschwerden wieder zu. An Nebendiagnosen sind eine chronische Bronchitis sowie erhöhte Blutfette bekannt.

Untersuchungsbefunde
48-jähriger Patient in gutem AZ und adipösem EZ (103 kg; 1,82 m). RR 145/90 mmHg, Puls 88/min.
Körperliche Untersuchung: Thorax: leichter Fassthorax, bei der Auskultation verschärftes Atemgeräusch über beiden Lungen, keine pathologischen Herztöne. Abdomen: Bauchdecken weich, bei tiefer Palpation im Epigastrium leichter Druckschmerz. Regelrechte Darmgeräusche. Der übrige körperliche Untersuchungsbefund bleibt ohne Auffälligkeiten.

1. Welches Krankheitsbild liegt aufgrund der klinischen Symptome wahrscheinlich vor?

2. Welche pathogenetischen Ursachen für das Krankheitsbild kennen Sie?

3. Welche Untersuchungen sind zur weiteren Abklärung notwendig?

4. Welche Therapieoptionen kennen Sie?

5. Welche Komplikationen können bei der chirurgischen Therapie auftreten?

6. Welche Empfehlungen zur Nachbehandlung geben Sie dem Hausarzt von Herrn Z.?

Fall 34 Brennen und Druckgefühl retrosternal

1. Krankheitsbild

Herr Z. klagt über **Sodbrennen,** saures **Aufstoßen** und ein **retrosternales Druckgefühl** und gibt eine Besserung der Beschwerden durch die Einnahme einer „Magentablette", vermutlich eines Protonenpumpenhemmers (PPI) oder eines H_2-Rezeptorblockers, an. Dies sind typische Symptome einer **gastroösophagealen Refluxkrankheit (GERD)**. Auch die Besserung der Beschwerden durch Hochlagern des Oberkörpers bietet einen weiteren Hinweis. Weitere Symptome einer Refluxkrankheit sind **Regurgitationen** und **respiratorische Beschwerden** wie eine Laryngitis oder chronische asthmoide Bronchitis, die vermutlich ebenfalls bei Herrn Z. vorliegt.

Differenzialdiagnostisch ist bei thorakalem Druckgefühl zu denken an:
- Kardiale Ursachen (z. B. KHK, Aortenklappenstenose).
- Funktionsstörungen des Ösophagus, wie die Achalasie.
- Tumoren in Ösophagus und Magen.
- Ein Ulkusleiden.
- Eine möglicherweise auch tumorbedingte Magenausgangsstenose.

2. Pathogenese

Die Ursache des pathologischen Refluxes am gastroösophagealen Übergang ist eine Störung der Schließfunktion des unteren Ösophagussphinkters (UÖS). Dies wird begünstigt durch:
- **Axiale Hiatushernien** (in etwa 50 % der Fälle): bei Erweiterung der Zwerchfelllücke für den Durchtritt der Speiseröhre (Hiatus oesophagei) verlagern sich Anteile des Magens nach thorakal. Unterschieden werden **axiale Gleitbrüche** und **paraösophageale Hiatushernien** (meist ohne Einfluss auf die Sphinkterfunktion) sowie Mischformen; die Extremform mit kompletter Verlagerung des Magens nach thorakal wird als **„upside down stomach"** bezeichnet (➤ Abb. 34.1).
- Vermehrte sog. **„transiente Relaxationen"** des UÖS.
- **Erniedrigter Ruhedruck** des UÖS.

Zusätzlich begünstigend wirken:
- Viele Medikamente (daher unbedingt Medikamentenanamnese erheben!):
  - solche, die zu einer Relaxation des unteren Ösophagussphinkters führen oder die ösophageale Clearance stören wie z. B. Kalziumantagonisten, Nitropräparate, β-adrenerge Agonisten, Theophylline und Aminophylline, Anticholinergika, Benzodiazepine, pfefferminzhaltige und postmenopausale Östrogenpräparate
  - solche, die toxisch auf den Ösophagus wirken wie z. B. lokal ASS, NSAR, Bisphosphonate, Doxycylin, Eisensulfat, Ascorbinsäure oder systemische Zytostatika.
- Magenentleerungsstörungen.
- Vermehrter galliger Reflux.
- Erhöhte Säureproduktion bei Alkohol- und Nikotingenuss.

Die zurückfließende Magensäure greift aufgrund einer verlängerten Kontaktzeit die Ösophagusschleimhaut an und verursacht lokal eine entzündliche Reaktion, eine **Ösophagitis.** Bei länger bestehender Refluxösophagitis kommt es zur Zerstörung des Plattenepithels der Speiseröhre, das durch metaplastisches Zylinderepithel ersetzt wird, mit der Gefahr der malignen Entartung (**Endobrachyösophagus oder Barrett-Ösophagus**).

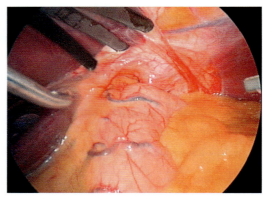

Abb. 34.1 Laparoskopiebefund bei Hiatushernie. [T581]

> **MERKE**
> Die intestinale Metaplasie des Barrett-Ösophagus ist eine potenzielle Präkanzerose und muss endoskopisch engmaschig kontrolliert werden.

Tab. 34.1 Endoskopisch erhobene Los-Angeles-Klassifikation der Refluxösophagitis

Grad A	Ein (oder mehrere) Schleimhautdefekt(e) < 5 mm, ausschließlich auf den Faltenkämmen
Grad B	Ein (oder mehrere) Schleimhautdefekt(e) > 5 mm, ausschließlich auf den Faltenkämmen
Grad C	Ein (oder mehrere) Schleimhautdefekt(e), die sich zwischen zwei und mehr Faltenkämmen erstrecken, aber nicht mehr als 75 % der Zirkumferenz umfassen
Grad D	Ein (oder mehrere) Schleimhautdefekt(e), die mehr als 75 % der Zirkumferenz umfassen

3. Diagnostik

An erster Stelle der diagnostischen Kette steht die **Endoskopie**. Neben der Beurteilung der Schleimhautverhältnisse am Ösophagus können andere Ursachen für die Symptomatik ausgeschlossen und Probebiopsien entnommen werden. Die Einteilung des endoskopisch erhobenen Befundes der Mukosaveränderungen bei der Refluxösophagitis soll primär nach der Los-Angeles-Klassifikation erfolgen (siehe aktuelle AWMF Leitlinie 2014, ➤ Tab. 34.1).

Liegen trotz typischer Refluxbeschwerden keine endoskopisch nachweisbaren Schleimhautveränderungen vor, so spricht man von der **nicht erosiven Refluxkrankheit (NERD)**. Insbesondere in diesen Fällen findet zur weiteren Abklärung die **24-Stunden-Langzeit-pH-Metrie,** möglichst in Verbindung mit einer **Manometrie (als MII, multikanale intraluminale Impedanzmessung),** Anwendung. Hierbei werden über eine Sonde mit mehreren Messpunkten durch Bestimmung des pH-Wertes im distalen Ösophagus auftretende Refluxepisoden registriert. Treten diese nicht nur postprandial auf und überschreiten einen Anteil von über 5 % der Gesamtuntersuchungsdauer, gilt dies als pathologisch. Durch die evtl. gleichzeitig erfolgende Manometrie können Funktionsstörungen des tubulären Ösophagus ausgeschlossen werden (z. B. Achalasie oder diffuser Ösophagusspasmus).

4. Therapieoptionen

Nichtmedikamentöse Maßnahmen: Gewichtsreduktion, Vermeiden von individuell unverträglichen Nahrungsmitteln und Getränken, Alkoholkarenz, Hochstellen des Kopfendes des Bettes und Verzicht auf Spätmahlzeiten

Medikamentöse Therapie: Erste therapeutische Maßnahme ist die mindestens vierwöchige Gabe eines **Protonenpumpenhemmers** (PPI), wie Omeprazol oder Pantoprazol, zur Anhebung des pH-Werts über eine Reduktion der Säureproduktion im Magen, sodass bestehende Refluxläsionen am distalen Ösophagus abheilen können (PPI zeigten sich in einer Metaanalyse wirksamer als H2-Rezeptorantagonisten, siehe Sigterman KE et al. Cochrane Database Syst Rev. 2013;5:CD002095. doi: 10.1002/14651858.CD002095.pub5).

Allerdings treten die Beschwerden nach Absetzen der Medikation in einem hohem Prozentsatz (50–80 %) erneut auf, da die für das Refluxgeschehen verantwortliche Insuffizienz des unteren Ösophagussphinkters nicht beeinflusst wird.

Kausale/operative Therapie: Daher ist ggf. die Wiederherstellung der Sphinkterfunktion mit **Antirefluxoperationen** angezeigt.

Bei den verschiedenen Verfahren hat sich heute in der chirurgischen Behandlung der Refluxösophagitis die **360°-Fundoplicatio nach Nissen Rossetti** durchgesetzt. Dabei wird nach Mobilisieren des Magenfundus dieser hinter dem Ösophagus durchgezogen, um den Ösophagus gelegt und zur Manschettenbildung an der Vorderwand vernäht (➤ Abb. 34.2). In der Regel kann der Eingriff heute **laparoskopisch** durchgeführt werden. Liegt, wie in vielen Fällen, gleichzeitig eine **Hiatushernie** vor (➤ Abb. 34.1), wird durch Naht der beiden Zwerchfellschenkel, ggf. unter zusätzlicher Verstärkung mit einem Netzimplantat, diese zusätzlich verschlossen **(Hiatoplastik).** Durch die Fundusmanschette wird durch eine Art Ventilbildung die gastro-

Fall 34 Brennen und Druckgefühl retrosternal

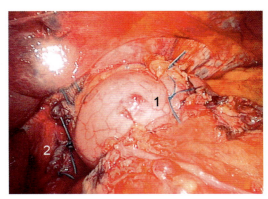

Abb. 34.2 Laparoskopische Fundoplicatio (1 fertige Fundusmanschette, 2 Hiatoplastik). [T581]

ösophageale Sphinkterfunktion wiederhergestellt. Bei etwa 90 % der Patienten kann so eine Beschwerdefreiheit bzw. deutliche Reduzierung der Refluxbeschwerden erreicht werden.

5. Komplikationen der chirurgischen Therapie
Eingriffsspezifische Komplikationen der Fundoplicatio können zu erneuten Beschwerden führen:
- Sog. **Teleskopphänomen** durch Hochrutschen von Magenanteilen über die Manschette.
- Magenentleerungsstörungen bei **Läsion des N. vagus**.
- Schluckbeschwerden (**Dysphagie**) bei zu enger Manschette.
- **Rezidiv** der Refluxbeschwerden bei zu tief angelegter Manschette oder bei Manschettenlösung.

ZUSAMMENFASSUNG
- Leitsymptome der Refluxkrankheit sind Sodbrennen, saures Aufstoßen und retrosternales Druckgefühl.
- Ursache ist eine Insuffizienz des unteren Ösophagussphinkters und dadurch möglicher Reflux der Magensäure in die Speiseröhre.
- Die bei einer Refluxkrankheit evtl. auftretende intestinale Metaplasie im distalen Ösophagus (= Endobrachy- oder Barrett-Ösophagus) ist eine Präkanzerose.
- Zur Diagnosesicherung sind eine Endoskopie und 24-Stunden-Langzeit-pH-Metrie indiziert.
- Als Therapieoptionen stehen eine medikamentöse Behandlung mit PPI für mindestens 4 Wochen (oft auch als Dauermedikation) und/oder die laparoskopische Fundoplicatio als kausale Therapie zur Verfügung.

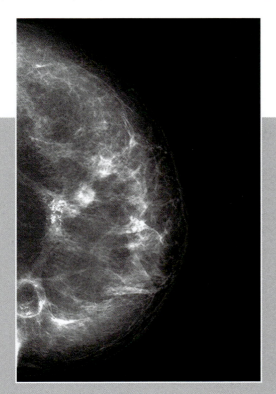

Palpabler Knoten in der Brust

Anamnese

Die 36-jährige Schauspielerin Frau L. wird Ihnen als plastischer Chirurg von den gynäkologischen Kollegen vorgestellt. Vor etwa vier Wochen tastete Frau L. einen derben Knoten in der linken Brust. Ihre niedergelassene Gynäkologin konnte zusätzlich vergrößerte Lymphknoten in der linken Achsel finden, sodass sie die Patientin Frau L. anschließend zur Mammographie schickte. Die Mammographie-Aufnahme wird Ihnen von den Kollegen präsentiert (> Bild [T579]). Sie habe keine Symptome wie Fieber, Nachtschweiß oder Gewichtsabnahme in der letzten Zeit bemerkt. Da sie als Schauspielerin sehr auf ihr Aussehen achtgeben muss, bittet Frau L. darum, dass Sie gemeinsam mit den Gynäkologen ihrer Klinik über eine ästhetisch ansprechende Therapie für sie beraten.

1. **Wie lautet Ihre Verdachtsdiagnose?**

2. **Wie werden die gynäkologischen Kollegen diagnostisch weiter vorgehen?**

3. **Welche Symptome sind neben dem palpablen derben Knoten klassisch bei dieser Erkrankung?**

4. **Nennen Sie bitte die unterschiedlichen WHO-Formen dieser Erkrankung!**

5. **Auf welchem Weg metastasiert diese Erkrankung in welche Körperteile?**

6. **Wie kann bei dieser Erkrankung therapeutisch vorgegangen werden?**

Fall 35 Palpabler Knoten in der Brust

1. Verdachtsdiagnose
Auf der Mammographie-Aufnahme der linken Brust zeigt sich eine etwa 3 × 1,5 cm große unscharfe Verschattung mit **polymorphen Mikroverkalkungen (Kalziumpräzipitate)**. Einzelne wenige, feine Mikroverkalkungen sind zusätzlich im unteren Quadranten zu finden. Dieser Mammographiebefund weist gemeinsam mit der Klinik (palpabler, derber Knoten + vergrößert palpable axilläre LK) auf ein **intraduktales Mammakarzinom** (duktales Carcinoma in situ = DCIS) oder invasives duktales Karzinom (IDK) hin.

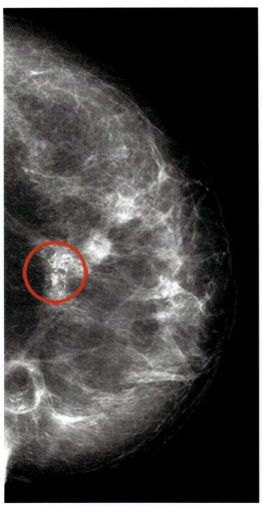

Abb. 35.1 Mikrokalk bei Mammakarzinom (Kreis). [T579]

2. Diagnostik
- Da eine **familiäre Häufung** im Zusammenhang mit dem BRCA1-Gen und BRCA2-Gen zu vermerken ist, sollte in der **Anamnese** gezielt nach dem Auftreten von Brustkrebs in der Familie gefragt und eine genetische Untersuchung erwogen werden.
- Bei der **körperlichen Untersuchung** steht die systematische Palpation von Brust und Axilla im Vordergrund.
- Die **Sonographie** ist bei palpablem Brusttumor mit einer Sensitivität bis zu 98 % (höher als bei der Mammographie) eine wertvolle Diagnostik. Als Screeningmethode ist sie allerdings nicht geeignet.
- Die **Mammographie** zeigt bereits bei nicht-palpablen Tumoren polymorphe Mikroverkalkungen (Kalziumpräzipitate, ➤ Abb. 35.1) als Hinweis auf ein Frühkarzinom und stellt damit den Goldstandard für das **Mamma-Ca-Screening,** also als Frühdiagnostik dar. Ihre Sensitivität ist jedoch von der Gewebezusammensetzung abhängig: fettreiches Brustgewebe = hohe Sensitivität (85–90 %).
- Eine geringe Spezifität, aber eine hohe Sensitivität (> 95 %) bietet die **Magnetresonanz-Mammographie mit KM.**
- Um einen malignitätsverdächtigen Befund **zytologisch** zu untermauern, kommen Methoden wie die Feinnadelpunktion, die Aspirationszytographie oder auch minimal-invasivere Methoden wie die sonograpisch kontrollierte Stanzbiopsie oder die stereotaktisch geführte Vakuumbiopsie (Mammotom, MIBB) unter mammographischer Sicht zur Anwendung.
- Die **Galaktographie** erlaubt eine Beurteilung bei pathologischer Mamillensekretion, die **Exfoliativzytologie** hingegen beim Morbus Paget.

Um ein Mammakarzinom nach der TMN-Klassifikation einzuteilen, erfolgt ein sog. **Staging** v. a. mittels

Röntgen-Thorax, Oberbauchsonographie (Leber), bei Malignitätsverdacht anschließend CT-Thorax und/oder -Abdomen, Knochenszintigraphie und gynäkologischer Untersuchung (Ovarialkarzinom).

> **MERKE**
>
> Die Mammographie gilt als Goldstandard im Mammakarzinom-Screening!

3. Symptome

In der Frühphase treten i. d. R. keine klinischen Symptome auf, weshalb das Mammographie-Screening empfohlen wird. Das häufigste Leitsymptom, das die Betroffenen zum Arzt führt, ist der derbe, palpable Knoten v. a. im äußeren, oberen Quadranten der Brust. Weitere Symptome sind in der > Tab. 35.1 aufgelistet.

Tab. 35.1 Klinische Symptome bei Mammakarzinom

Knoten	Derb palpapel v. a. im äußeren, oberen Quadranten der Brust (55 %), teilweise mit Vorwölbungen der Haut
Plateau-phänomen	Hauteinziehungen, oft Verstärkung durch Heben der Arme oder durch Jackson-Test (Zusammenschieben der Haut über dem Tumor)
Peau d'orange	Orangenhaut, auch Apfelsinenschalenphänomen, ursächlich ist ein Lymphödem der Dermis
Mamillen-retraktion	Hauteinziehungen durch unter der Mamille sitzende Tumoren
Pathologische Mamillensekretion	Einseitig, oft blutig, Vorkommen bei etwa 5 % der Mammakarzinome
Mamillenekzem	Chronisch, dringender Verdacht auf Morbus Paget (Mamillenkarzinom primär oder sekundär bei duktalem Mammakarzinom)
Mastitis	Durch Lymphangiosis carcinomatosa beim inflammatorischen Mammakarzinom, DD Mastitis non-puerperalis, selten Tuberkulose

4. WHO-Formen

Nach der WHO wird das Mammakarzinom bezüglich seiner **Invasivität,** seiner **Lokalisation** bzw. seiner **Morphologie** eingeteilt. Histologisch gehen etwa 85 % aller Mammakarzinome vom Epithel der Ductus oder Ductuli aus (duktale Karzinome), während etwa 10 % ihren Ursprung im Lobuliepithel (lobuläre Karzinome)

Tab. 35.2 Mammakarzinom-Formen in Anlehnung an die WHO

Invasivität	Form	Lokalisation/Morphologie
Nicht-invasiv (≈ 10 %)	Duktales Carcinoma in situ, DCIS	Intraduktales, also innerhalb der Milchgänge wachsendes Karzinom; Kalzifizierung → Mikrokalk; Latenzzeit < 10 Jahre; gute Prognose nach operativer Entfernung
	Lobuläres Carcinoma in situ, CLIS	Wachstum in Lobuli, häufig multizentrisch; Latenzzeit bis zu 25 Jahre; gute Prognose nach operativer Entfernung
Invasiv (≈ 90 %)	Invasives duktales Karzinom, IDK	Häufigstes Mammakarzinom (85 %); teilweise Nekrosen wie „Mitesser" → Komedokarzinom; Kalzifizierung → Mikro- und teilweise Makrokalk; heterogen wachsend; krallenförmige Fortsätze
	Invasives lobuläres Karzinom, ILK	10 % aller Mammakarzinome; PAS-positive Zellen in Einzelzellreihen („Indianer auf dem Kriegspfad"); Ummauerung der Milchgänge
	Weitere Karzinomformen: z. B. muzinöses, medulläres, papilläres, tubuläres, adenoidzystisches, sekretorisches, apokrines, inflammatorisches Karzinom sowie Karzinom mit Metaplasie.	
Nicht-invasive oder invasive Sonderform: Morbus Paget		Bei Mamillenmanifestation des DCIS bzw. IDK; chronisches Mamillenekzem

Fall 35 Palpabler Knoten in der Brust

haben. Die unterschiedlichen Formen sind in der ➤ Tab. 35.2 beschrieben.

5. Metastasierung

Das Mammakarzinom metastasiert sehr früh **lymphogen** in die regionären v. a. axillären LK (Sentinel-LK!). Die frühe **hämatogene** Metastasierung betrifft v. a. Skelett, Pleura (evtl. auch lymphogen), Lunge, Leber, Gehirn, Nebennieren und Haut.

6. Therapie

Wichtiger **Prognosefaktor** des Mammakarzinoms ist die **Metastasierung** der regionären (axillaren) LK. Daher werden operativ nicht nur die Tumoren reseziert, sondern auch der Sentinel-(Wächter-)Lymphknoten **(Sentinel lymph node-Ektomie, SLNE)**, der histologisch untersucht wird.

Anhand des lymphogenen Weges eines prä- oder intraoperativ in das Tumorgebiet eingebrachten Markierungsstoffs (z. B. Patentblau oder Technetium), lässt sich der Sentinel-LK anfärben bzw. radioaktiv detektieren. Ist dieser ebenfalls befallen oder nicht auffindbar, so muss eine komplette **axilläre Dissektion** von mindestens zehn Lymphknoten der Level I und II erfolgen.

Bei der **operativen Therapie** unterscheidet man:
- **Brusterhaltende Therapie (BET)**, die mit anschließender Bestrahlung der alleinigen MRM (s. u.) hinsichtlich des Überlebens als gleichwertig anzusehen ist.
- **Modifizierte radikale Mastektomie (MRM, z. B. bei Kontraindikation für Strahlentherapie)** ggf. mit direkter oder mindestens sechs Monate postoperativer plastischer Rekonstruktion der Brust. Möglichkeiten der plastischen Rekonstruktion sind z. B.:
    - **Brustaufbau mit Silikonimplantaten:** einfach bei hautsparender Mastektomie; muss viel Haut entfernt werden, muss ggf. erst mit Expanderprothesen gearbeitet werden, bevor das endgültige Implantat verwendet werden kann.
    - **Brustaufbau mit Eigengewebe:** gestielte Muskel-Fett-Haut-Plastiken (sog. myokutane Lappen), v. a. Verlagerung vom Rücken als sog. gestielter Latissimus-dorsi-Lappen oder vom Bauch als sog. quere Unterbauchlappen (TRAM-Lappen); aber auch freie, mikrochirurgische Lappenplastiken wie Deep-Inferior-Epigastric-Perforator-Lappen (DIEP-Lappen), Superficial-Inferior-Epigastrical-Artery-Lappen (SIEA-Lappen), Superior-Gluteal-Artery-Perforator-Lappen (S-GAP-Lappen) etc., die mikrochirurgisch versierten plastischen Chirurgen vorenthalten sind.

Selten kommt eine **neoadjuvante** (präoperative) Chemotherapie zur Tumorreduktion zum Einsatz. **Adjuvant** werden Chemotherapeutika, Hormone in Abhängigkeit vom Menopausenstatus sowie die Bestrahlung bei BET und lokalen Hautmetastasen, aber auch z. B. monoklonale Antikörper gegen eine Überexpression des HER-2/neu-Onkogens angewandt.

ZUSAMMENFASSUNG

- Das Mammakarzinom ist das häufigste Karzinom der Frau.
- Leitsymptom ist der derbe, palpable Tumor. Weitere klinische Zeichen sind z. B. das Plateauphänomen, die Peau d'orange, die pathologische Mamillensekretion sowie das chronische Mamillenekzem (Morbus Paget).
- Eine Frühdiagnose kann nur über ein Mammographie-Screening erfolgen (polymorphe Verkalkungen). Die Sonographie ist eine wichtige und sensitive Methode bei palpablem Tumor.
- Man unterscheidet nicht-invasive Carcinoma in situ (DCIS und CLIS) von invasiven Tumoren (v. a. IDK in 85 % und ILK in 10 %).
- Die Metastasierung erfolgt sehr früh lymphogen (axilläre LK) sowie früh hämatogen (v. a. Skelett, Lunge, Leber, Gehirn).
- Operative Therapiebestandteile sind die Sentinel lymph node-Ektomie bzw. axilläre Dissektion plus modifizierte radikale Mastektomie (mit Rekonstruktionsmöglichkeiten) oder plus brusterhaltende Therapie (BET) mit anschließender Bestrahlung.
- Außerdem adjuvante Therapie (Chemotherapeutika, Bestrahlung, Hormone, Antikörper etc.); ggf. neoadjuvante Therapie.

36

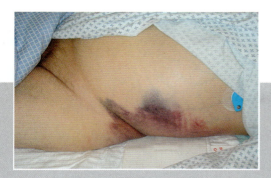

Kollaps und Thorakoabdominalschmerz links, Ausstrahlung in linke Schulter

Anamnese
Der 67-jährige Herr S. wird vom Rettungsdienst in die Notaufnahme eingeliefert, nachdem er zu Hause kollabiert und kurzzeitig nicht ansprechbar gewesen sei. Ein ähnliches Ereignis sei bereits vor zwei Tagen nach Gartenarbeiten vorgefallen: Er sei ausgerutscht und auf die linke Seite gestürzt. Bei Aufnahme gibt der Patient Schwindel und zunehmende Schmerzen links thorakal mit Ausstrahlung in die linke Schulter und im linken Oberbauch an. Anamnestisch sind eine arterielle Hypertonie und KHK bekannt.

Untersuchungsbefunde
67-jähriger wacher, ansprechbarer Patient, der unruhig und blass wirkt. Puls 112/min, RR 95/60 mmHg.
Körperliche Untersuchung (> Bild [T581]): Thorax: Kompressionsschmerz. Abdomen: im linken Oberbauch druckschmerzhaft bei leicht gespannter Bauchdecke. Die linke Schulter ist frei beweglich ohne Druckschmerz und äußere Verletzungszeichen. Lungen: links basal abgeschwächtes Atemgeräusch.

1. Wie lautet Ihre Verdachtsdiagnose und welche Differenzialdiagnosen erwägen Sie?

2. Wie sichern Sie Ihre Verdachtsdiagnose?

3. Nennen Sie mögliche Ursachen der Erkrankung!

4. Welche Therapie leiten Sie ein?

5. Welche Komplikationen könnten auftreten?

6. Welche Empfehlungen zur Nachbehandlung geben Sie dem Hausarzt von Herrn S.?

Fall 36 Kollaps u. Thorakoabdominalschmerz links, Ausstrahlung i. li. Schulter

1. Verdachtsdiagnose und Differenzialdiagnosen

Auffällig sind das blasse Hautkolorit und die Unruhe des Patienten, außerdem liegt bei einem Puls von 112/min und einem RR von 95/60 mmHg ein **positiver Schockindex** (Puls : RR_{sys} > 1,0; normal < 0,5) vor. Mögliche Ursachen einer Schocksymptomatik sind:
- Blutung und Hypovolämie.
- Sepsis.
- Kardiogene Ursache.
- Anaphylaxie.

Zusammen mit den subjektiven Beschwerden links thorakal mit Ausstrahlung in die linke Schulter (**Kehr-Zeichen**) sowie dem druckschmerzhaften linken Oberbauch bei anamnestisch angegebenem Sturzereignis vor zwei Tagen ist vorrangig an eine Blutung durch eine **Milzruptur** zu denken.

Differenzialdiagnostisch kann die Schock- und Beschwerdesymptomatik auch durch einen akuten **Myokardinfarkt** oder eine **Dissektion** der **thorakalen Aorta** hervorgerufen werden, insbesondere aufgrund der anamnestisch bekannten Risikofaktoren wie Hypertonie und KHK.

MERKE
Bei einer Milzverletzung kann die klinische Symptomatik zeitlich verzögert zum Sturzereignis erst nach einem Intervall von mehreren Stunden bis zu über vier Wochen auftreten (= zweizeitige Ruptur).

2. Sicherung der Verdachtsdiagnose

Als schnell verfügbare Untersuchungsmethode erfolgt umgehend eine **Sonographie** von Abdomen und Thorax. Hierbei können die parenchymatösen Organe, wie Leber, Milz Nieren und Pankreas sowie die Aorta abdominalis beurteilt sowie nach freier Flüssigkeit gefahndet werden. Im vorliegenden Fall kann reichlich freie Flüssigkeit perisplenisch (**Koller-Pouch**), perihepa-

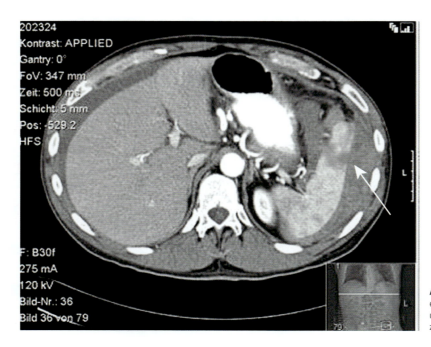

Abb. 36.1 CT-Abdomen mit freier Flüssigkeit perisplenisch (Pfeil) und perihepatisch sowie Verletzung der Milz. [T580]

tisch (**Morrison-Pouch**) und im **Douglas-Raum** als Hinweis auf eine intraabdominelle Blutung nachgewiesen werden.
Während die Leber mit homogenem Parenchymmuster zur Darstellung kommt, ist eine sichere Beurteilung der Milz aufgrund einer Darmgasüberlagerung nicht möglich, sodass zur weiteren Abklärung eine **CT des Abdomens mit KM** angezeigt ist. Bei Herrn S. zeigt sich in der CT neben der bereits sonographisch nachgewiesenen freien Flüssigkeit, die von ihren Dichtewerten (Hounsfield-Einheiten) frischem Blut entspricht, eine Verletzung der Milz am unteren Pol (➤ Abb. 36.1).
Vor Durchführung der CT erfolgt eine Blutentnahme zur Bestimmung folgender **Laborparameter:** kleines Blutbild (niedriges Hb?), Transaminasen, Quick, PTT, Kreatinin, Elektrolyte, Blutgruppe und Kreuzblut für evtl. benötigte Blutkonserven.

> **MERKE**
> In der Anfangsphase einer Blutung kann der Hb-Wert trotz bereits deutlichem Blutverlust noch im unteren Normbereich liegen bzw. nur leicht erniedrigt sein, da bei einer Blutung Blutkörperchen und Plasma zu gleichen Anteilen intravasal verloren gehen. Der Hb-Wert sinkt erst, wenn der Organismus durch Flüssigkeitsverschiebung aus dem Gewebe nach intravasal versucht, den Volumenverlust auszugleichen.

3. Mögliche Ursachen
- Bei **älteren Patienten** können bereits **Bagatelltraumen** zu einer Milzverletzung führen.
- Bei **jüngeren Patienten** und Kindern kann ein **stumpfes Bauch-** oder **direktes Anpralltrauma** im Rahmen eines Sturzes aus großer Höhe oder bei Verkehrs- und Sportunfällen zu Milzverletzungen führen.
- Selten treten **spontane Milzrupturen** bei Splenomegalie auf, z. B. bei Malaria oder infektiöser Mononukleose, bei Hämophilie oder unter Antikoagulantientherapie.

Die oft zu beobachtende **zeitlich verzögerte Symptomatik** erklärt sich durch die Ausbildung eines zunächst nur subkapsulären Hämatoms. Nimmt dieses an Größe zu, kann es zu einem Kapseleinriss und somit zu einer Blutung in die freie Bauchhöhle kommen (= **zweizeitige Milzruptur**).

4. Therapie
Parallel zu den diagnostischen Maßnahmen ist bei Vorliegen einer Schocksymptomatik umgehend deren Therapie durch **Volumensubstitution** mittels kolloidaler und kristalliner Lösungen über großlumige Venenzugänge zur Kreislaufstabilisierung angezeigt. Ist der Hb-Wert bereits erniedrigt, ist zusätzlich die Substitution von **Erythrozytenkonzentraten** und ggf. im Weiteren die Gabe von **Fresh Frozen Plasma** bei Störung der Gerinnung durch den zunehmenden Verlust an Gerinnungsfaktoren indiziert.

Tab. 36.1 Verletzungsmuster und Therapie bei Milzruptur

Schweregrad	Verletzungsmuster	Therapie
0	Subkapsuläres Hämatom	Konservativ
I	Antihilärer Kapselriss	Organerhalt durch Klebung mit Kollagenvlies/Fibrin, Naht, Argonbeamer, Laserkoagulation
II	Tiefe Parenchymverletzung ohne Hilusbeteiligung	Ggf. Package mit PGS-Kompressionsnetz, Teilentfernung
III	Parenchymverletzung mit Hilusbeteiligung; Teilabriss; komplette Querruptur	Segmentresektion-Splenektomie
IV	Vollständiger Milzabriss; vollständige Zerreißung	Splenektomie

Fall 36 Kollaps u. Thorakoabdominalschmerz links, Ausstrahlung i. li. Schulter

Je nach klinischer Symptomatik und Verletzungsmuster der Milz sowie dem damit verbundenen Blutverlust ist zu unterscheiden zwischen:
- **Konservativem Vorgehen** mit strenger Bettruhe und engmaschigen Hb- und Ultraschallkontrollen.
- **Laparotomie:** Notfallmäßig bei zunehmender Schocksymptomatik, Nachweis von größeren Mengen an freier Flüssigkeit sowie einer Milzläsion in der Sonographie oder in der CT. Nach Eröffnen der Bauchhöhle wird die Milz nach Lösen ihrer fetalen Adhäsionen subphrenisch aus ihrer Loge hervorluxiert. Je nach Verletzungsausmaß mit oder ohne Beteiligung des Hilus kann nach Ausschluss weiterer intraabdomineller Verletzungen der Versuch des Organerhalts unternommen werden oder muss eine Splenektomie erfolgen (➤ Tab. 36.1).

5. Komplikationen

Bei einer konservativen oder organerhaltenden operativen Therapie kann es im weiteren Verlauf zu einer **Rezidiv- bzw. Nachblutung** in 2–5 % der Fälle kommen, die ggf. eine Re-Operation und Splenektomie erfordert. Nach kompletter Milzentfernung sind folgende Komplikationen möglich:
- **Subphrenischer Abszess.**
- **Pankreasfistel:** daher Bestimmung der Pankreasenzyme im Drainagesekret vor Entfernung einer in die Milzloge eingelegten Drainage.
- **Pleuraerguss links.**
- **Pneumonie.**
- **Thrombose/Embolie:** Durch den fehlenden Abbau der Blutzellen durch die Milz kommt es nach Splenektomie zu einem vorübergehenden Anstieg der Blutzellen, insbesondere der Thrombozyten. Hierdurch kann es zu Thrombozytenwerten bis > 1 Mio./µl kommen, wodurch das Thrombose- und Emboliersiko ansteigt. Später wird der Zellabbau von der Leber übernommen. Bis dahin ist bis zu einem Abfall der Thrombozyten < 500.000/µl zur Aggregationshemmung die Gabe von ASS erforderlich.
- **OPSI-Syndrom** (**O**verwhelming-**P**ost-**S**plenectomy-**I**nfection): In seltenen Fällen (1–2 %) und insbesondere bei Kindern oder Immunsupprimierten kann nach Verlust der Milz eine foudroyante (blitzartige) Sepsis, oftmals ausgelöst durch **Pneumokokken**, aber auch *Meningokokken, Haemophilus influenzae* oder *E. coli*, auftreten (siehe Nachbehandlung).

6. Nachbehandlung

Nach Entfernung der Milz sind aufgrund der oben erwähnten passageren Thrombozytose regelmäßige Kontrollen des **Blutbilds** und bis zu dessen Normalisierung die Gabe von **ASS** erforderlich.

Um dem erhöhten Infektionsrisiko und OPSI-Syndrom nach Verlust der Milz vorzubeugen, ist eine **Pneumokokkenimpfung** angezeigt. Da unmittelbar postoperativ keine adäquate Immunantwort mit einer ausreichenden Bildung an Antikörpern bestehen kann, wird die Impfung bei unvorhergesehenem Verlust der Milz nach etwa vier Wochen empfohlen. Bei geplanten Splenektomien sollte die Impfung sechs Wochen präoperativ erfolgen. Bei Kindern und immungeschwächten Patienten ist zusätzlich eine Langzeitantibiotikaprophylaxe (z. B. in den ersten 3–5 Jahren mit Penicillin V) angezeigt.

ZUSAMMENFASSUNG

- Schmerzen im linken Oberbauch mit Ausstrahlung in die linke Schulter, verbunden mit einem Sturzereignis und ggf. Schocksymptomatik, sind verdächtig auf eine Milzruptur.
- Milzrupturen können auch nach Bagatelltraumen und zeitlich verzögert auftreten.
- Nach Splenektomie besteht ein durch die passagere Thrombozytose bedingtes, erhöhtes Thromboserisiko.
- Insbesondere bei Kindern möglichst Milzerhalt wegen der Gefahr des OPSI-Syndroms.
- Bei elektiver Splenektomie sechs Wochen präoperativ, sonst vier Wochen postoperativ Pneumokokkenimpfung.

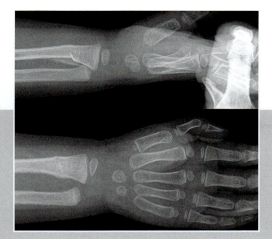

37

Kleinkind mit Schonhaltung des Unterarms

Anamnese
Sie begrüßen eine junge Familie in der Kinderchirurgischen Ambulanz. Die zweijährige Anna war fünf Stunden zuvor in der Kinderkrippe vom Klettergerüst gefallen. Die Erzieherinnen hätten initial nur eine kleine Platzwunde am Knie bemerkt. Später fiel auf, dass die kleine Anna ihre rechte Hand nicht benutzte. Sie war nicht bewusstlos, sei vom Verhalten her nicht auffällig und habe nicht erbrochen. Anna habe bisher zwei Tetanusimpfungen erhalten.

Während Ihnen die jungen Eltern den Unfallhergang schildern, reichen Sie dem Mädchen ein Feuerwehrauto und beobachten unauffällig ihr Spiel. Eine Schonhaltung des rechten Unterarms ist deutlich zu erkennen. Sie untersuchen das Kind.

Untersuchungsbefunde
Körperliche Untersuchung: Platzwunde 1,5 × 1 cm am rechten Knie, sonst keine Prellmarken vom Sturz. Schädel, Lungen und Abdomen sind unauffällig. Am distalen Unterarm rechts ist ein deutlicher Druckschmerz auslösbar (Anna zuckt zusammen und weint). Kein weiterer Druckschmerz an den Extremitäten, kein Thorax- oder Beckenkompressionsschmerz.

Röntgen: Nach dem Säubern der Platzwunde am Knie veranlassen Sie ein Röntgenbild des rechten distalen Unterarms in zwei Ebenen (➤ Bild [T579]).

1. Befunden Sie bitte das Röntgenbild! Wie lautet Ihre Verdachtsdiagnose? Wie entsteht diese Fraktur?

2. Wie gehen Sie therapeutisch vor?

3. Welche anderen Frakturformen der langen Röhrenknochen werden beim Kind unterschieden?

4. Bitte erklären Sie die Fraktureinteilung nach Aitken bzw. Salter-Harris!

5. Bitte beschreiben Sie Ihr Vorgehen bezüglich der Tetanusprophylaxe beim Erwachsenen und beim Kind!

Fall 37 Kleinkind mit Schonhaltung des Unterarms

1. Verdachtsdiagnose
Auf dem Bild ist eine **Grünholzfraktur am distalen Radius** zu erkennen. Dabei handelt es sich um eine spezielle **Biegungsfraktur** der langen Röhrenknochen, die im Kindesalter häufig vorkommt. Sie findet sich am Unterarm v. a. im Schaftbereich, aber auch (wie in diesem Fall) am Übergang zwischen Metaphyse und Diaphyse. Der Bezeichnung „Grünholzfraktur" liegt die Beschreibung zugrunde, dass ein **junger, grüner Zweig** beim Versuch, ihn zu brechen, nur auf der konvexen Seite (Spannungsseite) bricht, während die Konkavseite – von der frischen Rinde geschient – nur gestaucht wird. Ebenso verhält es sich mit dem kindlichen Knochen, der einer Biegungskraft ausgesetzt ist: Die **Kortikalis bricht** nur auf der **Konvexseite**, während die Kortikalis der Konkavseite intakt bleibt. Normalerweise zeigen Grünholzfrakturen nur eine geringe Abkippung.
- Bei der **gestauchten Grünholzfraktur** bleibt die Kortikalis auf beiden Seiten erhalten.
- Bei Kindern unter fünf Jahren kann es wegen des sehr „weichen" Knochens auch zu einer **gebogenen Grünholzfraktur (bowing fracture)** kommen, bei der ohne sichtbare Fraktur lediglich die Kortikalis beidseits C-förmig verbogen ist.

2. Therapie
Gerade bei jüngeren Kindern ist das **Korrekturpotenzial** von Achsfehlstellungen und Frakturabkippungen **erstaunlich hoch**. Da zudem Grünholzfrakturen i. d. R. keine wesentlichen Abkippungen aufweisen, ist meist eine **konservative Therapie** möglich.
- Bei Kindern < **12 Jahren** wird eine Oberarmgipsschiene angepasst.
- Kinder > **12 Jahre** können mit einer Unterarmgipsschiene versorgt werden.

Nach einer Woche sollte eine **Röntgenkontrolle** erfolgen, bei der eine mögliche sekundäre Dislokation aufgedeckt werden sollte. Anschließend kann der **Gips zirkuliert** werden. Die Konsolidierung (Frakturheilung) sollte nach **drei bis vier Wochen** vor dem Abschluss der Gipsbehandlung mittels Röntgen kontrolliert werden.

Ist bei einer Grünholzfraktur eine **gravierende Abkippung** außerhalb der altersabhängigen Toleranzgrenzen zu vermerken, muss die Gegenkortikalis ebenfalls gebrochen werden, um die Fraktur wieder in einen spannungsfreien Zustand zu bringen.

> **MERKE**
> Die Schmerztherapie muss immer an das Körpergewicht angepasst werden.

3. Kindliche Frakturformen
Aufgrund der Besonderheiten der Knochenmorphologie im Wachstumsalter (z. B. Wachstumsfugen, „weicher" Knochen) können beim Kind die in der ➤ Tab. 37.1 aufgeführten wichtigen Frakturformen unterschieden werden.

Ein wichtiges Thema in der Kinderchirurgie ist das Erkennen von **Misshandlungszeichen**. Folgende Frakturen sollten Sie v. a. beim Kind in den ersten drei Lebensjahren auf ein mögliches Vorliegen einer Kindesmisshandlung aufmerksam machen. Der Arzt ist von der Schweigepflicht entbunden und es besteht umgekehrt Meldepflicht (wie bei bestimmten Infektionskrankheiten):
- Absprengung von Metaphysenkanten am Ende der langen Röhrenknochen.
- Rippenfrakturen.
- Quer- und Spiralfraktur an der unteren Extremität sowie dem Humerus (besonders, wenn sie beidseits auftritt).
- Parierfrakturen.
- Schädelfrakturen, bilaterale subdurale Hämatome.
- Multiple Frakturen in unterschiedlichen Heilungsstadien.

4. Einteilung nach Aitken und Salter-Harris
Nahe der Wachstumsfugen auftretende Frakturen können nach Aitken und Salter-Harris eingeteilt werden (➤ Abb. 37.1):
- Die reine **Epiphysenlösung** als peripherste Schaftfraktur wird als Aitken 0 und Salter-Harris I klassifi-

Tab. 37.1 Wichtige Frakturformen im Wachstumsalter

Grünholzfraktur	Häufige Biegungsfraktur v. a. im Bereich der Diaphyse oder am metaphysär-diaphysären Übergang
Wulstfraktur	Stauchungsfraktur v. a. im metaphysären Bereich; „Wulst" im Röntgenbild; Periostschlauch bleibt intakt, Spongiosa und Kortikalis (oft nur einseitig) eingestaucht
Fraktur nahe der Wachstumsfuge	Seltenere Fraktur beim Kind; Einteilung nach Aitken und Salter-Harris; Gefahr von Wachstumsstörungen; Sonderform: Epiphysenlösung
Übergangsfraktur	Im Übergangsalter zwischen Jugendlichem und Erwachsenem bei partiellem Verschluss der Wachstumsfuge: ■ „Two-plane"-Fraktur: nur Epiphyse betroffen ■ „Tri-plane"-Fraktur: Beteiligung der Metaphyse
Komplette Frakturen	Vollständig durchbrochene Schaftfrakturen
Pathologische Frakturen	Im Bereich benigner oder maligner Knochenprozesse (v. a. juvenile Knochenzysten)
Ermüdungsfrakturen	Durch sich addierende Mikrotraumen; auch beim Heranwachsenden

ziert, bzw. bei Vorliegen eines metaphysären Keils als Aitken I und Salter-Harris II. Die Prognose dieser Frakturen, bei denen es selten zu Wachstumsstörungen kommt, ist sehr gut.

■ Eine **Gelenkfraktur** ohne (Aitken II und Salter-Harris III) bzw. mit metaphysärem Fragment (Aitken III und Salter-Harris IV) führt des Öfteren zu Wachstumsstörungen.
■ Die **Epiphysenstauchung** (Crush-Verletzung) – als Aitken IV und Salter-Harris V klassifiziert – ist radiologisch ggf. nicht erkennbar. Primär bedarf sie keiner Therapie. Allerdings muss ggf. später ein gestörtes Längenwachstum ausgeglichen werden.

5. Tetanusprophylaxe

In der (Kinder-)Chirurgischen Ambulanz muss bei jeder offenen Wunde nach der bestehenden **Tetanusimmunität** gefragt werden. Auch kleine Wunden sind grundsätzlich gefährdet, von dem Bakterium *Clostridium tetani* besiedelt zu werden. Durch das von diesem Bakterium sezernierte Tetanustoxin kann der sog. Wundstarrkrampf ausgelöst werden, der **unbehandelt** eine **Letalität von 30–50 %** aufweist. Die Ständige Impfkommission am Robert Koch-Institut (STIKO) gibt regelmäßig im Epidemiologischen Bulletin des Robert Koch-Instituts eine Empfehlung der Tetanusimmunprophylaxe im Verletzungsfall heraus, nach der vorgegangen werden sollte (➤ Tab. 37.2). In Deutschland sollten die Kinder, die nach STIKO-Empfehlungen geimpft wurden, im Alter von 2 Jahren immunisiert sein. Die Impfung wird 3-mal durchgeführt (daher

	Epiphysenlösung		Epiphysenfraktur		Epiphysenstauchung
Salter	I	II	III	IV	V
Aitken	0 (I)	I	II	III	IV

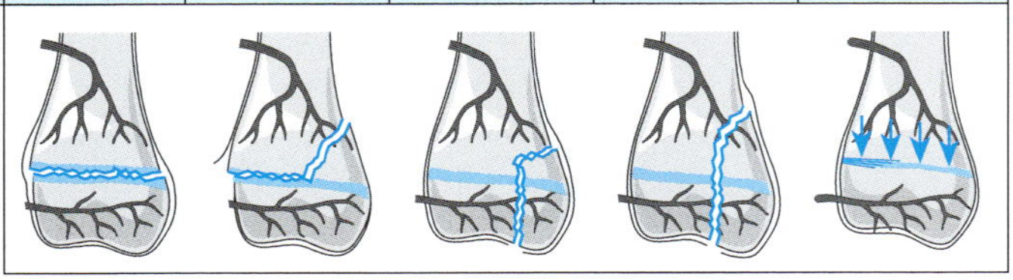

Abb. 37.1 Epiphysenverletzungen nach Aitken und Salter-Harris. [L106]

Fall 37 Kleinkind mit Schonhaltung des Unterarms

Tab. 37.2 Indikationen für den Einsatz von Tetanustoxoid und Tetanusimmunglobulin

Vorgeschichte der Tetanusimmunisierung (Anzahl der Impfungen)	Saubere, geringfügige Wunden		Alle anderen Wunden[1]	
	Tdap[2]	TIG[3]	Td[2]	TIG[3]
Unbekannt	Ja	Nein	Ja	Ja
0 bis 1	Ja	Nein	Ja	Ja
2	Ja	Nein	Ja	Nein[4]
3 oder mehr	Nein[5]	Nein	Nein[6]	Nein

[1] Tiefe und/oder verschmutzte (mit Staub, Erde, Speichel, Stuhl kontaminierte) Wunden, Verletzungen mit Gewebszertrümmerung und reduzierter Sauerstoffversorgung oder Eindringen von Fremdkörpern (z. B. Quetsch-, Riss-, Biss-, Stich-, Schusswunden), schwere Verbrennungen und Erfrierungen, Gewebenekrosen, septische Aborte.
[2] Kinder unter 6 Jahren erhalten einen Kombinationsimpfstoff mit DTaP, ältere Kinder Tdap (d. h. Tetanus-Diphtherie-Impfstoff mit verringertem Diphtherietoxoid-Gehalt und verringerter azellulärer Pertussis-Komponente). Erwachsene erhalten ebenfalls Tdap, wenn sie noch keine Tdap-Impfung im Erwachsenenalter (18 Jahre) erhalten haben oder sofern eine aktuelle Indikation für eine Pertussis-Impfung besteht.
[3] TIG = Tetanusimmunglobulin, im Allgemeinen werden 250 IE verabreicht, die Dosis kann auf 500 IE erhöht werden; TIG wird simultan mit DTaP/Tdap-Impfstoff angewendet.
[4] Ja, wenn die Verletzung länger als 24 Stunden zurückliegt.
[5] Ja (1 Dosis), wenn seit der letzten Impfung mehr als 10 Jahre vergangen sind.
[6] Ja (1 Dosis), wenn seit der letzten Impfung mehr als 5 Jahre vergangen sind.
Modifiziert und aktualisiert nach Robert Koch-Institut: Epidemiologisches Bulletin Nr. 30/2012, Empfehlungen der Ständigen Impfkommission (STIKO) am Robert Koch-Institut/Stand Juli 2012, S. 308, Tab. 6.

wird in der Tabelle die Vorgeschichte der Tetanusimpfungen aufgeführt).
Da die kleine Anna eine kleine offene Wunde am Knie, aber erst zwei Tetanusimpfungen bekommen hat, sollte das Mädchen nach der Empfehlung der STIKO eine Tetanusimpfung aber kein Tetanusimmunglobulin erhalten.

MERKE
Bei jeder offenen Wunde muss der Tetanusimmunstatus eruiert und nach Empfehlung der STIKO ggf. eine Tetanusprophylaxe eingeleitet werden!

ZUSAMMENFASSUNG
- Die Grünholzfraktur ist eine Biegungsfraktur im Kindesalter, bei der die Kortikalis nur auf der Konvexseite bricht, während die der Konkavseite intakt bleibt.
- Da Grünholzfrakturen meist eine geringe Abkippung zeigen, können sie i. d. R. konservativ behandelt werden. Ist eine größere Abkippung zu verzeichnen, muss die Gegenkortikalis zur spannungsfreien Frakturheilung gebrochen werden.
- Weitere wichtige Frakturen im Wachstumsalter sind v. a. die Wulstfraktur (Stauchungsfraktur mit intaktem Periostschlauch), Frakturen im Bereich der Epiphysenfuge und Übergangsfrakturen (bei partiellem Wachstumsfugenverschluss).
- Frakturen im Bereich der Wachstumsfuge können nach Aitken und Salter-Harris klassifiziert werden.
- Bei jeder offenen Wunde muss die bestehende Tetanusimmunität geklärt und nach der Empfehlung der STIKO ggf. eine Tetanusimmunprophylaxe eingeleitet werden.

Blutauflagerung beim Stuhlgang

Anamnese
Der 74-jährige Herr W. stellt sich zur Versorgung eines Leistenbruchs rechts in der Ambulanzsprechstunde vor. Im Rahmen des Anamnesegesprächs berichtet er, dass ihm in den letzten Wochen immer wieder Blutauflagerungen am Stuhl aufgefallen seien, die er auf seine seit Jahren bekannten Hämorrhoiden, die bereits einmal verödet worden seien, zurückgeführt habe. Mit dem Stuhlgang habe er seit Jahren Probleme, in letzter Zeit würden nach Tagen ohne Stuhlgang immer wieder auch Durchfälle auftreten. Körperlich fühle er sich fit, sein Gewicht sei stabil. Bis auf eine arterielle Hypertonie seien bei ihm keine weiteren Erkrankungen bekannt. Eine Darmspiegelung sei bisher noch nicht erfolgt.

Untersuchungsbefunde
74-jähriger Patient in altersentsprechendem EZ und AZ.
Körperliche Untersuchung: Herz und Lunge: unauffällig. Abdomen: kein Druckschmerz bei weichen Bauchdecken. Im Stehen etwa pflaumengroße Schwellung rechts inguinal, die im Liegen spontan reponibel ist. Darmgeräusche über allen Quadranten regelrecht. Digitale rektale Untersuchung: kleine Hämorrhoidenpolster, der Sphinktertonus erscheint normal, intraluminal ist ein derber Tumor gerade eben mit der Fingerkuppe palpabel. An Ihrem Untersuchungshandschuh sind frische Blutspuren sichtbar.

---

1. An welche Verdachtsdiagnose denken Sie?

2. Welche diagnostischen Maßnahmen sind notwendig?

3. Nach welchen Kriterien kann das Krankheitsbild eingeteilt werden? Wonach erfolgt das Staging?

4. Nennen Sie die stadiengerechten Therapieoptionen.

5. Welche postoperativen Komplikationen können auftreten?

6. Welche Vorsorge-/Früherkennungsuntersuchung empfehlen Sie?

Fall 38 Blutauflagerung beim Stuhlgang

1. Verdachtsdiagnose
Zwar stellt sich Herr. W. wegen seines Leistenbruchs vor, suspekt ist jedoch die anamnestische Angabe über **Blutauflagerungen beim Stuhlgang,** die er mit seinen bekannten Hämorrhoiden in Verbindung bringt. Auch der Wechsel der Stuhlgewohnheiten mit Phasen der Obstipation gefolgt von Durchfällen **(paradoxe Diarrhöen)** ist auffällig. Zusammen mit dem Tastbefund rektal besteht daher der dringende V. a. ein **Rektumkarzinom.**

> **MERKE**
> Bei jedem Patienten über 40 Jahren ist ein peranaler Blutabgang auch bei bekannter möglicher Ursache, wie Hämorrhoiden, verdächtig auf ein kolorektales Karzinom und bedarf einer weiteren Abklärung mittels Koloskopie und Rektoskopie. Gut die Hälfte aller Rektumkarzinome können mittels digitaler rektaler Untersuchung getastet werden.

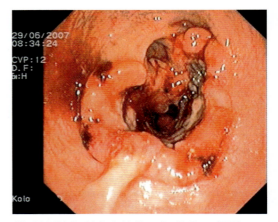

Abb. 38.1 Koloskopiebefund: zirkulärer polypoider Tumor. [T583]

2. Diagnostik
Folgende Untersuchungen sind bei einem V. a. ein Rektumkarzinom notwendig:
- **Koloskopie** mit Biopsieentnahme (➤ Abb. 38.1) zur Beurteilung der Passierbarkeit und des Restkolons zum Ausschluss eines Zweittumors oder Polypen.
- **Starre Rektoskopie:** Bestimmung der Höhenlokalisation des aboralen Tumorrandes in Bezug zur Anokutanlinie.
- **Abdomensonographie:** Frage nach Leberrundherden (Filiae?).
- **Tumormarker** CEA.
- **Röntgenaufnahme des Thorax:** Hinweise auf Lungenmetastasen?

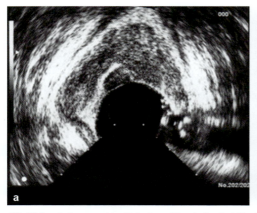 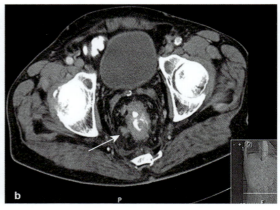

Abb. 38.2 a. Endosonographie rektal mit wandüberschreitender Infiltration. b. CT des Beckens mit Wandverdickung des Rektums und Infiltration ins perirektale Fettgewebe (Pfeil). [T581, T580]

Bestätigt sich die Verdachtsdiagnose, sind für die weitere Therapieentscheidung zusätzlich weitere Untersuchungen erforderlich:
- **Rektale Endosonographie** zur Beurteilung der Tiefeninfiltration des Tumors in die Darmwand (➤ Abb. 38.2a).
- **CT oder MRT** der Beckenregion für die Einschätzung eines wandüberschreitenden Wachstums notwendig (➤ Abb. 38.2b); des Thorax bei V. a. Lungenmetastasen.
- Bei Hinweisen auf einen Tumoreinbruch in die Harnblase oder Scheide kann zusätzlich eine gynäkologische Untersuchung oder Zystoskopie nötig sein.

3. Einteilung
Als Rektumkarzinom werden bösartige Tumoren, deren aboraler Tumorrand bei der starren Rektoskopie ≤ **16 cm von der Anokutangrenze** lokalisiert ist, klassifiziert. Zudem erfolgt nach UICC 2003 eine weitere Unterteilung in Karzinome des **oberen** (12–16 cm), **mittleren** (6–12 cm) und **unteren Rektumdrittels** (< 6 cm) aufgrund sich daraus ergebender therapeutischer Konsequenzen (s. u.).
Abzugrenzen ist das Rektumkarzinom außerdem vom **Analkarzinom,** unter dem Karzinome des Analrandes (häufig Plattenepithelkarzinom) und Analkanals zusammenfasst werden.
Die **Metastasierung** des Rektumkarzinoms erfolgt:
- **Lymphogen:** entlang der A. rectalis superior, bei sehr tiefem Sitz gelegentlich auch nach inguinal über die Gefäßverbindungen der A. rectalis inferior.
- **Hämatogen:** über die Pfortader in die Leber oder bei tiefer Lokalisation direkt in Lunge oder auch in das Skelettsystem.

Histologisch handelt es sich beim Rektumkarzinom wie auch beim Kolonkarzinom überwiegend um **Adenokarzinome.** Auch die Einteilung in die TNM-Klassifikation erfolgt analog dem Kolonkarzinom (➤ Tab. 38.1). Anhand der bei der rektalen Endosonographie nachweisbaren Tiefeninfiltration des Tumors in der Rektumwand wird das endosonographische Tumorstadium für die Therapieplanung entsprechend der TNM-Klassifikation festgelegt, wobei dies mit dem Präfix „u" (für Ultraschall) gekennzeichnet wird, z. B. uT3.

Tab. 38.1 TNM- und UICC-Einteilung für das Rektumkarzinom

		UICC-Stadien:
Tx	Kein Anhalt für Primärtumor	**0** Tis N0 M0
Tis	Carcinoma in situ	**I** T1/T2 N0 M0
T1	Tumor infiltriert Submukosa	**II** T3/T4 N0 M0
T2	Tumor infiltriert Muscularis propria	**III** jedes T, N1/N2 M0
T3	Tumor infiltriert bis in die Subserosa oder in perirektales Gewebe	**IV** jedes T, jedes N, M1
T4	Tumor infiltriert in andere Organe oder perforiert das viszerale Peritoneum	
N0	Keine regionären LK-Metastasen	
N1	Metastasen in 1–3 regionären LK	
N2	Metastasen in 4 oder mehr regionären LK	
M0	Keine Fernmetastasen	
M1	Fernmetastasen	

4. Therapie
Konnten in der Staging-Diagnostik Fernmetastasen und eine Infiltration in Nachbarstrukturen ausgeschlossen werden, ist die weitere Therapieplanung unter kurativer Zielsetzung abhängig von der **Höhenlokalisation** des Tumors im Rektum und der endosonographisch bestimmten **Wandinfiltration** entsprechend der TNM-Klassifikation:
- **Primäre Operation:** Tumoren des oberen Rektumdrittels sowie des mittleren und unteren Rektumdrittels im Stadium uT1 und uT2.
- **Neoadjuvante Radiochemotherapie** und **anschließende Operation:** Tumoren des mittleren und unteren Rektumdrittels ab Stadium uT3. Ziel der neoadjuvanten Vorbehandlung durch eine Kombination von

Fall 38 Blutauflagerung beim Stuhlgang

Chemotherapie und lokaler Bestrahlung präoperativ im höheren Tumorstadium ist die **Reduktion der Tumorgröße,** ggf. dadurch die Erhaltung des Sphinkters und die Senkung der Rezidivhäufigkeit.
Ebenfalls abhängig von der Höhenlokalisation des Tumors ist die Entscheidung über den Erhalt der Stuhlkontinenz bei der Operation. Kontinenzerhaltend können Karzinome bei einem Sitz oberhalb von 5–6 cm ab Anokutangrenze unter Einhaltung des geforderten Sicherheitsabstands von 2 cm nach aboral reseziert werden. Voraussetzung ist eine fehlende Infiltration des Sphinkterapparates sowie eine erhaltene Schließmuskelfunktion präoperativ.
Mögliche OP-Verfahren beim Rektumkarzinom:
- **Kontinenzerhaltend:** tiefe anteriore Rektumresektion mit totaler Exzision des Mesorektums (TME nach Heald) und kolorektaler oder koloanaler Anastomose, ggf. mit Pouch-Anlage und temporärem Schutz-Ileostoma.
- **Nicht-kontinenzerhaltend:** abdomino-perineale Rektumexstirpation mit Anlage eines endständigen Kolostomas (vollständige Entfernung des Rektums einschl. Sphinkterapparat und Anus).
- **Lokale Tumorexzision transanal:** bei Tumoren im Stadium T1 möglich.
- Die **Laparoskopische Resektion des Kolon- und Rektumkarzinoms** kann bei entsprechender Expertise des Operateurs und Evaluation des Patienten zu onkologisch vergleichbaren Ergebnissen wie bei der offenen OP-Technik führen.

Je nach endgültigem Tumorstadium und Lymphknotenbefall kann auch im Anschluss an die Operation eine Chemotherapie evtl. in Kombination mit einer Bestrahlung indiziert sein.
Bei lokaler Inoperabilität des Primärtumors erfolgt operativ als Palliativmaßnahme die Anlage eines dem Tumor vorgeschalteten Stomas.

5. Postoperative Komplikationen
Nach Eingriffen am Rektum können zusätzlich zu den gängigen operativen Komplikationen wie Wundheilungsstörungen etc. folgende eingriffspezifische postoperative Komplikationen auftreten:

- Anastomoseninsuffizienz mit Peritonitis.
- Kontinenzstörungen durch Alteration des Sphinkterapparats.
- Blasenentleerungstörung und Störungen der Sexualfunktion durch Läsion der präsakralen Nervenplexus.

6. Vorsorge-/Früherkennungsuntersuchung
Laut AWMF-Leitlinie von 2014 ist für die asymptomatische Bevölkerung eine Darmkrebs-Vorsorge/-Früherkennung mit kompletter qualitätsgesicherter Koloskopie ab dem Alter von 50 Jahren empfohlen. Bei unauffälligem Befund sollte die Koloskopie nach 10 Jahren wiederholt werden. Patienten, die die Koloskopie ablehnen, sollte eine qualitätsgesicherte Sigmoidoskopie (keine Kapsel-Koloskopie!) angeboten werden.
Verwandte ersten Grades von Patienten mit kolorektalem Karzinom sollten spätestens mit 40–45 Jahren, jedoch mindestens 10 Jahre früher, als der Indexpatient diagnostiziert wurde, erstmals komplett koloskopiert werden. Personen mit einem familiären Risiko für ein hereditäres kolorektales Karzinom ohne Polyposis (HNPCC) sollten ab Erreichen der Einwilligungsfähigkeit (mit 18 Jahren, spätestens aber 25 Jahren) auf die Möglichkeit einer prädiktiven Testung hingewiesen werden.

ZUSAMMENFASSUNG
- Peranale Blutabgänge sind auch bei bekannten Hämorrhoiden abklärungsbedürftig und primär verdächtig auf ein Rektumkarzinom.
- Mehr als die Hälfte der Rektumkarzinome kann bei der rektalen Untersuchung getastet werden.
- Die Therapieplanung ist abhängig von der Höhenlokalisation und endosonographisch bestimmten Tiefeninfiltration des Tumors.
- Eine präoperative neoadjuvante Radiochemotherapie kann das Risiko eines Lokalrezidivs senken.
- Bei der tiefen anterioren Rektumresektion wird standardmäßig eine totale Exzision des Mesorektums durchgeführt.
- Eine Darmkrebsvorsorge sollte zur Früherkennung der asymptomatischen Bevölkerung ab 50 Jahren mittels Koloskopie erfolgen; Risikogruppen früher.

39

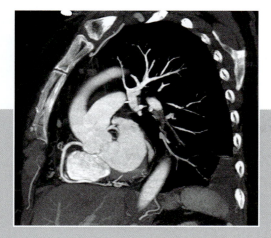

Akuter Thoraxschmerz

Anamnese
Dem adipösen 68-jährigen Herrn T. musste nach jahrelanger schmerzhafter Coxarthrose eine Hüft-Totalendoprothese (TEP) implantiert werden. Trotz zementierter Endoprothese gelingt die Mobilisation nur unzureichend, sodass sich sein Aufenthalt in Ihrer unfallchirurgischen Station postoperativ verlängert. Als der Patient einen erneuten Mobilisationsversuch mit dem Physiotherapeuten macht, setzt bei ihm ein akuter, starker Thoraxschmerz ein. Sie werden sofort zu Herrn T. geholt. Der kaltschweißige 68-Jährige ist sehr kurzatmig und beschreibt Ihnen ängstlich, dass er einen starken Druck auf der Brust verspüre. Ihm sei schwindelig und übel, sodass er sich setzen müsse.
Sie nehmen dem Patienten Blut ab, während Ihre Kollegin ein EKG schreibt. Anschließend melden Sie Herrn T. notfallmäßig zum Angio-CT des Thorax an.

Untersuchungsbefunde
Körperliche Untersuchung: HF 140/min, RR 100/60 mmHg, Atemfrequenz 26/min, Temperatur 37,7 °C. Über der Lunge beidseits vesikuläres Atemgeräusch.
Elektrokardiographie: Sinustachykardie, Steiltyp, S_I-Q_{III}-Typ, p-pulmonale, T-Negativierung.
Angio-CT ➤ Bild [T579].

1. Wie lauten Ihre Verdachtsdiagnose und deren Differenzialdiagnosen?

2. Welche Blutuntersuchungen haben Sie zur Differenzialdiagnostik bestimmen lassen?

3. Welche Befunde sind bei diesem Krankheitsbild zu erheben? Wie klären Sie die Ätiologie?

4. Wie kann das Risiko für diese Erkrankung ermittelt werden?

5. Wie gehen Sie therapeutisch vor?

6. Welche Empfehlungen zur Nachbehandlung geben Sie dem Hausarzt von Herrn T.?

Fall 39 Akuter Thoraxschmerz

1. Verdachtsdiagnose
Als **Differenzialdiagnosen** für den akuten Thoraxschmerz kommen infrage:
- **Lungenembolie:** ist aufgrund der langen Immobilisation sehr wahrscheinlich.
- **Thorakale Aortendissektion:** kommt grundsätzlich infrage und lässt sich in der CT von der wahrscheinlicheren Lungenembolie unterscheiden.
- **Akutes Koronarsyndrom** (akuter Myokardinfarkt und/oder instabile Angina pectoris): kommt v. a. wegen des Alters und der Adipositas in Betracht. Bei einem frischen Myokardinfarkt hätte man aber im EKG ein „Erstickungs-T" (T-Überhöhung, nur initial messbar) oder als Frühzeichen eine ST-Hebung erwartet, was hier nicht vorliegt.
- **Pneumothorax:** liegt zumindest nicht in ausgeprägter Form vor, da bei der Auskultation der Lunge beide Seiten gut belüftet waren.

In diesem Fall besteht demnach klinisch primär der Verdacht auf eine **Lungenembolie.** Sowohl für die thorakale Aortendissektion als auch für die Lungenembolie ist die **Angio-CT des Thorax** (mit KM in der arteriellen Phase) Diagnostik der Wahl. Das Bild zeigt in der Angio-CT deutlich den Abbruch des Kontrastmittelperfundierten Lumens einer großen Lungenarterie (> Abb. 39.1). Man kann als Ursache den langstreckigen Thrombus als hypodensen (dunkleren) Lumeninhalt erkennen. Es handelt sich also tatsächlich um eine Lungenembolie mit Schocksymptomatik.

MERKE

Differenzialdiagnosen akuter Thoraxschmerz: Lungenembolie, thorakale Aortendissektion, akutes Koronarsyndrom und Pneumothorax.

2. Blutuntersuchungen
Bei akutem Thoraxschmerz sollten als **Laborparameter notfallmäßig** bestimmt werden:
- **Troponin:** Frühnachweis eines Myokardinfarkts.
- **D-Dimere:** hohe Sensitivität bei geringer Spezifität:
  - D-Dimere negativ → Lungenembolie unwahrscheinlich.
  - D-Dimere positiv bedeutet aber nicht automatisch, dass eine Lungenembolie vorliegt.
- **Gerinnungsparameter:** Quick, PTT, TZ, AT; vor Antikoagulation Thrombophiliediagnostik einleiten (Anamnese, Blutabnahme).
- **Blutgasanalyse:** verminderter Sauerstoffpartialdruck (pO_2 ↓), Kohlendioxidpartialdruck (pCO_2 ↓) wegen der Hyperventilation meist ebenfalls erniedrigt.

3. Befunde
Die > Tab. 39.1 führt die wichtigsten Befunde bei einer Lungenembolie auf. Entscheidend bei der Diagnostik der Lungenembolie ist, dass die Ursache, also der **Embolusherd** gefunden wird. Man geht davon aus, dass sich in **über 90 % der Fälle** Thromben bei bestehender **Venenthrombose** aus der unteren Körperhälfte (V. cava inferior, Becken-, Beinvenen) lösen, um dann mit dem Blutrückfluss durch das rechte Herz in die arterielle Lungenbahn zu gelangen. Daher ist zusätzlich ein **Kompressionsultraschall der Beinvenen** die Methode der Wahl zum Nachweis oder Ausschluss einer Beinvenenthrombose (> Abb. 39.2a) und ggf. eine **CT des Beckens** (mit KM in der venösen Phase > Abb. 39.2b) indiziert. Selten können auch Luft, Fett, Fremdkörper

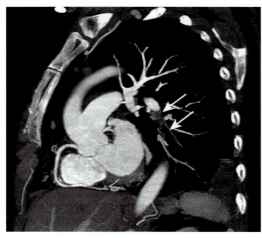

Abb. 39.1 Angio-CT. Lungenembolie (Pfeile). [T579]

oder eine Thrombophilie (angeboren oder im Rahmen von malignen Prozessen) ursächlich für eine Lungenembolie sein.

Tab. 39.1 Wichtige klinische und diagnostische Befunde im Rahmen einer Lungenembolie

Anamnese	Postoperativ, Immobilisation (Flugreise), Schwangerschaft, orale Kontrazeptive, Varikosis, Venenthrombosezeichen
Klinische Untersuchung	Oft auch klinisch stumm, Dyspnoe, Tachypnoe, Husten, akuter Thoraxschmerz, „Todesangst", Tachykardie, Hypotonie, Zyanose, Jugularvenenstauung, evtl. Schock bis hin zum Herz-Kreislauf-Stillstand, Zeichen einer tiefen Beinvenenthrombose (Meier-, Payr-, Homans-Zeichen)
Blutgasanalyse/Labor	pO_2 ↓, pCO_2 ↓, D-Dimere positiv
EKG	Zeichen der akuten Rechtsherzbelastung: Tachykardie, evtl. Rhytmusstörungen, S_I-Q_{III}-Typ (McGinn-White-Syndrom mit ST-Hebungen in Ableitung III), Rechtsdrehung des Lagetyps, inkompletter Rechtsschenkelblock, p-pulmonale, T-Negativierung
Angio-CT (alternativ DSA, MRT)	Direktes Zeichen der Lungenembolie: Abbruch des KM-perfundierten Lumens, Thrombusnachweis (in der CT als hypodenser Lumeninhalt)
Röntgen-Thorax	Selten sichtbare Veränderungen, evtl. Kalibersprung der Gefäße, Lungeninfarkt, Westmark-Zeichen (Aufhellungszone)
Echokardiographie	Zeichen der akuten Rechtsherzbelastung: rechtsventrikuläre Dilatation, dilatierte Pulmonalarterien, Trikuspidalinsuffizienz, paradoxe Septumbewegungen
Duplex-Sonographie der Beinvenen + ggf. Angio-CT des Beckens	Nachweis einer Becken- und/ oder Beinvenenthrombose als Emboliequelle

4. Einteilung/Risikostratifizierung

Bei hämodynamisch stabilen Patienten mit nachgewiesener Lungenembolie soll leitliniengerecht eine weitere **Risikostratifizierung** erfolgen. Hierzu kommt ein validierter klinischer Score zum Einsatz: **Pulmonary Embolism Severity Index (PESI)** oder **simplified PESI (sPESI)**, um zwischen niedrigem und mittlerem/intermediärem klinischen Risiko unterscheiden zu können (➤ Tab. 39.2 und ➤ Tab. 39.3). Der PESI berücksich-

Tab. 39.2 Validierte klinische Scores zur Risikostratifizierung einer nachgewiesenen Lungenembolie: Pulmonary Embolism Severity Index (PESI) und simplified PESI (sPESI) gemäß AWMF S2-Leitlinie (modifiziert nach Konstantinides et al. 2014)

Klinische Parameter	Punkte	
	Original-PESI	sPESI
Lebensalter	Alter in Jahren	1 Punkt, wenn Alter > 80 Jahre
Männliches Geschlecht	+10	–
Tumorerkrankung	+30	1
Chronische Herzinsuffizienz	+10	1
Chronische Lungenerkrankung	+10	
Pulsfrequenz ≥ 110 Schläge pro Minute	+20	1
Systolischer Blutdruck < 100 mmHg	+30	1
Atemfrequenz > 30 Atemzüge pro Minute	+20	–
Temperatur < 36 °C	+20	–
Bewusstseinsstörung	+60	–
Arterielle Hämoglobinsättigung < 90 %	+20	1

Fall 39 Akuter Thoraxschmerz

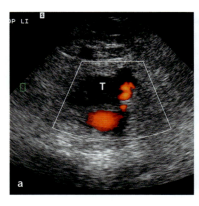
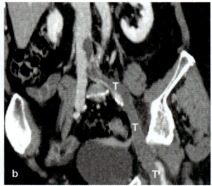

Abb. 39.2 Thrombus (mit T gekennzeichnet) in der V. poplitea links. a. Dopplersonographie. b. Angio-CT (späte KM-Phase, koronare Rekonstruktion). [T579, T582]

tigt und integriert demographische Faktoren, Komorbidität und klinische Befunde bei der Diagnosestellung.

Tab. 39.3 Risikokategorien Pulmonary Embolism Severity Index (PESI) und simplified PESI (sPESI) gemäß AWMF S2-Leitlinie (modifiziert nach Konstantinides et al. 2014 [95 % VI = 95 % Vertrauensintervall])

Original-PESI	sPESI
Kategorie I: ≤ 65 Punkte Sehr niedriges 30-Tages-Todesrisiko (0–1,6 %)	**0 Punkte** 30-Tages-Todesrisiko: 1,0 % (95 % VI : 0,0–2,1 %)
Kategorie II: 66–85 Punkte Niedriges 30-Tages-Todesrisiko (1,7–3,5 %)	**≥ 1 Punkt** 30-Tages-Todesrisiko: 10,9 % (95 % VI : 8,5–13,2 %)
Kategorie III: 86–105 Punkte Moderates 30-Tages-Todesrisiko (3,2–7,1 %)	
Kategorie IV: 106–125 Punkte Hohes Todesrisiko (4,0–11,4 %)	
Kategorie V: >125 Punkte Sehr hohes Todesrisiko (10,0–24,5 %)	

5. Therapie

Die sofortige Antikoagulation mit **Heparin** senkt die Morbidität und die Mortalität bei einer Lungenembolie, daher sollte bei hoher klinischer Wahrscheinlichkeit noch vor apparativer Diagnose eine Heparintherapie (bevorzugt unfraktioniertes Heparin als Bolus, dann kontinuierlich i. v.) eingeleitet werden! Darüber sollten **Analgetika und Sedativa** gegeben sowie dem halb aufrecht gelagerten Patienten **Sauerstoff** verabreicht werden.

Folgende **Therapiemöglichkeiten** gibt es:

- **Antikoagulation** mit niedermolekularem Heparin oder Fondaparinux und Vitamin-K-Antagonist (Phenprocoumon/Warfarin-Natrium, i. d. R. INR 2–3) für **mindestens 3–6 Monate** (auch nach interventionellem oder operativem Eingriff notwendig); anschließend Evaluation, ob eine verlängerte Erhaltungsdosis notwendig ist.
- Systemische und/oder kathetergesteuerte lokale **Lysetherapie** (Streptokinase, Urokinase, rtPA): Bei Verschluss des Pulmonalishauptstamms kann interventionell mittels **Ballonkatheter** oder **Katheterembolektomie** versucht werden, den Verschluss zu beseitigen.
- **Operative** Thrombektomie/Embolektomie: Nach Scharf und Cooley kann mit Einsatz der Herz-Lungen-Maschine mittels **Fogarty-Katheter, Saugkatheter oder Fasszange** der Embolus entfernt werden; ohne extrakorporale Zirkulation ist die **Embolektomie nach Trendelenburg** möglich.

- **Kathetergestützte Verfahren** wie die Implantation eines **Vena-cava-Filters** bei Lungenembolie und die mechanische Zerkleinerung des Thrombus (mechanische Thrombolyse) nur in wenigen Ausnahmesituationen.

Etwa ein Drittel aller Patienten mit Lungenembolie und die mechanische Zerkleinerung des Thrombus (machanische Thrombolyse) sind in der PESI-Kategorie I–II bzw. haben einen sPESI von 0 (Verweis auf ➤ Tab. 39.2 und ➤ Tab. 39.3). Wird eine adäquate Antikoagulation durchgeführt, besteht ein niedriges Risiko für einen ungünstigen Verlauf in der Akutphase. Patienten in der PESI-Kategorie III–V oder jene mit einem sPESI > 1 haben eine 30-Tages-Mortalität von mindestens 11 % und somit ein intermediäres klinisches Risiko oder bei Vorliegen einer rechtsventrikulären Dysfunktion (Echokardiographie) in Kombination mit einem positiven kardialen Biomarker, z. B. Troponin, ein intermediär hohes klinisches Risiko.

Das therapeutische Vorgehen ist in Abhängigkeit von der Risikostratifizierung und dem klinischen Befund empfohlen (gemäß AWMF S2-Leitlinie):
- Bei **symptomatischer** Lungenembolie soll **therapeutisch antikoaguliert** werden.
- Hämodynamisch **instabile** Patienten sollen eine sofortige **Reperfusionstherapie** (Lyse, interventionelles oder operatives Vorgehen) erhalten.
- Hämodynamisch **stabile** Patienten mit **intermediär hohem** Risiko sollten nur bei hämodynamischer Dekompensation eine Reperfusionstherapie erhalten.
- Patienten, die für eine Reperfusionstherapie infrage kommen, sollten initial mit unfraktioniertem oder niedermolekularem Heparin behandelt werden.
- Patienten mit **niedrigem** oder **intermediär niedrigem** Risiko sollen wie Patienten mit alleiniger Beinvenenthrombose **antikoaguliert** werden.
- Bei Patienten mit **niedrigem** Risiko kann die Behandlung der Lungenembolie **ambulant** erfolgen.

Nachsorge: Nach 3–6 Monaten soll evaluiert werden, ob eine verlängerte Erhaltungstherapie der Antikoagulation notwendig ist.

Besteht bei Patienten 3 Monate nach der Diagnose Lungenembolie und adäquater Therapie immer noch Dyspnoe, sollte eine **chronisch thromboembolische pulmonale Hypertonie-Diagnostik** (CTEPH) durchgeführt werden. Bei der CTEPH handelt es sich um eine narbige Obstruktion der Lungenarterien, die eine seltene Langzeitkomplikation nach einer einzigen Lungenembolie bzw. nach rezidivierenden Lungenembolien darstellt (Inzidenz 5 Fälle pro 1 Million Personen/Jahr, Prävalenz 3–30 Fälle pro 1 Million Personen/Jahr).

MERKE

Zur Prophylaxe muss immer eine Antikoagulation mit niedermolekularem Heparin oder Fondaparinux und Vitamin-K-Antagonist für mindestens 3 bis 6 Monate erfolgen.

ZUSAMMENFASSUNG

- **Differenzialdiagnosen** des akuten Thoraxschmerzes sind Lungenembolie, thorakale Aortendissektion, akutes Koronarsyndrom und Pneumothorax.
- Die **Klinik** der Lungenembolie ist abhängig vom Schweregrad aufgrund des Verschlussausmaßes: klinisch stumm, aber auch z. B. Dyspnoe, Tachypnoe, akuter Thoraxschmerz, Tachykardie, Hypotonie, Schock bis hin zum Herz-Kreislauf-Stillstand.
- Die **Diagnostik** einer Lungenembolie besteht neben der klinischen Untersuchung v. a. aus Blutgasanalyse, D-Dimeren, EKG, Angio-CT mit KM (alternativ DSA, MRT) und der Suche nach der Embolusquelle (v. a. Duplex-Sonographie der Beinvenen).
- Therapeutisch soll bei hoher klinischer Wahrscheinlichkeit einer Lungenembolie noch vor apparativer Diagnostik eine **Heparintherapie** eingeleitet werden!
- Die **Therapieoptionen** alleinige Antikoagulation, systemische Lyse, interventionelles oder operatives Revaskulatisationsverfahren sollen in Abhängigkeit der **Risikostratifizierung** z. B. nach Pulmonary Embolism Severity Index (PESI) oder simplified PESI (sPESI) evaluiert werden.
- Die **Antikoagulation** muss 3–6 Monate fortgeführt werden. Anschließend muss eruiert werden, ob eine verlängerte Erhaltungsdosis notwendig ist.

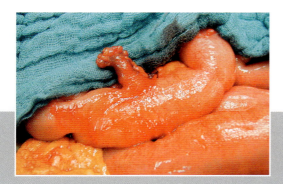

40

Intraoperativer Zufallsbefund am Dünndarm

Anamnese
Sie werden konsiliarisch in den OP der gynäkologischen Abteilung Ihrer Klinik gerufen. Im Rahmen einer abdominellen Hysterektomie wegen Myomen bei der 44-jährigen Frau Z. war diese Veränderung am Dünndarm (➤ Bild [T581]) als Zufallsbefund zu erheben. Anamnestisch sind keine weiteren Erkrankungen oder Voroperationen bei der Patientin bekannt.

Untersuchungsbefunde
Die Veränderung am Dünndarm befindet sich etwa 70 cm oralwärts der Ileozökalklappe. Sie ist von weicher Konsistenz. Der übrige Dünn- sowie Dickdarm ist palpatorisch unauffällig. Auch an der Leber lassen sich keine Veränderungen bei glatter Oberfläche tasten. Freie Flüssigkeit ist in der Bauchhöhle nicht zu finden. Die präoperativ bestimmten Laborparameter bieten ebenfalls keine Auffälligkeiten.

1. Um welche Veränderung am Dünndarm handelt es sich wahrscheinlich und wie ist Ihr Vorgehen?

2. Erläutern Sie die Ursache der Erkrankung.

3. Welche Symptome und Komplikationen können durch die Veränderung auftreten?

4. Welche diagnostischen und evtl. therapeutischen Maßnahmen können erforderlich sein?

Fall 40 Intraoperativer Zufallsbefund am Dünndarm

1. Befund und weiteres Vorgehen
Bei der Ausstülpung am Dünndarm handelt es sich um ein sog. **Meckel-Divertikel**. Dies befindet sich meistens am terminalen Ileum bis 80–100 cm oralwärts der Ileozökalklappe und kann bis zu 25 cm lang sein.

Zwar sind die meisten Meckel-Divertikel asymptomatisch, jedoch können diese zu den unten aufgeführten Komplikationen führen (Antwort 3), sodass jedes zufällig entdeckte Meckel-Divertikel entfernt werden sollte.

Nach Vorlegen von Haltefäden wird die Ausstülpung der Dünndarmwand längs zur Darmachse reseziert und der entstandene Wanddefekt nun quer zur Darmachse vernäht, um eine Stenose zu vermeiden. Alternativ kann das Divertikel auch mit einem Klammernahtgerät (Stapler) abgetragen werden. Jedes entfernte Meckel-Divertikel sollte histologisch untersucht werden.

2. Ursache
Beim Meckel-Divertikel handelt es sich um ein **echtes Divertikel** mit Ausstülpung der gesamten Dünndarmwand. Es kommt bei 1–3 % der Bevölkerung vor, ist die häufigste angeboren Anomalie am Gastrointestinaltrakt und Folge einer nicht kompletten Rückbildung des Ductus omphaloentericus. In der Hälfte der Fälle findet sich in einem Meckel-Divertikel **ektope Schleimhaut,** meist Mukosa des Magens oder Pankreasgewebe, die die möglichen Symptome und Komplikationen hervorruft.

3. Symptome und Komplikationen
Durch das Meckel-Divertikel bzw. durch die darin befindliche versprengte Magenschleimhaut oder das ektope Pankreasgewebe können folgende Symptome und Komplikationen auftreten:
- **Entzündung:** Die Symptome können sehr einer Appendizitis ähneln. Daher wird im Rahmen einer Appendektomie, bei der durch den Befund an der Appendix die klinische Symptomatik nicht zu erklären ist, „gemeckelt". D. h. das terminale Ileum wird bis etwa 150 cm nach oral auf ein Meckel-Divertikel als mögliche Ursache abgesucht.
- **Blutung:** durch die ektope Magenschleimhaut können im Divertikel peptische Ulzera entstehen, die wiederum Blutungen (Melaena) hervorrufen können.
- **Perforation:** zeigt sich mit dem klinischen Bild eines akuten Abdomens mit Peritonitis.
- **Ileus:** Durch ein Meckel-Divertikel können Invaginationen oder ein Strangulationsileus sowie Volvulus mit der dann entsprechenden klinischen Symptomatik entstehen
- **Maligne Entartung:** Bei ektoper Schleimhaut besteht ein erhöhtes Risiko der malignen Entartung, insbesondere **Karzinoide** können in Meckel-Divertikeln auftreten (> Abb. 40.1).

4. Diagnostische und therapeutische Maßnahmen
Bei der diagnostischen Abklärung einer unteren gastrointestinalen Blutung, zu deren möglichen Ursachen ein Meckel-Divertikel gehört, kann dieses durch eine ^{99m}**Tc-Pertechnetat-Szintigraphie** durch aktive Sekretion der Substanz über die ektope Magenschleimhaut nachgewiesen werden.

Oft ist bei bis dahin negativer Diagnostik und begründetem Verdacht letztendlich eine **diagnostische Laparoskopie** zum Nachweis bzw. Ausschluss eines Meckel-Divetikels indiziert.

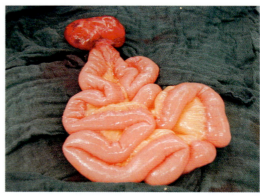

Abb. 40.1 Entartetes Meckel-Divertikel. [T581]

Besteht beim intraoperativen Nachweis eines Meckel-Divertikels bereits der Verdacht auf eine maligne Entartung (> Abb. 40.1), so ist eine Segmentresektion des betroffenen Ileumanteils angezeigt. Ergibt die histologische Untersuchung dann das Vorliegen eines Malignoms, wobei es sich häufig um ein **Karzinoid** handelt, ist diesbezüglich eine entsprechende Diagnostik erforderlich:

- Tumormarker Chromogranin A.
- Ggf. Somatostatinrezeptor-Szintigraphie.
- CT-Abdomen.

Sind dabei pathologische Befunde auffällig, ist eine Nachresektion einschließlich des zugehörigen Lymphabstromgebietes notwendig.

ZUSAMMENFASSUNG

- Das Meckel-Divertikel wird meist als Zufallsbefund im Rahmen einer Laparoskopie oder Laparotomie aus anderen Gründen diagnostiziert.
- Es ist die häufigste angeborene Anomalie am Gastrointestinaltrakt und entspricht dem nicht vollständig rückgebildeten Ductus omphaloentericus.
- In etwa 50 % findet sich im Divertikel ektopes Magen- oder Pankreasgewebe.
- Mögliche Symptome bzw. Komplikationen sind Blutung, Perforation, Entzündung, Ileus oder die maligne Entartung.
- Ein zufällig entdecktes Meckel-Divertikel sollte immer entfernt werden.

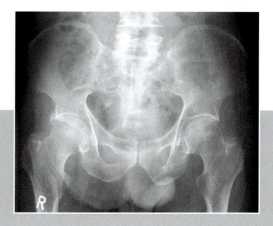

41 Schmerzende Hüfte nach Sturz

Anamnese

Nachts um 4 Uhr, nachdem Sie sich gerade eine halbe Stunde im Dienstzimmer schlafen legen konnten, werden Sie von der Notaufnahme angefunkt. Die Rettungssanitäter übergeben Ihnen den 81-jährigen Patienten Herrn F., der beim nächtlichen Toilettengang auf die rechte Hüfte gestürzt war. Der Patient wohne in einer Anlage für betreutes Wohnen, sodass er nicht lange auf Hilfe warten musste. Seine Medikamente und Erkrankungen stünden auf einem mitgegebenen Zettel. Herr F. sei während des Transports etwas verwirrt und tachykard, aber stabil gewesen.

Untersuchungsbefunde

81-jähriger Patient in altersentsprechendem AZ und schlankem EZ, HF 105/min, RR 160/95 mmHg.
Körperliche Untersuchung: Sie müssen die Hose des Patienten aufschneiden, da jegliche Bewegung des rechten Beins und somit ein Ausziehen schmerzbedingt nicht möglich ist. An der rechten Hüfte findet sich ein frisches Hämatom, außerdem bestehen ein Ruheschmerz in der rechten Leiste sowie ein starker Druckschmerz über dem rechten Hüftgelenk.
Beckenübersichtsaufnahme > Bild [T579].

1. Welche klinischen Untersuchungen müssen Sie anschließen?

2. Welche bildgebende Diagnostik ist indiziert?

3. Welche klassischen Lokalisationen von Femurfrakturen kennen Sie und um welche handelt es sich in diesem Fall?

4. Welche Sofortmaßnahmen führen Sie durch?

5. Wie wir die hier vorliegende Femurfraktur behandelt? Wie verfahren Sie dabei genau?

6. Über welche Komplikationen der Therapie müssen Sie den Patienten aufklären?

Fall 41 Schmerzende Hüfte nach Sturz

1. Verdachtsdiagnose und klinische Untersuchungen

Auf dem Röntgenbild ist eine **proximale Femurschaftfraktur** zu erkennen. Bei diesen Femurfrakturen finden sich in der klinischen Untersuchung z. B.:
- Prellmarke.
- Beinlängendifferenz.
- (Außenrotations-)Fehlstellung.
- Trochanterhochstand.
- Eingeschränkte Beweglichkeit.
- Druckschmerz über dem Hüftgelenk.
- Stauchungsschmerz.
- Bei Luxation federnde Fixation.

Es ist wichtig, die **sensible und motorische** Überprüfung von **N. ischiadicus** und **N. peroneus** in die körperliche Untersuchung einzubeziehen. Dazu müssen die Sensibilität des Unterschenkels und des Fußes sowie – wenn schmerzbedingt möglich – die Kniebeugung sowie Dorsalextension und Plantarflexion des Fußes kontrolliert werden. Lassen sich die **Pulse** der A. poplitea, A. tibialis posterior und A. dorsal pedis nicht palpieren, so müssen sie dopplersonographisch aufgesucht und deren Verschlussdrücke gemessen werden.

> **MERKE**
> Bei einer proximalen Femurfraktur müssen die sensible und motorische Innervation durch den N. ischiadicus und den N. peroneus sowie die peripheren Fußpulse kontrolliert werden.

2. Bildgebende Diagnostik

Bei proximaler Femurfraktur wird i. d. R. eine **Beckenübersichtsaufnahme** angefertigt, auf der dislozierte Frakturen bereits gut diagnostiziert werden können. Als zweite Ebene kann eine **axiale Aufnahme** ergänzt werden, bei der die Kassette seitlich angestellt wird. Je nach Lage der Fraktur muss auch eine **Femuraufnahme a. p. und seitlich** angefertigt werden.
Okkulte Frakturen können oft erst in der **CT** oder bei Verfügbarkeit noch besser in der **MRT** diagnostiziert werden.

3. Lokalisation von Femurfrakturen

Die > Abb. 41.1 gibt die klassischen Lokalisationen von Femurfrakturen wieder. Allgemein gilt:
- **Proximale Frakturen** (Femurkopf-, Schenkelhals- oder pertrochantere Fraktur) treten eher beim **älteren Patienten,** bei Osteoporose, ggf. bei Metastasen und vor allem beim Sturz auf die Hüfte auf.
- **Femurschaft-** bzw. **distale Frakturen** ereignen sich v. a. im Rahmen von **Verkehrsunfällen** oder stärkeren Stürzen und widerfahren auch **Kindern.**

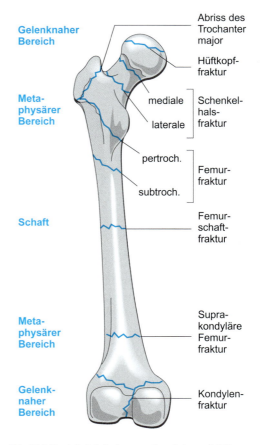

Abb. 41.1 Klassische Lokalisationen von Femurfrakturen. [L106]

- Bei Femurschaftfrakturen kann es zu erheblichen Blutverlusten mit Schocksymptomatik sowie aufgrund des Unfallhergangs auch weiteren knöchernen oder Weichteilverletzungen kommen.
- Distale Femurfrakturen sind ebenfalls oft mit ausgeprägten weiteren Verletzungen kombiniert.

In diesem Fall erkennt man auf der Beckenübersichtsaufnahme am rechten Femur eine **pertrochantäre Fraktur,** wie sie sich häufiger beim älteren Menschen findet. Es handelt sich um einen einfachen Frakturverlauf durch den Trochanter major und Trochanter minor mit mäßiger Dislokation. Es können bei dieser Frakturform auch Mehrfragmentfrakturen bis hin zur Trümmerfraktur vorliegen. Wenn der Trochanter minor abbricht, fehlt die mediale Abstützung, sodass die Fraktur instabil wird. Ungünstigstenfalls läuft die pertrochantäre Femurfraktur in den Femurschaft hinein.

4. Sofortmaßnahmen

Wenn der Patient nicht bereits von den Rettungssanitätern **i. v. Zugänge** bekommen hat, sollten Sie ihm diese legen und eine **Ringer-Laktat-Infusion** anhängen. Aufgrund der starken Schmerzen sollte eine **suffiziente Schmerztherapie** z. B. mit Piritramid (Dipidolor®) erfolgen.

Eine **pertrochantäre Fraktur** sollte baldmöglichst **operativ** behandelt werden. Daher nehmen Sie dem Patienten zur OP-Vorbereitung Blut ab (Blutbild, Gerinnungs-, Entzündungs-, Nierenparametern etc.). Der Patient muss stationär aufgenommen werden und am Morgen vor der OP sollte dann noch ein Röntgen-Thorax und ggf. eine internistische Abklärung bezüglich der Operationsfähigkeit erfolgen. Ggf. muss eine **Extensionsbehandlung** bis zur OP begonnen werden. An eine **Thrombose- und Dekubitusprophylaxe** muss ebenfalls gedacht werden.

Sie veranlassen, dass Herr F. nüchtern bleibt, informieren die Anästhesie und klären den Patienten bereits für die anstehende Operation auf.

> **MERKE**
> Femurfrakturen sind sehr schmerzhaft, sodass eine suffiziente Schmerztherapie sowie Schockprophylaxe erfolgen muss.

5. Therapie und operatives Vorgehen

Bei **pertrochantären Femurfrakturen** sollte bei Operationsfähigkeit des Patienten die operative Therapie – unabhängig von der Stabilität der Fraktur – immer vorgezogen werden. Zwar ist eine **konservative Therapie** grundsätzlich möglich, allerdings birgt die lange Immobilisation von etwa zwölf Wochen gerade bei dem höheren Alter der Patienten die Gefahr von **Komplikationen** wie Thrombosen, Thromboembolien, Dekubitus und nosokomiale Infektionen (z. B. Pneumonie).

Als **Osteosynthesematerial** werden je nach Komplexität der Fraktur sowie je nach Klinikvorlieben und Verfügbarkeit eingesetzt:

- Marknagel, vor allem proximaler Femurnagel (PFN), teilweise Gamma-Nagel.
- Dynamische Hüftschraube (DHS, > Abb. 41.2), bei jungen aktiven Patienten (weil es weniger invasiv als der PFN ist).
- Bei sehr stark osteoporotischem Knochen, bei Verdacht auf eine Hüftkopfnekrose oder Trümmerfrakturen, die sich nicht fixieren lassen, ist ggf. ein Ersatz mittels **Hemi-Endoprothese (HEP)/Duokopfprothese** oder **Total-Endoprothese (TEP)** indiziert.

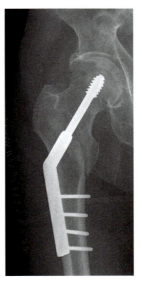

Abb. 41.2 Dynamische Hüftschraube (DHS) bei pertrochantärer Femurfraktur. [T579]

Fall 41 Schmerzende Hüfte nach Sturz

Für den PFN wird zunächst der Trochanter major aufgesucht, eine Inzision kaudal des Trochanters gewählt, ein Loch in die Trochanterspitze gebohrt und der Femurnagel über einen Zielbügel eingeführt. Dann werden über ein Zielgerät die proximale Klinge und die distalen Verriegelungsschrauben gesetzt.

6. Komplikationen

- Klassisch: **Blutungen, Infektionen, Wundheilungsstörungen, Thrombose, Embolie**.
- Über mögliche **Schädigungen** von umgebenem **Gewebe, Gefäßen** und **Nerven** muss aufgeklärt werden.
- Intraoperativ muss evtl. das **Verfahren gewechselt** werden, sodass im Extremfall eine Endoprothesenversorgung notwendig werden kann.
- Es kann zu **Dislokationen, Implantatlockerung** oder **-bruch**, anschließender **Fehlstellung** des Beines und einer **Reoperation** kommen.
- **Hüftkopfnekrose, Coxarthrose** und **Pseudarthrose** sind gefürchtete Komplikationen nach Operationen im Hüftbereich.

Eine **Metallentfernung** wird normalerweise nur bei jüngeren Patienten angestrebt. Ziel ist es, den Patienten möglichst bald nach der Operation wieder zu mobilisieren, um die Komplikationen einer langen Immobilisation zu vermeiden. Dazu wird Osteosynthesematerial verwendet, das anschließend eine gewisse Sinterung – der sog. Teleskopmechanismus – zulässt. Dadurch wird postoperativ oft eine sofortige Belastungsstabilität erreicht.

ZUSAMMENFASSUNG

- Die pertrochantäre Femurfraktur findet sich häufig bei älteren Patienten und gehört neben der Hüftkopf- und Schenkelhalsfraktur zu den proximalen Femurfrakturen.
- Bei proximalen Femurfrakturen finden sich klinische Befunde wie Frakturhämatom, Beinlängendifferenz, (Außenrotations-)Fehlstellung, Trochanterhochstand, eingeschränkte Beweglichkeit, Druckschmerz über dem Hüftgelenk und Stauchungsschmerz.
- Bei einer Femurfraktur müssen immer die sensible und motorische Innervation durch den N. ischiadicus und den N. peroneus sowie die peripheren Pulse überprüft werden.
- I. d. R. reicht das konventionelle Röntgen zur Diagnose einer proximalen Femurfraktur; nur selten ist eine CT oder MRT notwendig.
- Als Sofortmaßnahmen gelten eine Infusions- und Schmerztherapie wegen Schockgefahr, gefolgt von der Operationsvorbereitung des Patienten.
- Die pertrochantäre Femurfraktur sollte operativ z. B. mit einer dynamischen Hüftschraube versorgt werden.

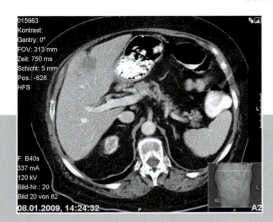

Suspekter Befund bei der Abdomensonographie

Anamnese
Die 69-jährige Frau H. stellt sich in der chirurgischen Ambulanzsprechstunde auf Veranlassung ihrer Hausärztin vor. Sie bringt Aufnahmen einer CT des Abdomens mit (➤ Bild [T580]), das laut Patientin wegen eines auffälligen Befundes bei einer routinemäßig erfolgten Ultraschalluntersuchung des Bauches durchgeführt worden sei. Frau H. berichtet, vor drei Jahren wegen „Darmkrebs" operiert worden zu sein. Sie sei gut belastbar, habe ein konstantes Gewicht und keinerlei Beschwerden. Die letzte Darmspiegelung sei vor einem Jahr erfolgt und ohne Auffälligkeiten gewesen.

Untersuchungsbefunde
69-jährige Patientin in altersentsprechendem AZ und leicht adipösem EZ.
Körperliche Untersuchung: Herz und Lunge: regelrechte Auskultationsbefunde. Keine vergrößerten Lymphknoten tastbar. Abdomen: Bauchdecke weich, keine Druckschmerzen. Reizlose Narbe nach medianer Längslaparotomie ohne Anhalt für eine Narbenhernie. Digital-rektale Untersuchung: Ampulle leer, kein Tumor tastbar, kein Blut am Fingerling.
Computertomographie Abdomen ➤ Bild [T580].

1. Beschreiben Sie den CT-Befund. Welche Verdachtsdiagnose erheben Sie? Welche Differenzialdiagnosen kommen infrage?

2. Welche weiteren Untersuchungen veranlassen Sie?

3. Welche Therapie schlagen Sie der Patientin vor und welche alternativen Optionen kennen Sie?

4. Welche Nachsorgemaßnahmen sind im Weiteren zu empfehlen?

Fall 42 Suspekter Befund bei der Abdomensonographie

1. CT-Befund und Verdachtsdiagnose
Die Computertomographie des Abdomens zeigt an der Leber oberflächennah einen hypodensen, unscharf begrenzten **Rundherd**, während das übrige Leberparenchym keine weiteren Foki aufweist (➤ Abb. 42.1). Weitere pathologische Veränderungen sind in den CT-Aufnahmen nicht zu erheben. Bei Zustand nach einer Kolonresektion wegen eines Kolonkarzinoms vor drei Jahren ist der beschriebene Leberrundherd dringend verdächtig auf eine **Metastase (Filia)** des vorbekannten Malignoms.
Unterschieden werden:
- **Synchrone Metastasen:** liegen bereits zum Zeitpunkt der Erstdiagnose des Primärtumors vor.
- **Metachrone Metastasen:** treten nach einem tumorfreien Intervall im weiteren Verlauf der Tumorerkrankung auf.

Differenzialdiagnostisch ist bei unklaren Leberrundherden an folgende Erkrankungen zu denken:
- Leberabszess.
- Primäres hepatozelluläres oder cholangiozelluläres Karzinom.
- Gutartige Veränderungen: Hämangiome, Zysten, Echinokokkose, Adenome, fokal-noduläre Hyperplasie (FNH).

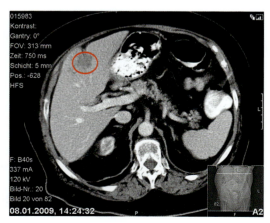

Abb. 42.1 Leberrundherd (Kreis) in der Kontrastmittel-CT des Abdomens. [T580]

Lebermetastasen entstehen **hämatogen** über das Pfortadersystem oder über die A. hepatica arteriell-systemisch. Die am häufigsten in die Leber metastasierenden Malignome sind die kolorektalen Karzinome über den portal-venösen Abfluss des Primärtumors.

> **MERKE**
> Abhängig vom Tumorstadium entwickeln bis zu 50 % der Patienten mit einem kolorektalen Karzinom Lebermetastasen.

2. Diagnostik
Fällt in einer **Abdomensonographie** ein Leberrundherd auf, so ist zu seiner weiteren Abklärung und zum Ausschluss bzw. Nachweis weiterer Foki eine ergänzende bildgebende Diagnostik mittels **Dünnschicht-KM-CT** bzw. **MRT** erforderlich.
Des Weiteren sollte bei bekannten Malignomen ein **Restaging** zum Ausschluss eines Rezidivs des Primärtumors für die weitere Therapieplanung erfolgen. Erscheint eine chirurgische Entfernung des Leberherds nicht möglich, sollte eine **Feinnadelpunktion** zur Biopsiegewinnung erfolgen.
Bei Frau H. sind daher eine Koloskopie, Röntgenaufnahmen des Thorax sowie zur weiteren Verlaufs- und Therapiekontrolle die Bestimmung des Tumormarkers CEA angezeigt.

3. Therapie
Eine Verbesserung der Prognose kann bei einer Lebermetastasierung nur erzielt werden, wenn eine Resektion der Metastasen im Gesunden (**R0-Resektion;** ➤ Tab. 42.1) möglich ist, **kein Rezidiv** des Primärtumors nachgewiesen wurde und das **OP-Risiko vertretbar** ist.
Ob eine chirurgische Entfernung möglich ist, hängt von Größe und Anzahl der Lebermetastasen, deren Lokalisation und der Funktionsreserve des Leberrestgewebes ab. Bei multiplen Herden in beiden Leberlappen (➤ Abb. 42.2) ist eine Resektion nicht mehr indiziert.
Bei der **Metastasenchirurgie an der Leber** sind folgende resezierende Eingriffe möglich:

- **Atypische Resektion:** Entfernung von kleinen Herden innerhalb eines Segments.
- **Segmentresektion:** Resektionsausmaß entspricht den anatomischen Segmenten der Leber.
- **Hemihepatektomie:** Entfernung eines Leberlappens.

Tab. 42.1 Einteilung des Resektionsausmaßes bei malignen Tumoren

R0-Resektion	Resektionsrand makroskopisch und mikroskopisch tumorfrei
R1-Resektion	Resektionsrand makroskopisch tumorfrei, mikroskopisch Nachweis von Tumorzellen
R2-Resektion	Makroskopisch am Resektionsrand verbliebenes Tumorgewebe

Bei der Operation sollte intraoperativ eine (sterile) Ultraschalluntersuchung der Leber erfolgen, da im Vergleich zur präoperativ erfolgten CT oder MRT in bis zu 25 % der Fälle weitere Herde nachzuweisen sind.

Ist **keine operative Metastasenentfernung** möglich, aber besteht die Aussicht, durch eine effektive Behandlung der Lebermetastasen die Lebenserwartung des Patienten zu verbessern, so stehen **folgende Therapieoptionen** zur Verfügung:

- **„Downsizing":** Verkleinern der Metastasen durch eine Chemotherapie, um sie sekundär einer Resektion zuführen zu können.
- **Radiofrequenzthermoablation:** CT-gesteuert werden Sonden in die Metastasen perkutan eingebracht und durch Hitzeapplikation das Tumorgewebe zerstört.
- **Stereotaktische Bestrahlung:** perkutane Radiotherapie; günstig bei zwerchfellnahen Herden; weniger geeignet, wenn Darm oder Gallenblase im Bestrahlungsfeld liegen, da diese strahlensensibler als das Leberparenchym sind.
- **Transarterielle Chemoembolisation:** hierbei wird die meist gute arterielle Gefäßversorgung der Metastasen genutzt, um über einen transarteriell nahe an die Metastase platzierten Katheter lokal ein Zytostatikum einzubringen und im Anschluss daran das versorgende Tumorgefäß mit vaskulären Okklusionsmitteln zu verschließen (= embolisieren).

Nachdem beim Restaging ein Rezidiv des bekannten Kolonkarzinoms ausgeschlossen wurde und bei Frau H. eine oberflächlich gelegene Solitärmetastase im linken Leberlappen vorliegt, ist der Patientin eine Metastasenentfernung durch eine Segmentresektion zu empfehlen.

4. Nachsorge

Nach erfolgter Resektion von kolorektalen Lebermetastasen sind die Patienten ebenso wie nach der Behandlung des primären Karzinoms regelmäßigen Tumornachsorgeuntersuchungen zu unterziehen. Diese umfassen in halbjährlichen Abständen:
- Körperliche Untersuchung.
- Abdomensonographie.
- Bestimmung der Tumormarker.
- Jährlich Röntgenaufnahme des Thorax.

Ist hierbei erneut eine Metastase in der Leber nachzuweisen, kann oftmals wiederum eine Resektion im Gesunden erfolgen und damit eine Prognoseverbesserung erzielt werden.

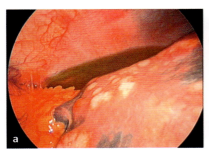
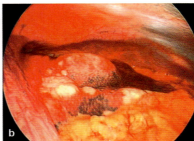

Abb. 42.2 Laparoskopischer Befund bei multiplen Lebermetastasen in beiden Leberlappen. a. Rechter Leberlappen. b. Linker Leberlappen. [T581]

Fall 42 Suspekter Befund bei der Abdomensonographie

ZUSAMMENFASSUNG

- Unklare Leberrundherde in der Abdomensonographie sind mittels Dünnschicht-CT oder MRT weiter abzuklären.
- Bei bekanntem Malignom handelt es sich bei fokalen Veränderungen meist um Metastasen; differenzialdiagnostisch ist an Abszesse, Zysten, Adenome, Hämangiome oder primäre hepato- oder cholangiozelluläre Karzinome zu denken.
- Die Möglichkeit der operativen Metastasenentfernung ist abhängig von Größe, Anzahl und Lokalisation sowie der Funktionskapazität des verbleibenden Lebergewebes.
- Das Resektionsausmaß bei Lebermetastasen reicht von der atypischen Resektion bis zur Hemihepatektomie.
- Als alternative Therapieoptionen zur Operation stehen Chemotherapie, lokale Thermoablation, stereotaktische Bestrahlung sowie Chemoembolisation zur Verfügung.

Belastungsabhängiger akuter Thoraxschmerz

Anamnese
Sie übernehmen präoperativ den 67-jährigen Herrn K. mit einer chronischen koronaren Herzkrankheit (KHK) von der kardiologischen Normalstation auf Ihre herzchirurgische Normalstation. Bei dem Patienten bestehen eine Drei-Gefäßerkrankung sowie eine Ejektionsfraktion von 40 %. Unter konservativer Therapie gibt er eine seit mehreren Monaten bei geringer Belastung auftretende Angina pectoris an. Die Frage nach Infektionen in den letzten zwei Wochen verneint der Patient.

Untersuchungsbefunde
67-jähriger Patient in reduziertem AZ und adipösem EZ. RR 150/100 mmHg, HF 82/min, Temperatur 36,7°C.

Körperliche Untersuchung: Herz: hochfrequentes holosystolisches $^2/_6$-Decrescendosystolikum mit p. m. über Erb und apikal, Herzspitzenstoß nicht lateralisiert. Lungen: vesikuläres Atemgeräusch beidseits ohne RG. Gefäßstatus: periphere Pulse gut palpabel, Allen-Test beidseits 5 s, keine Strömungsgeräusche, keine Varikosis, keine peripheren Ödeme. Abdomen: weich mit regelrechten Darmgeräuschen, Leber 3 cm unter dem Rippenbogen mit glattem Organrand zu palpieren. Keine Jugularvenenstauung. Neurologisch orientierend unauffällig.

1. Was wissen Sie über Ätiologie, Pathogenese und Klinik der koronaren Herzkrankheit (KHK)?

2. Nennen Sie bitte wichtige klinische Symptome der KHK!

3. Welche wichtigen Differenzialdiagnosen des akuten Thoraxschmerzes kennen Sie?

4. Wie und auf der Basis welcher Diagnostik wird die Indikation zur weiteren Therapie gestellt?

5. Welche Therapieoptionen bestehen grundsätzlich bei einer KHK?

Fall 43 Belastungsabhängiger akuter Thoraxschmerz

1. Koronare Herzkrankheit (KHK)

Der KHK liegt überwiegend eine **Arteriosklerose** der Koronararterien zugrunde. Führt diese zur **Stenose** der den Herzmuskel versorgenden **Koronararterien,** so kommt es in Abhängigkeit vom Stenosegrad durch die **Minderdurchblutung** zu einem Missverhältnis von (niedrigem) Sauerstoffangebot und (höherem) Sauerstoffbedarf im entsprechenden Herzmuskelareal (**Koronarinsuffizienz**). Selten können andere Ursachen, wie Gefäßspasmen, Thromben und Herzinsuffizienz, aber auch extrakardiale Ursachen, wie Anämien und Lungenerkrankungen, bei zusätzlicher Arteriosklerose dieses Missverhältnis verursachen.

Als **Risikofaktoren** für eine KHK gelten Nikotinabusus, arterielle Hypertonie, Diabetes mellitus, Fettstoffwechselstörungen (LDL ↑, HDL ↓, Gesamtcholesterin ↑, Homozystein ↑, Lipoprotein a ↓), Adipositas, Bewegungsmangel, Alter, das männlichen Geschlecht sowie eine positive Familienanamnese (genetische Disposition).

Die daraus resultierende **Ischämie der Herzmuskulatur** kann je nach Ausmaß münden in:
- Akutes Koronarsyndrom.
- Herzrhythmusstörungen.
- Herzinsuffizienz.
- Plötzlichen Herztod.

MERKE
Die KHK kann als ischämische Herzerkrankung aufgrund von unzureichender Koronardurchblutung beschrieben werden.

2. Klinische Symptome der KHK

Als **Leitsymptom** der KHK kann als Folge der Myokardischämie die **Angina pectoris** angesehen werden.
Mögliche Beschreibung der Angina pectoris:
- Schmerzende „Herzenge".
- Druck, seltener Brennen retrosternal, ringförmig oder thorakal einseitig.
- Schmerzausstrahlung: Arm (li > re), Hals, Kiefer, Rücken, Oberbauch (Sodbrennen), atypische Lokalisation v. a. bei älteren und weiblichen Patienten.
- Teilweise nur Schmerz in Ausstrahlungsorten.

Ebenso sollte Bestandteil der Anamnese die Frage nach der **Dauer** eines jeweiligen Schmerzgeschehens, die **Häufigkeit** sowie die **auslösenden Faktoren** (körperliche Belastung, postkoital, Hitze, Kälte, postprandial wegen der mesenterialen Mehrdurchblutung → Roemheld-Syndrom) sein.

Die Angina pectoris kann auch fehlen und stattdessen eine **Dyspnoe** das Leitsymptom sein. Diese kann bei bestehender COPD oder aufgrund einer kardialen Dekompensation vom Patienten als Angina pectoris fehlgedeutet werden. Daneben geben die Patienten oft **unspezifische Symptome,** wie allgemeine Schwäche, verminderte Belastbarkeit und Herzrhythmusstörungen (z. B. Herzrasen, Synkopen, Palpitationen) an.

Man unterscheidet:
- **Stabile Angina pectoris:** Wiederholte Angina < 20 min, die v. a. durch körperliche Belastung auslösbar ist und sich auf körperliche Ruhe und Nitrate (Zerbeißkapsel oder Spray) bessert.
- **Instabile Angina pectoris:** Anhaltende Angina auch in Ruhe, zunehmende Stärke und/oder Häufigkeit, jede neu auftretende Angina bei zuvor asymptomatischem Patienten (De-novo-Angina pectoris). Sie geht in etwa 20 % in einen Herzinfarkt über. Aufgrund der klinischen Symptomatik kann die instabile Angina nicht vom Myokardinfarkt unterschieden werden, weshalb sie als **akutes Koronarsyndrom,** das stationär überwachungspflichtig ist, zusammengefasst wird.
- **Außerdem:** Prinzmetal-Angina (seltene, durch Koronarspasmen ausgelöste Angina) und stumme Myokardischämie (ohne subjektive Beschwerden z. B. bei Diabetes mellitus).

MERKE
- Die instabile Angina pectoris und der akute Myokardinfarkt werden unter dem Begriff akutes Koronarsyndrom zusammengefasst, das einer Krankenhauseinweisung (!) bedarf.
- Für einige Patienten ist es schwer, eine Angina pectoris von einer Dyspnoe zu unterscheiden.

3. Thoraxschmerz
Die wichtigsten Differenzialdiagnosen sind:
- **Akuter Thoraxschmerz:** KHK – akutes Koronarsyndrom – akuter Myokardinfarkt, Lungenembolie, Aortendissektion, Pneumothorax, Perikardtamponade.
- **Subakuter Thoraxschmerz:** Myokarditis, Magenbeschwerden (Ulcus ventriculi), kostovertebrale Schmerzen, entzündliche Vorgänge (Ösophagitis, Pankreatitis, Pleuritis, Pneumonie), psychische und vegetative Erkrankungen.

4. Indikationsstellung
Die Indikationsstellung ist nicht nur in der Chirurgie eine der schwierigsten ärztlichen Aufgaben. In der Herzchirurgie sollte diese interdisziplinär v. a. mit der Kardiologie sowie Anästhesie erfolgen. **Ziele der KHK-Therapie sind:**
- Steigerung von Lebensqualität und Belastbarkeit der Patienten.
- Vorbeugen der klinischen Manifestation einer KHK (z. B. Myokardinfarkt, Herzinsuffizienz).
- Senkung der Sterblichkeit.

Diese Ziele sollten für den Patienten **nur so invasiv wie notwendig** erfolgen.

Als grobe Leitlinie zur Indikationsstellung einer herzchirurgischen Therapie bei KHK müssen von kardiologischer Seite die **Koronararterienstenosen lokalisiert** (Koronarangiographie, ggf. Koronar-CT/MRT) und ihre **objektive ischämische Wirksamkeit** (Belastungs-EKG, Myokardszintigraphie) diagnostiziert sein. Ist die Koronarinsuffizienz konservativ (medikamentös, Reduktion der Risikofaktoren) und katheterinterventionell nicht beherrschbar, müssen **Risiko und Nutzen** einer operativen Therapie unter Berücksichtigung der Operationsfähigkeit des Patienten und der operativen Möglichkeiten (evtl. minimalinvasiv, evtl. ohne Herz-Lungen-Maschine, evtl. Hybridverfahren) gegeneinander abgewogen werden.

Wichtige diagnostische Untersuchungen der KHK sind neben Anamnese, klinischer Untersuchung, Blutuntersuchung, EKG mit zwölf Ableitungen (Ruhe-, Belastungs-EKG):

- **Echokardiographie** (transthorakale = TTE und transösophageale = TEE) z. B. zur Beurteilung der Herzanatomie, der Ventrikelfunktion, Wandbewegungsstörungen, intrakardialen Thromben, der Herzklappen sowie zur Verlaufsbeobachtung; auch als Stressechokardiographie.
- **Koronarangiographie** (Herzkatheter) als bisheriger „Goldstandard" mit Angabe der Lokalisation sowie des Ausmaßes der Koronarstenose/n (➤ Abb. 43.1).

Weitere diagnostische Verfahren sind das EKG-gesteuerte Koronar-CT (➤ Abb. 43.2) oder Koronar-MRT, ggf. eine Myokardszintigraphie (Thallium), die Dobutamin-Stress-Magnetresonanztomographie (DSMR) und die Myokard-Perfusions-MRT.

Präoperativ **vor herzchirurgischem Eingriff** sollten außerdem erfolgen: eine Lungenfunktionsdiagnostik (LUFU), eine Röntgenaufnahme des Thorax und eine Doppler-Sonographie der extrakraniellen Gefäße am Kopf (v. a. Karotiden, da hochgradige Stenosen der A. carotis i. d. R. in derselben Operation mitversorgt werden).

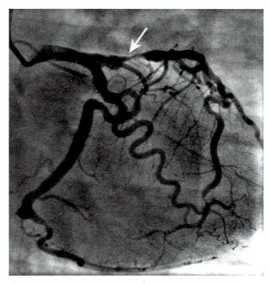

Abb. 43.1 Koronarangiographie (der Pfeil kennzeichnet die Stenose). [T579]

Fall 43 Belastungsabhängiger akuter Thoraxschmerz

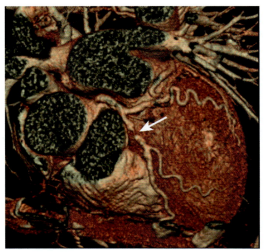

Abb. 43.2 Koronar-CT in 3-D-Rekonstruktion mit hochgradiger Stenose (Pfeil). [T579]

5. Therapieoptionen

In Abhängigkeit von Faktoren wie Beschwerden und der Ursache der KHK, der Lage, Zahl und Stenosegrad der betroffenen Koronargefäße, aber auch der Operationsfähigkeit des Patienten, wird ggf. zusätzlich zur konservativen (Begleit-)Therapie die Indikation zur interventionellen oder operativen Therapie gestellt.

- **Konservative Therapie:**
  - Beeinflussung der Lebensweise und der Risikofaktoren, wie Raucherentwöhnung, gute Einstellung eines Diabetes mellitus, körperliche Bewegung, Ernährungsumstellung usw.
  - Medikamentöse Unterstützung: Nitrate, Betablocker, Kalziumantagonisten, Thrombozytenaggregationshemmer (ASS), HMG-CoA-Reduktasehemmer (Statine), ACE-Hemmer und bei Unverträglichkeit AT-1-Rezeptorantagonisten.
- **Interventionelle Therapie:** Perkutane transluminale Koronarangioplastie (PTCA): Ballondilatation und/oder Stentimplantation über Linksherzkatheter.
  - **Indikationen:** Ein- oder Zweigefäßerkrankungen, proximale, gut zugängliche und kurzstreckige Stenosen.
  - **Komplikationen:** Perforation, Dissektion, Restenosierung/Verschluss und weitere.
- **Herzchirurgische Therapie:** Bypass-Operation (Coronary-Artery-Bypass-Graft = CABG). In Allgemeinnarkose werden stenotische Koronargefäße mittels Mammaria-interna-Bypass und/oder aortokoronarem Venen-Bypass (ACVB) und/oder A. radialis als Bypass-Graft überbrückt, um eine distale Durchblutung der Herzmuskulatur zu erreichen. Über eine Thorakotomie oder mit kleinem Schnitt (minimal-invasiv direct Coronary-Artery-Bypass = MIDCAB), mit Herz-Lungen-Maschine oder ohne (Off-Pump-Coronary-Artery-Bypass = OPCAB).
  - **Indikationen:** Mehrgefäßerkrankung, Hauptstammstenosen, langstreckige Stenosen, begleitende Klappenvitien, KI für PTCA.
  - **Komplikationen:** Narkoserisiko, Blutungen, intraoperativer Infarkt, Restenosierung/Verschluss (seltener bzw. später als bei PTCA, Restenosierung vom Graft abhängig: Vene ≥ A. radialis > A. mammaria interna) und weitere.

ZUSAMMENFASSUNG

- Die KHK ist als ischämische Herzerkrankung aufgrund von unzureichender Koronardurchblutung definiert, die als klinische Manifestation z. B. in eine Herzinsuffizienz, Herzrhythmusstörungen, Herztod etc. münden kann.
- Wichtigste Ursache der Koronarinsuffizienz ist die Arteriosklerose der Herzkranzgefäße.
- Als Leitsymptom gilt die Angina pectoris.
- Bei Thoraxschmerzen muss differenzialdiagnostisch an eine Angina pectoris, aber auch an eine Lungenembolie, eine Aortendissektion, den Pneumothorax sowie gastrische und entzündliche Beschwerden gedacht werden.
- Diagnostischer Goldstandard für die Beurteilung der Koronarstenosen ist die Koronarangiographie.
- KHK-Therapie: konservative (medikamentöse) Therapie, ggf. plus interventionelle (PTCA) oder herzchirurgische (CABG) Therapie, bzw. Kombinationstherapie aus allen.
- Ein herzchirurgisches Vorgehen bei diagnostizierter KHK ist v. a. bei Mehrgefäßerkrankungen, Hauptstamm- und langstreckigen Stenosen indiziert.

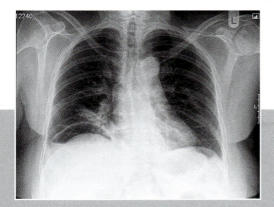

Perakut einsetzende Bauchschmerzen

Anamnese

Der Rettungsdienst bringt die 43-jährige Frau A. wegen während der Arbeit plötzlich einsetzender stärkster Bauchschmerzen, die seit etwa drei Stunden bestünden, in die Chirurgische Notaufnahme. Die Patientin ist als Küchenhilfe in einer Kantine tätig. Seit Jahren leide sie an einem chronischen LWS-Syndrom, aufgrund dessen sie seit längerer Zeit ein Diclofenac-Präparat einnimmt. Bis auf einen Nikotinabusus (etwa 40 Zigaretten täglich) sind keine weiteren Erkrankungen bekannt.

Untersuchungsbefunde

43-jährige Patientin in sehr schlankem EZ und reduziertem AZ. RR 90/60 mm Hg, Puls 100/min.
Körperliche Untersuchung: Haut: blass und kaltschweißig. Abdomen: diffus stark druckschmerzhaft und bretthart. Nur vereinzelt Darmgeräusche vorhanden. Nierenlager: nicht klopfschmerzhaft. Herz und Lunge: unauffällig. Übrige körperliche Untersuchung einschließlich digital-rektaler Untersuchung unauffällig.
Röntgen-Thorax ➤ Bild [T580].

1. Welche Maßnahmen und Untersuchungen ergreifen Sie?

2. Beschreiben Sie das Röntgenbild. Wie lautet Ihre Verdachtsdiagnose?

3. Beschreiben Sie mögliche Ursachen und Komplikationen des Krankheitsbildes.

4. Welche Therapie ist erforderlich?

5. Welche Empfehlungen geben Sie der Patientin?

Fall 44 Perakut einsetzende Bauchschmerzen

1. Maßnahmen und Diagnostik

Aufgrund der klinischen Zeichen der Zentralisation wie Blässe, Kaltschweißigkeit und positivem Schockindex (> Fall 36) ist zunächst eine Volumengabe über einen venösen Zugang als Erstmaßnahme erforderlich. Die Patientin sollte parenteral eine ausreichende Analgesie erhalten und nüchtern bleiben.

Bei der klinischen Symptomatik des akuten Abdomens sind neben den **Röntgenaufnahmen** von Thorax und Abdomen in Linksseitenlage zur weiteren Abklärung notwendig:

- **Labordiagnostik:** kleines Blutbild, Elektrolyte, Quick, PTT, Kreatinin, Transaminasen, Amylase, Lipase, Bilirubin, LDH, CRP, Urinstatus sowie ggf. Blutgruppe und Kreuzblut.
- **Abdomensonographie:** zum Nachweis freier Flüssigkeit.

2. Röntgenbefund und Verdachtsdiagnose

Auf der **Röntgenaufnahme des Thorax** ist unter dem rechten Zwerchfell eine deutliche Luftsichel sichtbar, die freier Luft intraabdominell entspricht (> Abb. 44.1). Falls aufgrund des Patientenzustands keine Aufnahme im Stehen möglich ist, ist eine **Übersichtsaufnahme des Abdomens** in Linksseitenlage durchzuführen. Hierbei zeigt sich freie Luft als Sichel zwischen dem Leberschatten und dem Zwerchfell, wobei der Befund sehr diskret sein kann (Pfeil in > Abb. 44.2).

Der Nachweis von freier Luft sowie die perakut einsetzenden Schmerzen abdominell mit Peritonismus („bretthartes Abdomen") sind dringend verdächtig auf eine **Hohlorganperforation**. Bestehen zusätzlich eine positive Ulkusanamnese oder Risikofaktoren für ein Ulkusleiden (wie im Fall von Frau A. Einnahme von NSAID und Nikotinabusus) ist eine **Perforation eines Ulcus ventriculi oder duodeni** sehr wahrscheinlich. Sollte trotz dringendem klinischen Verdachts auf eine Ulkusperforation keine freie Luft in der Röntgendia-

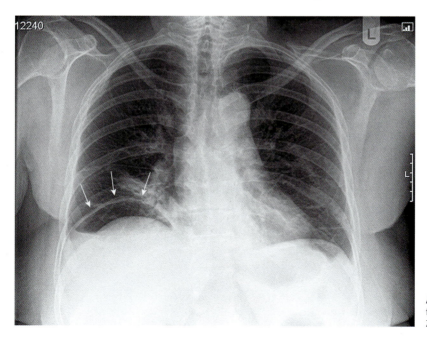

Abb. 44.1 Röntgen-Thorax mit freier Luft unter dem rechten Zwerchfell (Pfeile). [T580]

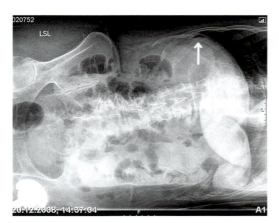

Abb. 44.2 Röntgenaufnahme des Abdomens in Linksseitenlage mit freier Luft subphrenisch rechts (Pfeil). [T580]

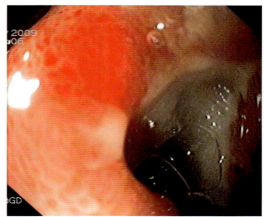

Abb. 44.3 Endoskopischer Befund eines Ulcus duodeni. [T583]

gnostik nachzuweisen sein, kann über eine Magensonde Luft insuffliert und die Röntgenuntersuchung wiederholt werden.
Weitere Ursachen für freie Luft intraabdominell können sein:
- Dünndarm- oder Kolonperforation durch Fremdkörper (z. B. Gräten), Trauma, Ischämie, Tumor, iatrogen.
- Perforierte Divertikulitis.
- Anastomosen- oder Nahtinsuffizienz nach vorausgegangenem Baucheingriff.
- Nach Laparoskopie (noch verbliebenes CO_2-Gas).

3. Ursachen und Komplikationen

Bei der **Ulkuskrankheit** kommt es zu einem **Ungleichgewicht zwischen schleimhautprotektiven und -aggressiven Faktoren** mit Überwiegen der letzteren.
- **Protektiv** für die Mukosa wirken der Magenschleim, die regelmäßige Zellerneuerung und Prostaglandine sowie die Neutralisation der Magensäure im Duodenum durch Sekretin und Enterogastron.
- **Schleimhautschädigend** sind eine gesteigerte Säurereproduktion und Pepsin, lokale Minderdurchblutungen, Nikotin, Stress (sog. Stressulkus bei Intensiv- oder Verbrennungspatienten!), Medikamente wie Glukokortikoide und NSAID sowie insbesondere eine Infektion mit **Helicobacter pylori,** der in über 90 % beim Ulcus duodeni und 70–80 % beim Magenulkus nachzuweisen ist.

Bei einem Ulkus liegt im Gegensatz zu einer oberflächlichen Erosion ein bis tief in die Muscularis propria reichender Defekt vor (➤ Abb. 44.3).
Mögliche Komplikationen eines Ulkusleidens können sein:
- Perforation.
- Penetration mit und ohne Durchbruch in angrenzende Organe (häufig Pankreas).
- Blutungen.
- Maligne Entartung.
- Stenose.

4. Therapie

Der Eingriff erfolgt je nach Erfahrung des Operateurs über eine **Laparotomie oder Laparoskopie.** Bestätigt sich die Verdachtsdiagnose einer Ulkusperforation, wird die Perforationsstelle exzidiert und übernäht. Aufgrund des ausgetretenen Magensekrets wird die Bauchhöhle ausgiebig gespült und mit Drainagen versorgt. Liegt die Perforation in der Pylorusregion an der Vorderwand, erfolgt die Exzision und Übernähung im Sinne einer Pylorus-Erweiterungsplastik (Exzision längs zur Magen-Darm-Achse und Vernähen des Defekts quer zur Achse).

Fall 44 Perakut einsetzende Bauchschmerzen

Postoperativ ist die Gabe eines **Protonenpumpenhemmers** (PPI, z. B. Omeprazol oder Pantoprazol) sowie aufgrund der in der Regel bestehenden Peritonitis eine **Antibiotikatherapie** erforderlich.

Wegen der hohen Raten an Helicobacter-Infektionen als Ulkusursache, die unbehandelt in bis zu 80 % zu Ulkusrezidiven führt, erfolgt ergänzend eine **Eradikationstherapie.** Diese umfasst die Gabe eines PPI in Kombination mit zwei bis drei Antibiotikapräparaten, z. B.:

- **Französische Triple-Therapie** über 7–14 Tage: PPI (z. B. 2 × 20 mg/d Pantoprazol) + Amoxicillin (2 × 1 g/d) + Clarithromycin (2 × 500 mg/d).
- **Italienische Triple-Therapie** über 7–14 Tage: PPI (z. B. 2 × 20 mg/d Pantoprazol) + Clarithromycin (2 × 250–500 mg/d) + Metronidazol (2 × 400–500 mg/d).

MERKE
Der Nachweis von freier Luft ist eine Indikation zur Notfall-OP. Ausnahme ist eine kurz vorausgegangene Laparotomie oder Laparoskopie ohne entsprechende abdominelle Symptomatik.

5. Empfehlung
Etwa vier bis sechs Wochen postoperativ sollte eine Kontroll-Gastroduodenoskopie zum sicheren Ausschluss eines Malignoms, vor allem nach Perforation eines Magenulkus, und zur Überprüfung einer erfolgreichen Helicobacter-Eradikation durchgeführt werden. Bis dahin wird die PPI-Medikation fortgesetzt.

Im Fall von Frau A. wäre der Patientin zu empfehlen, zur Prophylaxe die schädigenden Noxen wie Nikotin und die Einnahme von NSAID zu vermeiden.

ZUSAMMENFASSUNG

- Perakut einsetzende abdominelle Schmerzen und ein „bretthartes" diffus druckschmerzhaftes Abdomen sind dringend verdächtig auf eine Hohlorganperforation.
- Beim radiologischen Nachweis von freier Luft intraabdominell ist bei entsprechender Symptomatik unter dem Verdacht auf eine Hohlorganperforation eine Notfall-OP indiziert.
- Ursächlich für eine Ulkuskrankheit ist das Ungleichgewicht zwischen protektiven und aggressiven Faktoren für die Schleimhaut sowie in bis zu 90 % der Nachweis einer Helicobacter-pylori-Infektion.
- Mögliche Komplikation eines Ulcus duodeni oder ventriculi können eine Perforation oder Penetration, eine Blutung, maligne Entartung oder Ausbildung einer Stenose sein.
- Nach Exzision und Übernähung eines perforierten Ulkus sind eine weitere Therapie mit PPI sowie die Eradikation von Helicobacter pylori erforderlich.

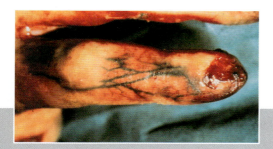

45 Verbrennungen

Anamnese

An Ihrem dienstfreien Wochenende möchten Sie mit Freunden einen entspannten Tag im Freibad verbringen. Als Sie vom Kiosk Speiseeis kaufen möchten, entzündet sich plötzlich der Würstchengrill. Der Kioskinhaber, der gerade die Bratwürste wenden wollte, steht in Flammen. Er rennt aus der Kioskbude und wälzt sich auf dem Boden. Geistesgegenwärtig delegieren Sie einer Frau neben Ihnen, den Notruf mit Ortsangabe und Unfallhergang zu tätigen. Sie selbst nehmen sich eine feste Decke von nahen Badegästen und werfen diese über den Kioskbesitzer. Sobald die Flammen erloschen sind, überblicken Sie schnell die verbrannten Hautstellen des nur mit einer Badehose Bekleideten: die linke Hand mit Nekrosen (> Bild [R234]), der linke Arm stark gerötet mit einigen Nekrosen, der vordere Rumpf zu etwa 50 % gerötet.

1. Bitte erklären Sie die Pathophysiologie einer Verbrennung!

2. Worin bestehen die Erstmaßnahmen am Unfallort?

3. Wie schätzt man das Ausmaß der verbrannten Hautfläche ab?

4. Welcher Verbrennungsgrad besteht an der linken Hand (> Bild [R234])?

5. Worin besteht die weitere Therapie nach Eintreffen des Rettungswagens und anschließend in der Klinik?

6. Nennen Sie bitte mögliche Komplikationen nach Verbrennungen!

Fall 45 Verbrennungen

1. Pathophysiologie

Pathophysiologisch kommt es durch übermäßige Hitzeeinwirkung (ab etwa 52 °C) zur **Denaturierung von körpereigenen Proteinen** mit Struktur- und Funktionsverlust. Dieses führt zur irreversiblen **Koagulationsnekrose.** Um diesen zentralen Kern der irreversiblen Gewebezerstörung herum bildet sich die sog. **Stasezone** aus, in der es aufgrund von Gefäßweitstellungen mit Endothelschäden („capillary leak") zu **Extravasation** mit Ödemausbildung, Blasenentwicklung und Volumenverlust kommt. Zudem werden aus dieser Stasezone **Entzündungsmediatoren** freigesetzt, die eine **systemische Schädigung** (z. B. Nierenschädigung, Sepsis, SIRS) initiieren können. Eine sofortige Kühlung zielt therapeutisch auf die Eindämmung der Stasezone ab.

2. Erstmaßnahmen am Unfallort

Der Bergung und Rettung des Verbrennungsopfers, dem Löschen bzw. Ersticken der Flammen und Entfernen der verbrannten Bekleidung muss unmittelbar die **Kühlung** folgen. Dazu wird der Betroffene für maximal 10 min mit sauberem, 20 °C kühlem Wasser abgeduscht bzw. die entkleideten Wunden mit sauberen, kalten Handtüchern bedeckt. Bei ausgedehnten Verbrennungen (> 30 %) muss wegen der Hypothermiegefahr statt Kühlung der Wärmeerhalt bevorzugt werden.

MERKE
Als Sofortmaßnahme muss noch innerhalb der ersten Stunde die Kühlung der Verbrennungswunden erfolgen!

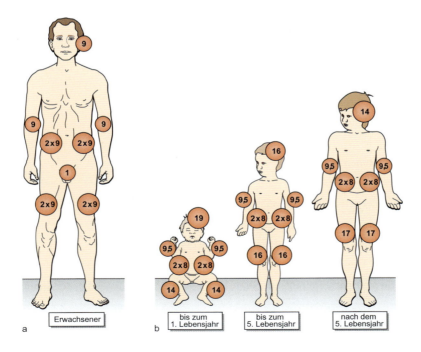

Abb. 45.1 a. Neuner-Regel nach Wallace zum Abschätzen des Verbrennungsausmaßes. b. Altersadaptierte Unterteilung der Körperoberfläche bei Kindern. [R234]

3. Verbrennungsausmaß

Für die **Prognose** eines Verbrennungsopfers ist es wichtig, neben der Eindringtiefe der durch den Hitzeschaden geschädigten Haut auch das **Verbrennungsausmaß** abzuschätzen. Dabei werden alle betroffenen Hautabschnitte unabhängig vom Schweregrad berücksichtigt. Die **Neuner-Regel nach Wallace** ist ein einfaches Hilfsmittel, um das Ausmaß der verbrannten Haut abzuschätzen und in **Prozent der gesamten Körperoberfläche** (KOF) anzugeben. Wallace teilt die Körperabschnitte jeweils in 9 % der KOF ein (> Abb. 45.1). Bei dem Kioskbesitzer geht der linke Arm inklusive der linken Hand mit 9 % sowie die Hälfte des vorderen Rumpfes mit ebenfalls 9 % in die Berechnung ein. Der Patient hat ein Verbrennungsausmaß von 18 % der KOF.

Nach **Herzog** kann die **verbrannte Körperoberfläche in Prozent addiert mit dem Alter** einen prognostischen Hinweis geben:

< 100 → Überleben wahrscheinlich.
= 100 → Lebensgefahr.
> 100 → Überleben unwahrscheinlich.

4. Verbrennungsgrade

Die **Eindringtiefe** des Hitzeschadens in die Hautschichten bestimmt, unabhängig vom Ausmaß der Körperoberfläche, die **Schweregradeinteilung** (> Tab. 45.1).

Bei dem Kioskbesitzer ist an der linken Hand eine **Verbrennung dritten Grades** mit vollständiger **Zerstörung von Epidermis und Dermis** zu erkennen. Außerdem zeigen sich **Thrombosen** der subkutanen Gefäße, wie sie typischerweise bei höhergradigen Verbrennungen (ab Grad IIb) auftreten können.

5. Weiterführende Therapie

Da es im Rahmen der Verbrennungsschäden zu ausgedehnten **Extravasationen** (Austritt von Flüssigkeit aus den Gefäßen) kommt, muss zum Transport oder als Sofortmaßnahme in der Klinik für eine ausreichende **Volumensubstitution** gesorgt werden. Eine der ersten Handlungen eines Rettungsteams wird daher das Legen peripherer, venöser Zugänge sein. Über diese erhält das Brandopfer adaptiert an das Verbrennungsausmaß kristalloide Infusionslösung.

Eine **Intubation** bereits am Unfallort wird bei schweren Inhalationstraumen, ausgeprägten Gesichtsverbrennungen oder einer Transportzeit über einer Stunde bei massiven Verbrennungen durchgeführt, da ein drohendes **Glottisödem** eine später notwendige Intubation erschweren oder unmöglich machen könnte.

Abhängig vom Schweregrad der Verbrennung sowie der verbrannten KOF muss ein Brandopfer ggf. in ein **Verbrennungszentrum** transportiert werden. Zu den **Kriterien** für ein Verbrennungszentrum zählen:

Tab. 45.1 Schweregradeinteilung von Verbrennungen

Grad	Eindringtiefe	Symptomatik	Prognose
I	Beschränkung auf die Epidermis	Rötung, starke Schmerzen	Abheilung ohne Narben; Restitutio ad integrum
IIa	Epidermis bis zur oberflächlichen Dermis	Nässende Erosionen, Blasenbildung, starke Schmerzen	Abheilung ohne Narben; Restitutio ad integrum, ggf. Pigmentverschiebungen
IIb	Epidermis und ausgedehnt Dermis mit Koriumanteilen	Blasen, tief dermale Wunden, geringere Schmerzen	Narbenbildung, ggf. mit Kontraktur bei Infekt
III	Vollständige Schädigung von Epidermis und Dermis	Nekrosen bis zur Verkohlung, kein Schmerz wegen Nervenenden-Schädigung	Meist Heilung nur mit Hauttransplantat, Narbenbildung, Defektheilung

Teilweise existiert in der Literatur eine **Verbrennung vierten Grades,** bei der zusätzlich zur kompletten Schädigung von Epidermis und Dermis Strukturen wie Muskeln und Knochen betroffen sind.

Fall 45 Verbrennungen

- Mehr als 20 % der KOF Verbrennung zweiten Grades.
- Mehr als 10 % der KOF Verbrennung dritten Grades.
- Alter < 8 Jahre oder > 60 Jahre.
- Verbrennungen an Händen, Füßen, Gesicht, Achselhöhle, über großen Gelenken und in der Anogenitalregion.
- Inhalationstrauma oder Elektrounfall.

Verbrennungsopfer müssen **intensivmedizinisch überwacht** werden. In den ersten zwei Tagen, auch **Ödemphase** genannt, steht die Infusionstherapie mit Ringer-Laktat im Vordergrund. Nach der von **Baxter** modifizierten **Parkland-Formel** kann der Flüssigkeitsbedarf berechnet werden. Bei ausgedehnter Ödembildung v. a. bei zirkulären Verbrennungen an den Extremitäten oder dem Rumpf, muss frühzeitig eine **Escharotomie** (zickzackförmige Entlastungsschnitte) vorgenommen werden. Ansonsten beschränkt sich die operative Therapie in diesem Anfangsstadium z. B. auf Abtragung von Nekrosen und eingebrannten Kleidungsstücken.

In der sich anschließenden **Rückresorptionphase** kann die Ausschwemmung mit Plasmaexpandern und ggf. Diuretika unterstützt werden.

Je nach Verbrennungsschwere und -ausmaß beginnt ab dem dritten Tag die **Normalisierung**.

Ist der Patient stabilisiert, können chirurgisch-operative Therapien wie die Wundversorgung, notwendige Hautdeckung und ggf. Amputation und Rekonstruktion vorgenommen werden.

MERKE
Von Baxter modifizierte Parkland-Formel zur Bestimmung des Flüssigkeitsbedarfs in den ersten 24 Stunden: 4 ml kristalloide Infusionslösung/kg KG × verbrannter KOF (Kinder: 6 ml kristalloide Infusionslösung).

5. Komplikationen
- Da es sich bei Verbrennungen um ausgedehnte, offene Wunden handelt, ist die **Infektionsgefahr**, die sich zu einer **Sepsis** mit folgendem **Multiorganversagen** (50 % der Todesursachen nach Verbrennungstrauma) ausweiten kann, gegeben.
- Ein massiver **Volumenverlust** kann bei ungenügender Infusionstherapie zum **Schock** führen.
- Bei Inhalationstraumen und/oder Glottisödem bei ausgeprägten Verbrennungen im Kopf-Hals-Bereich kann es zur **Ateminsuffizienz** kommen.
- Aufgrund der Intensivtherapie können auch **gastrointestinale Komplikationen,** wie Magenulzerationen oder auch Darmparalyse auftreten.
- Bei ausgeprägten Verbrennungen ist die Ausbildung der **Verbrennungskrankheit** eine gefürchtete Komplikation. Im Rahmen dieser übersteigerten pathophysiologischen Reaktionen kommt es zu Zirkulationsstörungen sowie zur Ausschüttung von Toxinen, woraus lebensbedrohliche Schäden an Organen wie dem Gehirn, den Nieren, der Leber, des Herzens und der Lunge bis hin zum **Multiorganversagen** resultieren können.

ZUSAMMENFASSUNG
- Das Verbrennungsausmaß wird anhand der Neuner-Regel nach Wallace abgeschätzt und in Prozent der Körperoberfläche (KOF) angegeben.
- Die Einteilung in Schweregrade der Verbrennung wird aufgrund der Eindringtiefe in Grade von I bis III (IV) vorgenommen.
- Nach dem Bergen, Retten, Löschen und Entkleiden des Verbrennungsopfers muss bei Verbrennungen < 30 % der KOF als Sofortmaßnahme für max. 10 min eine Kühlung der betroffenen Haut erfolgen.
- Verbrennungsopfer mit gravierenden Verbrennungen müssen zur optimalen Versorgung in Verbrennungszentren transportiert werden.
- In den ersten zwei Tagen steht die Infusionstherapie mit Ringer-Laktat im Vordergrund. Anschließend wird die Rückresorption des Extravasats unterstützt und eine Wundversorgung ggf. mit Hautdeckung und Rekonstruktion chirurgisch durchgeführt.
- Zu den Komplikationen nach Verbrennungen zählen: Schock, Sepsis, Multiorganversagen, Atem- und Niereninsuffizienz, gastrointestinale Komplikationen und die Verbrennungskrankheit.

Tastbare Resistenz im Oberbauch und Ikterus

Anamnese
Am Wochenende wird Frau P., 64 Jahre, von ihrem Ehemann wegen einer zunehmenden Verschlechterung ihres AZ, einhergehend mit einer auffälligen Gelbfärbung der Haut, in die Klinik gebracht. Auf genaueres Nachfragen gibt die Patientin eine seit mehreren Wochen bestehende Appetit- und Kraftlosigkeit an. Außerdem habe sie quälende Rückenschmerzen, die sich auf die vom Orthopäden verordneten Medikamente immer nur kurzfristig bessern würden. Dem Ehemann ist außerdem ein Gewichtsverlust bei seiner Frau aufgefallen. Ansonsten sei Frau P. immer gut belastbar und bis auf gelegentliches Sodbrennen bisher gesund gewesen.

Untersuchungsbefunde
64-jährige Patientin in reduziertem AZ und normalem EZ. RR 135/90 mmHg, Puls 80/min, Temperatur 36,8 °C.
Körperliche Untersuchung: Haut und Skleren: gelblich verfärbt. Abdomen: Bauchdecke schlaff, nicht druckschmerzhaft, unter dem rechten Rippenbogen nicht druckdolente Resistenz. Keine Narben, kein Anhalt für Hernien. Extremitäten: linker Unterschenkel geringfügig umfangsvermehrt, linke Wade druckempfindlich. Keine Überwärmung. Peripher sind Durchblutung, Motorik und Sensibilität regelrecht.

1. An welches Krankheitsbild denken Sie primär?

2. Welche Untersuchungen veranlassen Sie, um Ihren Verdacht zu erhärten?

3. Nennen Sie mögliche Risikofaktoren und klinische sowie histologische Einteilungen.

4. Welche therapeutischen Möglichkeiten kennen Sie?

5. Was ist im Rahmen der Nachsorge zu beachten?

Fall 46 Tastbare Resistenz im Oberbauch und Ikterus

1. Verdachts- und Differenzialdiagnosen

Auffällig ist die Gelbfärbung von Haut und Skleren ohne Angabe von abdominellen Schmerzen oder Koliken (**schmerzloser Ikterus**). In Zusammenschau mit dem reduzierten AZ und der Gewichtsabnahme lässt dies einen **malignen Prozess der Gallenwege, der Papille oder des Pankreas** vermuten. Auch die therapierefraktären Rückenschmerzen könnten durch eine Raumforderung der Bauchspeicheldrüse aufgrund ihrer Lage im Retroperitoneum vor der Wirbelsäule bedingt sein (Infiltration des Plexus solaris).

Bei der tastbaren Resistenz im rechten Oberbauch bei Frau P. handelt es sich daher im Zusammenhang mit den anderen Befunden höchstwahrscheinlich um die vergrößerte, **hydropische Gallenblase,** da deren Abfluss bei einer Raumforderung im Pankreaskopf, an der Papille oder im Gallengang behindert ist (**Courvoisier-Zeichen**).

Neben den vorgenannten Symptomen können ein neu aufgetretener Diabetes mellitus oder eine tiefe Beinvenenthrombose als **paraneoplastische Symptome** wegweisend auf ein Pankreaskarzinom sein.

Auch bei Frau P. bestehen klinische Hinweise auf eine Unterschenkelthrombose links mit Wadendruckschmerz und Umfangsvermehrung. Zusammenfassend besteht der dringende V. a. auf ein **Pankreaskarzinom** mit einer **extrahepatischen Cholestase** und dem V. a. eine **tiefe Beinvenenthrombose** am linken Unterschenkel paraneoplastisch.

> **MERKE**
>
> Oft sind persistierende Rückenschmerzen das einzige Symptom eines Pankreaskarzinoms.

2. Diagnostik

Zur weiteren Abklärung sind zunächst folgende Untersuchungen erforderlich:

- **Laborparameter:** kleines Blutbild, BZ, Cholestaseparameter (AP, γ-GT, Bilirubin), Transaminasen (GOT, GPT), CRP, Quick, PTT, Kreatinin, Amylase, Lipase, Elektrolyte.
- **Abdomensonographie:** zur Bestätigung der Raumforderung in der Pankreasloge, zum Nachweis von

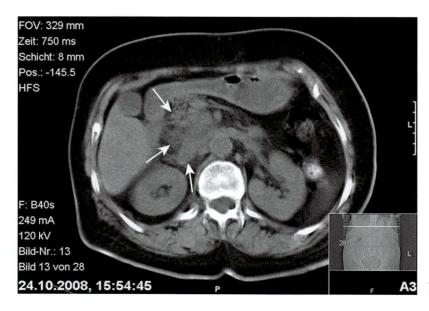

Abb. 46.1 CT-Abdomen bei Pankreaskopfkarzinom. [T580]

intra- und extrahepatischen Cholestasezeichen; ggf Endosonographie.
- **Tumormarker:** bei Nachweis einer Raumforderung CA 19-9.
- **Röntgen-Thorax** in zwei Ebenen Lungenrundherde? Erguss?
- **Multidetektor-CT-Abdomen:** Bestimmung von Tumorausmaß (➤ Abb. 46.1), etwaiger Fernmetastasen, vergrößerten LK oder die MRT in Kombination mit der MRCP.

Bei Frau P. ergibt die Laboruntersuchung eine Hyperbilirubinämie mit 8,74 mg/dl, eine Erhöhung der γ-GT auf 428 U/l, der AP auf 397 U/l sowie einen Hb-Wert mit 9,3 mg/dl. Das CA 19-9 ist auf 212 µg/ml erhöht.

In der CT des Abdomens bestätigt sich der bereits in der Sonographie erhobene V. a. eine ausgedehnte Raumforderung im Bereich des Pankreaskopfes (➤ Abb. 46.1). Zusätzlich sind deutlich vergrößerte LK-Pakete beidseits paraaortal und parakaval vorhanden.

Bei der ergänzend wegen des V. a. eine Unterschenkelthrombose links veranlassten Farb-Duplex-Sonographie der Beinvenen kann ein Thrombus in der V. poplitea links gefunden werden. V. femoralis und iliaca sind frei durchgängig.

3. Einteilung

Entsprechend der anatomischen Einteilung der Bauchspeicheldrüse in Kopf (Caput), Korpus und Schwanz werden die Malignome auch in Pankreaskopf-, -korpus- und -schwanzkarzinome unterteilt. Prozesse im Korpus- oder Schwanzbereich können lange Zeit unbemerkt und erst durch eine Metastasierung auffällig werden.

Daneben wird das Pankreaskarzinom wie alle malignen Tumoren entsprechend seiner Ausbreitung nach der TNM-Klassifikation eingeteilt (➤ Tab. 46.1).

Histologisch findet sich in 95 % der Fälle ein **Adenokarzinom**, seltener das undifferenzierte anaplastische Karzinom (2–7 %) sowie das adenosquamöse, Azinuszell- oder Siegelringzellkarzinom mit je 1 %.

Tab. 46.1 TNM-Klassifikation UICC 2010 des Pankreaskarzinoms

Tis	Carcinoma in situ
T1	Tumor auf das Pankreas beschränkt und ≤ 2 cm
T2	Tumor auf das Pankreas beschränkt und > 2 cm
T3	Tumor über das Pankreas hinaus, jedoch ohne Infiltration von Truncus coeliacus und A. mesenterica superior
T4	Infiltration von Truncus coeliacus oder A. mesenterica superior
N0	Keine regionären LK befallen
N1	Regionäre LK befallen
M0	Keine Fernmetastasen
M1	Fernmetastasen (z. B. Leber, Lunge)

4. Therapie

Aufgrund der fehlenden Frühsymptome wird das Pankreaskarzinom oft erst in einem fortgeschrittenen Stadium diagnostiziert und besitzt daher insgesamt eine schlechte Prognose (5-Jahres-Überlebensrate von 3–4 %). Vorrangig wird die **chirurgische Therapie** angestrebt, ob diese in kurativer oder nur noch in palliativer Intention möglich ist, kann oftmals erst intraoperativ entschieden werden. Eine **Operabilität** ist gegeben, wenn Fernmetastasen oder eine Peritonealkarzinose sowie eine Infiltration in den Truncus coeliacus oder in die Mesenterialwurzel ausgeschlossen werden konnten. Perioperativ soll eine prophylaktische Antibiotikagabe erfolgen.

Erscheint eine **Resektion im Gesunden** möglich, kommen folgende offene OP-Verfahren zur Anwendung (laparoskopische Vorgehen sollen nur in klinischen Studien durchgeführt werden, vergleiche auch die aktuelle WMF-Leitlinie 2013):

- **Partielle Duodenopankreatektomie nach Whipple und Kausch:** das Pankreas wird links der V. mesenterica superior durchtrennt. Duodenum, Pankreaskopf, Gallenblase und Gallengang sowie das Magenantrum werden *en bloc* entfernt. Durch Hochzug einer Jejunumschlinge wird zur Rekonstruktion diese mit dem Restpankreas, dem D. hepaticus und dem

Fall 46 Tastbare Resistenz im Oberbauch und Ikterus

Restmagen anastomosiert. Alternativ, je nach Größe des Befundes kann die Operation auch pyloruserhaltend erfolgen.
- **Pyloruserhaltende partielle Duodenopankreatektomie.** Hierbei wird im Gegensatz zur klassischen Whipple-OP der Magen erhalten und das Duodenum nach oralwärts unmittelbar postpylorisch abgesetzt. Die Rekonstruktion erfolgt identisch der OP nach Whipple.
- Tumoren im Korpus oder Schwanz der Bauchspeicheldrüse werden über eine **Pankreaslinksresektion** entfernt.

Begleitend sollen mindestens 10 regionäre Lymphknoten reseziert und histologisch ausgewertet werden. Sollten erst intraoperativ Fernmetastasen nachgewiesen werden, sollte trotz Resektabilität eine Resektion des Pankreaskarzinoms unterbleiben.

Spätestens 6 Wochen nach R0-Resektion eines Pankreaskarzinoms im UICC-Stadium I–III (v. a. im Rahmen von Studien) sollte eine adjuvante Chemotherapie mit Gemcitabin (oder ggf. FU/Folinsäure, sogenanntes Mayo-Protokoll) für ca. 6 Monate durchgeführt werden.

Als operative Palliativmaßnahmen stehen zur Verfügung:
- **Gastroenterostomie:** Bei Magenausgangsstenose wird zur Umgehung eine hochgezogene Jejunumschlinge mit dem Magen anastomosiert. Ggf. in Verbindung mit einer biliodigestiven Anastomose.
- **Biliodigestive Anastomose,** um den Abfluss der Galle ebenfalls über eine hochgezogene Dünndarmschlinge zu gewährleisten.

Gefürchtete **Komplikation** bei den resezierenden Maßnahmen ist die **Anastomoseninsuffizienz,** insbesondere an der Anastomose am Pankreasrest, die langwierige Fistelungen ausbilden können. Auch kann eine **Pankreatitis** im Restparenchym der Bauchspeicheldrüse auftreten und zu einem komplizierten Verlauf führen.

Weitere Palliativmaßnahmen:
- **Endoskopische Stenteinlage** in den D. choledochus bei Gallengangsstenose.
- **Perkutane transhepatische Cholangiodrainage** (PTCD): falls ein endoskopisches Vorgehen nicht mehr möglich ist, Entlastung der Gallenwege durch perkutane Punktion transhepatisch und Drainageneinlage.
- **Chemotherapie** z. B. Gemcitabin.
- Ausreichende **Schmerztherapie.**

Bei Frau P. ist, bei Nachweis von paraaortalen und parakavalen LK-Metastasenpaketen sowie bei intraoperativem Nachweis eines ausgedehnten, bis nahe in die Leberpforte reichenden Tumors, als Palliativmaßnahme die Anlage einer Gastroenterostomie und ggf. biliodigestiven Anastomose indiziert.

5. Nachsorge

Nach erfolgter Pankreasresektion oder auch durch die Tumorinfiltration kommt es zum zunehmenden Ausfall sowohl der exokrinen als auch endokrinen Funktion des Pankreas. Folge davon sind Verdauungsstörungen (fehlende Fettresorption) sowie ein Diabetes mellitus. Daher sind eine Substitution von Pankreasenzymen zu den Mahlzeiten (z. B. Kreon®) und eine entsprechende Insulintherapie notwendig.

Die Tumornachsorgeuntersuchungen erfolgen in regelmäßigen Abständen zunächst vierteljährlich.

ZUSAMMENFASSUNG

- Ein schmerzloser Ikterus ist dringend verdächtig auf einen malignen Prozess im Bereich der Gallenwege, des Pankreas oder der Papillenregion.
- Bei fehlenden Frühsymptomen wird das Pankreaskarzinom oft erst in fortgeschrittenen Stadien diagnostiziert und hat daher eine schlechte Prognose.
- Bei gegebener Operabilität erfolgt die partielle Duodenopankreatektomie nach Whipple und Kausch oder als pyloruserhaltende partielle Duodenopankreatektomie.
- Als Palliativmaßnahmen stehen operativ die Anlage von Umgehungsanastomosen und interventionell die endoskopische Einlage von Gallengangsstents oder die perkutane Gallengangsdrainage neben einer palliativen Chemotherapie zur Verfügung.
- Die exokrine und endokrine Funktion des Pankreas ist ggf. durch Substitution von Pankreasfermenten bzw. Insulin zu ersetzen sowie auf eine ausreichende Schmerztherapie zu achten.

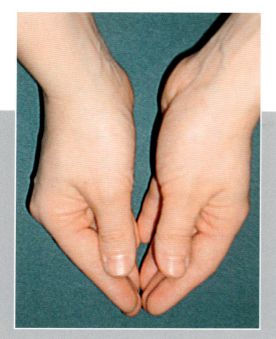

Schmerzen und Parästhesien der Hand

Anamnese

Die 35-jährige Patientin Frau D. stellt sich auf Anraten ihres Hausarztes in Ihrer handchirurgischen Sprechstunde vor. Die dreifache Mutter habe seit ihrer letzten Schwangerschaft vor allem nachts Schmerzen in der rechten Hand. Außerdem fühlen sich Daumen, Zeige- und Ringfinger pelzig an. Ihre Gynäkologin habe ihr in der Schwangerschaft gesagt, dass es spätestens nach der Stillzeit besser werden würde. Allerdings sei ihr Jüngster nun schon zwei Jahre alt und sie habe eher das Gefühl, dass der Schmerz tagsüber sogar zunehme. Auch beim Schrauben des Abendfläschchens ihres kleinen Sohnes habe sie mitunter Probleme. Die Patientin zeigt Ihnen auf Ihr Bitten hin die beiden Hände im Seitenvergleich (> Bild [T582]).

1. Wie lauten Ihre Verdachtsdiagnose und deren Differenzialdiagnosen?

2. Nennen Sie bitte mögliche Ursachen dieser Erkrankung!

3. Welche klinischen Untersuchungen führen Sie durch, um Ihre Verdachtsdiagnose zu bestätigen?

4. Um welche apparativen Diagnostiken kann die Untersuchung ergänzt werden?

5. Welche therapeutischen Möglichkeiten bestehen bei dieser Symptomatik?

Fall 47 Schmerzen und Parästhesien der Hand

1. Verdachtsdiagnose
Die **Lokalisation der Parästhesien** an den Fingern D I bis D III (D = Digitus) in Zusammenschau mit den **nächtlichen Schmerzen** (Brachialgia paraesthetica nocturna) und der Problematik beim Schrauben einer Flasche spricht in erster Linie für ein **Karpaltunnelsyndrom (KTS)**. Das Karpaltunnelsyndrom tritt bei Erwachsenen, insbesondere bei Frauen zwischen 20 und 40 Jahren auf.

Differenzialdiagnostisch kommen infrage:
- Eine Schädigung des N. medianus im Bereich der Ellenbeuge z. B. als **Pronatorsyndrom,** wobei die Patientin jedoch keine Schmerzen im Bereich der proximalen Unterarmmitte angibt.
- Kompressionen der **Nervenwurzel C6 oder C7** können ebenfalls Schmerzen und Empfindungsstörungen an der Hand und den Fingern D I bis D III verursachen, strahlen allerdings meist vom Nacken in den Arm.

2. Ursachen
Den **Boden des Karpaltunnels** auf Höhe der Handwurzelknochen bildet der knöcherne **Sulcus carpi,** der zwischen dem Tuberculum ossis scaphoidei, dem Tuberculum ossis trapezii, dem Os pisiforme und dem Hamulus ossis hamati verläuft. Das **Retinaculum flexorum** (Syn. Ligamentum carpi transversum) überspannt den Sulcus carpi, wodurch der Karpaltunnel entsteht.

Kommt es im Karpaltunnel zu einer Volumenzunahme, wird der distale Anteil des **N. medianus,** der durch den Karpaltunnel verläuft, **komprimiert** und bei anhaltender Problematik **geschädigt.**

Diese **Volumenzunahme** kann durch **Ödeme** (z. B. während der Schwangerschaft), **Sehnenscheidenentzündungen** der Beugesehnen, die ebenfalls durch den Karpaltunnel verlaufen, **Amyloid, Tumoren** oder **atypische Muskulatur** entstehen. **Posttraumatisch** kann es durch Verschieben der Handwurzelknochen ebenfalls zur Einengung des Karpaltunnels kommen. Obwohl das Karpaltunnelsyndrom meist **idiopathisch** auftritt, finden sich entsprechend gehäuft **Grunderkrankungen und Lebensumstände** wie Schwangerschaft, Amyloidose, Diabetes mellitus, Hypothyreose, Gicht, rheumatoide Arthritis und der Zustand nach Trauma im Handgelenksbereich.

3. Klinische Untersuchung
Der **N. medianus** versorgt **sensibel** den Daumen und die Finger D I bis D III sowie D IV radialseits, wodurch es bei seiner Kompression zu Parästhesien in diesen Fingern kommt. **Motorisch innerviert** er u. a. den M. abductor pollicis brevis und den M. opponens pollicis, sodass eine Läsion des N. medianus im Karpaltunnel bezogen auf den Daumen eine palmare Abduktions- sowie Oppositionsschwäche und auch eine Atrophie der Thenarmuskulatur zur Folge haben kann.

Klinische Zeichen eines Karpaltunnelsyndroms sind:
- **Atrophie der Thenarmuskulatur:** Bei länger anhaltender Medianuskompression lässt sich an der betroffenen Hand im Seitenvergleich eine Atrophie der Daumenballenmuskeln feststellen (➤ Bild).
- **Sensibilitätsminderung:** Im Vergleich zum kleinen Finger gibt die Patientin beim Bestreichen der Finger eine Sensibilitätsminderung am Daumen, Zeige- und Mittelfinger sowie am Ringfinger radialseitig an. Ggf. kann auch die Zweipunktdiskriminierung durchgeführt werden.
- **Hoffmann-Tinel-Zeichen:** Liegt ein Karpaltunnelsyndrom vor, führt das Beklopfen des N. medianus proximal der Handgelenksbeuge zum Elektrisieren bis hin in die vom Medianus innervierten Finger. Im fortgeschrittenem Stadium evtl. negativ (➤ Abb. 47.1a).
- **Phalen-Test:** Liegt ein Karpaltunnelsyndrom vor, kann durch maximale Palmarflexion der Hände – Aneinanderlegen der Fingerstreckseiten oder passiv durch den Untersucher – innerhalb von 20 s die Symptomatik provoziert werden (➤ Abb. 47.1b).
- **Motorikprüfung:** Bei anhaltendem Karpaltunnelsyndrom sind Palmarabduktion und Opposition des Daumens eingeschränkt, daher bringt der Patient die Fingerkuppen von Daumen und Kleinfinger nicht zusammen. Ggf. zeigt sich der Daumen im Endgelenk kompensatorisch gebeugt (➤ Abb. 47.1c). Außerdem kann aufgrund bestehender Mus-

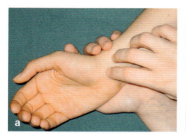 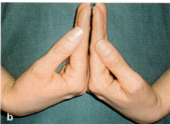 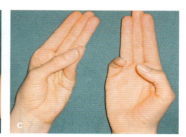

Abb. 47.1 Klinische Untersuchung bei Karpaltunnelsyndrom. a. Hoffmann-Tinel-Zeichen. b. Phalen-Test. c. Motorikprüfung. [T582]

kelschwäche der vom N. medianus innervierten Muskeln eine Flasche nicht aufgeschraubt oder im Extremfall nicht gehalten werden (Flaschen-Zeichen).

4. Apparative Diagnostik

Klinisch kann ein Karpaltunnelsyndrom bereits gut diagnostiziert werden, vor OP ist eine weitere Diagnostik allerdings zwingend:

- **Beidseitige elektrophysiologische Untersuchungen** (motorische Neurographie), wie Bestimmung der distal motorischen Latenz (eine Form der Messung der Geschwindigkeit der Erregungsleitung). Das Elektromyogramm der Thenarmuskulatur wird bei unklarer Diagnose, bei Diabetikern mit Polyneuropathie, ggf. zur Kontrolle bei konservativer Behandlung oder auch präoperativ zum Verlauf bei fortgeschrittenem Stadium mit schlechter Prognose durchgeführt.
- Der **Ultraschall** ist der elektrophysiologischen Untersuchung mittlerweile gleichwertig. Ein Querschnitt des verdickten Nerven (Pseudoneurom durch Kompression) ist erhöht.
- Die **MRT der HWS** kann ebenfalls bei unklarer Diagnose z. B. zur Differenzierung zum C6-/7-Syndrom der HWS beitragen.

5. Therapie

Bei erst seit kurzem bestehender oder nur mäßiger Symptomatik ohne motorische Einschränkung wird gar nicht oder nur konservativ therapiert. Nach einer **Schwangerschaft** bilden sich die Symptome häufig zurück. Bessern sich bei ausgeprägter Symptomatik nach etwa viermonatiger konservativer Therapie nicht die Beschwerden, so wird die Operationsindikation gestellt.

- **Konservative Therapie:** Mittels einer **Schiene,** die ggf. auch nur nachts getragen werden kann, wird das Handgelenk in leichter Streckstellung ruhig gestellt. Bessern sich nach Schienung die Beschwerden jedoch nicht vollständig, kann eine **Kortisoninjektion** in den Karpaltunnel erwogen werden.
- **Operative Therapie:** Die Operation besteht in der Dekompression des N. medianus durch **Spaltung des Retinaculum flexorum und Neurolyse** (➤ Abb. 47.2). Sie wird als **offene OP oder endoskopisch** mit einer kleinen Hautinzision distal der Handgelenksbeugefalte mit Blutleere und in Plexus oder Lokalanästhesie durchgeführt.

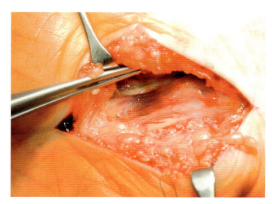

Abb. 47.2 Operationssitus bei Karpaltunnelsyndrom. [T582]

Fall 47 Schmerzen und Parästhesien der Hand

ZUSAMMENFASSUNG
- Das Karpaltunnelsyndrom findet sich gehäuft bei Frauen zwischen 20 und 40 Jahren.
- Klinisch treten v. a. nächtliche Schmerzen und Parästhesien an den Fingern D I bis D III und D IV radialseits auf (Brachialgia paraesthetica nocturna).
- Ursachen des Karpaltunnelsyndroms sind z. B. Ödeme, Sehnenscheidenentzündungen, Amyloid, Tumoren oder knöcherne Veränderungen. Gehäuft bestehen Grunderkrankungen und Lebensumstände wie Schwangerschaft, Amyloidose, Diabetes mellitus, Hypothyreose, Gicht, rheumatoide Arthritis und Zustand nach Handgelenktrauma.
- In der klinischen Untersuchung findet sich ein positives Hoffmann-Tinel-Zeichen, ein positiver Phalen-Test, ferner bei fortgeschrittenem Verlauf eine Einschränkung der palmaren Abduktion und Opposition sowie ggf. eine Atrophie der Thenarmuskulatur.
- Die konservative Therapie besteht in der Schienenbehandlung und unter Umständen in der lokalen Kortisontherapie.
- Operativ erfolgt die Dekompression des N. medianus mittels Spaltung des Retinaculum flexorum und Neurolyse.

48

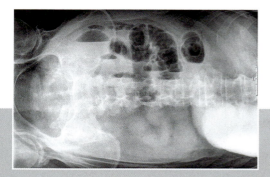

Krampfartige Unterbauchschmerzen mit Erbrechen

Anamnese

Nachts wird konsiliarisch vom internistischen Kollegen in der Notaufnahme Herr M., 53 Jahre, wegen seit gut vier Stunden bestehender krampfartiger Schmerzen im Unterbauch und mehrfachem Erbrechen vorgestellt. Die Beschwerden seien nach dem Abendessen aufgetreten. Der letzte Stuhlgang sei am Vortag gewesen, das Wasserlassen ohne Probleme. Ansonsten sei Herr M. gesund und bis auf eine Blinddarmoperation als Jugendlicher noch nie im Krankenhaus gewesen. Auch wird eine regelmäßige Medikamenteneinnahme verneint.

Untersuchungsbefunde

Der Patient liegt mit angezogenen Beinen auf der Untersuchungsliege. RR 110/70 mmHg, Puls 100/min.
Körperliche Untersuchung: Abdomen: bei gespannten Bauchdecken leicht gebläht und über der gesamten Unterbauchregion diffus druckschmerzhaft. Durch die dünne Bauchdecke sind Darmsteifungen zu sehen. Reizlose Narbenverhältnisse nach Appendektomie. Darmgeräusche über dem rechten Unterbauch zeitweise vermehrt, teils klingend, über den übrigen Quadranten eher reduziert. Rektal-digitale Untersuchung: unauffällig.
Röntgenaufnahme des Abdomens ➤ Bild [T580].

1. Befunden Sie das Röntgenbild und wie lautet Ihre Verdachtsdiagnose?

2. Nennen Sie Ursachen, Formen und Symptome des Krankheitsbilds.

3. Erläutern Sie die Pathophysiologie des Krankheitsbilds.

4. Welche diagnostischen Schritte ergreifen Sie?

5. Welche Therapie ist indiziert?

6. Wie lautet die Prognose bei dieser Erkrankung?

Fall 48 Krampfartige Unterbauchschmerzen mit Erbrechen

1. Röntgenbefund und Verdachtsdiagnose

Die Röntgenaufnahme in Linksseitenlage zeigt mehrere sog. **Dünndarmspiegel** und eine stehende Dünndarmschlinge (> Abb. 48.1). Auffällig ist außerdem die fehlende Gasfüllung des Kolonrahmens als weiterer Hinweis auf ein Passagehindernis. Zusammen mit dem klinischen Beschwerdebild aus krampfartigen abdominellen Schmerzen und mehrfachem Erbrechen, dem Auskultationsbefund (vermehrten, teils klingenden Darmgeräuschen über dem rechten Unterbauch) sowie nach abdominellen Voroperationen (Zustand nach Appendektomie) besteht der dringende V. a. einen **mechanischen Dünndarmileus**. Dessen klinische Symptomatik ist geprägt von:
- Kolik- bzw. krampfartige Schmerzen.
- Wind- und Stuhlverhalt.
- Erbrechen, evtl. Koterbrechen (= Miserere).
- Klingende, „hochgestellte" Darmgeräusche, später „Totenstille".

2. Ursachen und Formen

Als Ileus (= Darmverschluss) wird eine Passage- bzw. Transportstörung des Darmtrakts bezeichnet, die mechanisch und/oder funktionell bedingt ist (> Tab. 48.1).
- **Mechanischer Ileus:** Die Passage wird durch eine Einengung des Darmlumens von außen (**Kompressionsileus**) oder durch eine Verlegung intraluminal (**Obstruktionsileus**) behindert. Ist zusätzlich der Blutzu- oder -abstrom eines betroffenen Darmabschnitts beeinträchtigt spricht man vom **Strangulationsileus** mit möglicher Darmwandnekrose.
- **Funktioneller Ileus:** Die Darmparalyse tritt reflektorisch z. B. bei intra- oder retroperitonealen, entzündlichen Prozessen oder aufgrund neurologischer oder metabolischer Ursachen ein, ebenso im Spätstadium eines mechanischen Ileus.

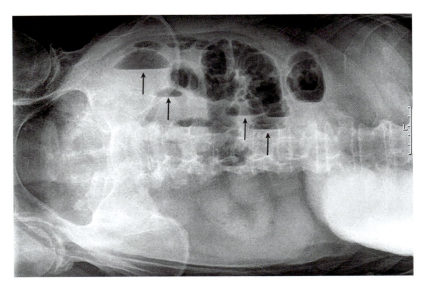

Abb. 48.1 Röntgenaufnahme des Abdomens in Linksseitenlage. Stehende Dünndarmschlingen und Spiegelbildung (Pfeile) bei Dünndarmileus. [T580]

Tab. 48.1 Ursachen und Formen des Ileus

Ileusform	Ursachen	
Mechanischer Ileus	Kompression von außen	Briden, Adhäsionen, Tumoren
	Obstruktion intraluminal	Tumoren, Fremdkörper, Gallenstein, entzündlich (z. B. Morbus Crohn)
	Strangulation mit Gefäßbeteiligung	Briden, Volvulus, Inkarzeration bei Hernien, Invagination
Funktioneller Ileus	Paralytisch	<ul><li>Reflektorisch: entzündlicher Prozess intraabdominell/retroperitoneal, postoperativ, Hämatom, Wirbelkörperfraktur, Durchblutungsstörung</li><li>Nerval/muskulär: neurologischen Erkrankungen</li><li>Medikamentös: Opioide</li><li>Metabolisch: z. B. Urämie, Sepsis</li></ul>
	Spastisch	Neurogen, Bleivergiftung, Porphyrie

3. Pathophysiologie

Der Passagestopp im Darmtrakt verursacht sowohl lokale als auch systemische Funktionsstörungen (**Ileuskrankheit**). Die Distension der Darmschlingen durch die Stase des Darminhalts und den Motilitätsverlust führt zu Flüssigkeitsverschiebungen in das Darmlumen mit **Hypovolämie** und zu Störungen des Elektrolythaushalts (**Hypokaliämie**). Außerdem kommt es zu **Mikrozirkulationsstörungen** in der Darmwand mit Beeinträchtigung der Mukosabarriere. Aufgrund des gesteigerten intraluminalen Bakterienwachstums und der damit verbundenen erhöhten Gas- und Toxinbildung kommt es zur systemischen **Endotoxineinschwemmung** und **Bakterientranslokation**. An der Darmwand treten durch die Ischämie Nekrosen und Perforationen mit der Folge einer **Peritonitis** auf. Unbehandelt führt dies letztendlich zur **Sepsis** und einem **Multiorganversagen (MOV)**.

MERKE

Das Vollbild eines Ileus ist ein vital bedrohliches Krankheitsbild und gilt als absoluter Notfall.

4. Diagnostik

In der Regel ist die Diagnose eines Ileus klinisch zu stellen. Besondere Bedeutung haben dabei Anamnese und körperliche Untersuchung. Typische Befunde sind:
- **Anamnese:** Voroperationen, Stuhlverhalt, Medikamenteneinnahme (z. B. Opioide), Tumorleiden.
- **Körperliche Untersuchung:** Narben, Hernien, Resistenzen, fehlende oder hochgestellte Darmgeräusche.
- **Röntgenaufnahme des Abdomen:** Spiegelbildung, stehende Darmschlingen, freie Luft, „luftleerer" Kolonrahmen.
- **Labor:** Leukozytose, Hypokaliämie, Hypovolämie, Gerinnungsstörung, Kreatininerhöhung, Transaminasenerhöhung.
- **Sonographie:** freie Flüssigkeit, dilatierte, flüssigkeitsgefüllte Darmschlingen, Pendelperistaltik, Raumforderung.

Ergänzend können bei Verdacht auf **Dickdarmileus** eine Rekto- oder Koloskopie oder ein Kolonkontrasteinlauf zur Lokalisation und ggf. Dignitätsbeurteilung bei Tumorverdacht sinnvoll sein.

5. Therapie

Als Erstmaßnahmen beim Ileus ist nach Anlegen eines i. v.-Zugangs die **Volumensubstitution** (kristalloide und/oder kolloide Lösungen) und ggf. der **Ausgleich von Elektrolytstörungen** (Kaliumsubstitution) indiziert. Zur Entlastung des Darms sollte eine **Magensonde** gelegt werden. Für die Kontrolle der Flüssigkeitsbilanz sind ein ZVK und ein Blasenkatheter angezeigt.

Ein **mechanischer Ileus** ist eine **absolute, dringliche OP-Indikation**. Die chirurgische Therapie richtet sich

Fall 48 Krampfartige Unterbauchschmerzen mit Erbrechen

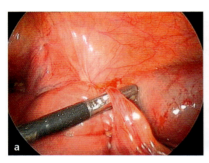 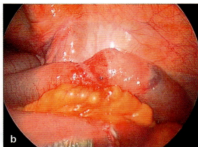

Abb. 48.2 a. Bride. b. nach Lösen der Bride sichtbarer Schnürring am Darm. [T581]

nach der Ursache des Ileus. In der Regel wird die Bauchhöhle über eine Längslaparotomie eröffnet, in ausgewählten Fällen, wie bei Herrn M., ist auch ein laparoskopisches Vorgehen möglich.

Liegen zum Zeitpunkt der OP bereits **gangränose Darmabschnitte** vor, werden diese reseziert und die Passage in der Regel durch **End-zu-End-Anastomosen** wiederhergestellt. Bei tumorbedingtem Darmverschluss ist je nach Lokalisation und Zustand des Patienten zu entscheiden, ob primär eine Resektion möglich oder als Erstmaßnahme ein dem Prozess vorgeschaltetes **Stoma** zur Dekompression des Darms angezeigt ist. Eine **relative OP-Indikation** liegt bei chronisch rezidivierenden Verwachsungsbeschwerden mit Ileussymptomatik, bei bekannter Peritonealkarzinose sowie bei chronisch entzündlichen Darmerkrankungen vor.

Bei Herrn M. findet sich als Ursache des Ileus eine Bride (> Abb. 48.2a), die gelöst wird (> Abb. 48.2b). Bei erheblicher Dilatation des Darms und Stase wird der Darm durch retrogrades Ausstreifen oder durch Absaugen des Darminhalts über eine kleine Inzision dekomprimiert.

6. Prognose

Ein Ileus ist eine potenziell lebensbedrohliche Erkrankung, die eine schnelle, angemessene Therapie erfordert. Daher ist v. a. die Zeit bis zur Therapie, das Alter und die Morbidität des Patienten, aber natürlich auch die Grunderkrankung (z. B. maligne Tumoren) für die Prognoseabschätzung relevant.

Der Dünndarmileus, wie er bei Herrn M. vorliegt, ist mit ca. 5 % Mortalität relativ gut einzuschätzen. Da Dickdarmverschlüsse häufiger mit malignen Tumoren einhergehen, ist hier die operationsassoziierte Letalität mit 15–35 % höher beschrieben und die Langzeitprognose entsprechend von der tumorbedingten Überlebensrate abhängig.

ZUSAMMENFASSUNG

- Krampf- bzw. kolikartige Schmerzen, rezidivierendes Erbrechen sowie Stuhl- und Windverhalt bei klingenden, hochgestellten Darmgeräuschen sind dringend verdächtig auf ein Ileusgeschehen.
- Zu unterscheiden sind mechanischer und funktioneller Darmverschluss.
- Die häufigsten Ursachen des mechanischen Ileus sind Briden und Adhäsionen nach Voroperationen oder Tumoren, beim funktionellen Ileus Entzündungen, Medikamente und retroperitoneale Prozesse (Hämatom, Wirbelkörperfraktur).
- Das Vollbild eines Ileus führt unbehandelt zu Sepsis und Multiorganversagen.
- Ein mechanischer Ileus stellt eine absolute, dringliche OP-Indikation dar.

49

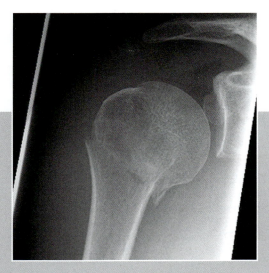

Schwellung und Schmerzen am Oberarm

Anamnese
Die 71-jährige Frau C. war auf ihrem Heimweg vom Einkaufen gestolpert und auf den rechten Ellenbogen gestürzt. Da am Abend die Schulter angeschwollen und der Schmerz in diesem Bereich nicht besser geworden war, fuhr sie ihr Sohn in das nächste Krankenhaus.

Untersuchungsbefunde
Körperliche Untersuchung: Am rechten proximalen Oberarm zeigt sich eine deutliche Schwellung mit Druckschmerz bei schmerzbedingt stark eingeschränktem Bewegungsumfang des Schultergelenks. Das Ellenbogengelenk ist frei beweglich und nicht druckschmerzhaft. Die Sensibilität am rechten Arm sowie der rechten Hand stellt sich seitengleich dar. Ebenfalls unauffällig verhalten sich die peripheren Pulse und Motorik.
Röntgenaufnahme ➤ Bild [T579].

1. Wie lautet Ihre Diagnose?

2. Welche Röntgenaufnahme und ggf. weitere bildgebende Diagnostik veranlassen Sie?

3. Wie wird diese Humerusfraktur nach Neer eingeteilt?

4. Erklären Sie bitte anhand dieser Fraktur die AO-Klassifikation!

5. Wie wird diese Fraktur behandelt?

6. Welche Begleitverletzungen können auftreten?

Fall 49 Schwellung und Schmerzen am Oberarm

1. Diagnose
Auf der Röntgenaufnahme ist deutlich eine Fraktur des rechten proximalen Humerus zu erkennen. Kommt es zur Fraktur auf der Höhe des **Collum chirurgicum** (wie in diesem Fall), so spricht man von der **subkapitalen Humerusfraktur.** Klassischerweise tritt die **proximale Humerusfraktur bei älteren Patienten** wegen des osteoporotisch veränderten Knochens auf.

Als Unfallmechanismus wird entweder ein indirektes Trauma durch Sturz auf den ausgestreckten Arm oder den Ellenbogen bzw. als direktes Trauma bei Sturz auf die Schulter beschrieben.

Typische Symptome sind Schwellung, lokaler Druckschmerz, (schmerzbedingte) Bewegungseinschränkung sowie oft ein Hämatom.

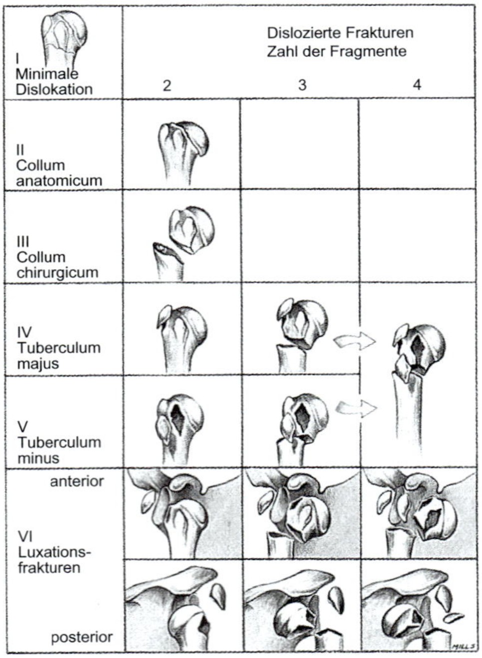

Abb. 49.1 Neer-Einteilung der proximalen Humerusfrakturen. [R234]

2. Bildgebende Diagnostik
Primär veranlassen Sie eine Röntgenaufnahme des **Schultergelenks in zwei Ebenen:** true a. p., und Y-Aufnahme (Skapula tangential). Bei der Aufnahme in „**true" a. p.** wird der Patient ca. 30° zur Röntgenplatte gedreht, sodass das Glenohumeralgelenk besser eingesehen werden kann.

Bei komplizierteren oder schwer beurteilbaren Frakturen kann eine **CT** indiziert sein. Bei Verdacht auf okkulte oder pathologische Frakturen liefert die **MRT** wichtige Zusatzinformation. Bei fehlendem Puls der A. radialis sollte mittels **Angiographie** (DSA, CT, MRT) eine Gefäßläsion ausgeschlossen werden.

3. Einteilung nach Neer
Die geläufigste Einteilung der **proximalen Humerusfraktur** ist die nach Neer (> Abb. 49.1). Diese richtet sich nach der Anzahl der vier potenziellen Frakturfragmente (Kalotte, Tuberculum majus, Tuberculum minus, sowie distales Frakturfragment) und berücksichtigt deren Dislokation und eine mögliche Luxation.

4. AO-Einteilung
Im Rahmen der **Arbeitsgemeinschaft für Osteosynthese (AO)** wurde ein **Schlüsselsystem** entwickelt, nachdem jede Fraktur einheitlich klassifiziert werden kann (z. B. 31-C1.2). Vor allem für die **langen Röhrenknochen,** zu denen der Humerus zählt, hat sich diese AO-Klassifikation (auch Müller-Klassifikation) durchgesetzt. Die **ersten drei Stellen der AO-Klassifikation** sollten im Examen beherrscht werden und sind daher in der > Tab. 49.1 aufgeführt.

5. Therapie
Mehr als 90 % aller proximalen Humerusfrakturen sind **Typ-1-Frakturen nach Neer,** also weniger als 1 cm disloziert und weisen eine Fragmentkippung von weniger als 45° auf. Diese Frakturen können ebenso wie stabil eingestauchte Typ-2-Frakturen (AO-Typen A2, B1,

Tab. 49.1 AO-Einteilung der langen Röhrenknochen

1. Stelle	Lokalisation des betroffenen Knochens		1 → Humerus 2 → Radius und Ulna 3 → Femur 4 → Tibia und Fibula
2. Stelle	Lokalisation der Fraktur am Knochen		1 → proximales Segment 2 → diaphysäres Fragment (Schaft) 3 → distales Segment
3. Stelle	Morphologie der Fraktur	Diaphysäres Segment	A → einfache Fraktur B → Keilfraktur C → komplexe Fraktur
		Proximales und distales Segment	A → extraartikuläre Fraktur B → partielle Gelenkfraktur C → vollständige Gelenkfraktur
Die 4. und 5. Stelle gliedert die Fraktur weiter nach Schweregrad der Fraktur (1 bis 3)			

evtl. C1) konservativ behandelt werden (bitte regionäre Unterschiede der Behandlung beachten!).
- **Konservative Therapie:**
  - Ruhigstellung im Gilchrist- oder Desault-Verband für 1 Woche sowie Schmerzmedikation, anschließend frühfunktionelle Krankengymnastik.
  - Physiotherapeutische Mobilisation nach 3 Tagen.

Durch eine geschlossene Reposition kann evtl. eine instabile Fraktur in eine stabile überführt werden, sodass eine konservative Therapie möglich ist. Patienten mit einer (weiterhin) instabilen Typ-2-Fraktur sowie solche mit Typ-3- bis Typ-6-Frakturen nach Neer sollten innerhalb einer Woche zur elektiven (geplanten) Operation stationär aufgenommen werden.

- **Operative Therapie:**
  - Typ-3-Frakturen nach Neer ggf. geschlossene Reposition und perkutane Kirschner-Draht-Osteosynthese.
  - Andere Frakturtypen nach Möglichkeit geschlossene, sonst offene Reposition mit anschließender offener Osteosynthese (Schrauben, Zuggurtung, Kirschner-Drähte, Platten) meist über ventralem Zugang nach Kocher (Sulcus deltoideopectoralis).
  - Versorgung bei irreparablen Frakturen bzw. bereits bestehender Schultergelenkarthrose mit Schulterhemiprothesen.

Anschließend erfolgt die **nicht zu lange Ruhigstellung** im Gilchrist-Verband oder einer Thoraxabduktionsschiene. Eine frühe Mobilisation ist anzustreben, damit es nicht zu Kapselverklebungen, Zerstörungen von Gleitstrukturen und dadurch bedingte schmerzhafte Bewegungseinschränkungen oder sogar einer „frozen shoulder" (**Schultersteife**) kommt.

MERKE
Prä- und postoperativ immer Durchblutung, Motorik und Sensibilität prüfen; eine Röntgen-Kontrolle veranlassen.

6. Begleitverletzungen
Im Rahmen von Humerusfrakturen (> Abb. 49.2) kann es zu Schäden der im Bereich der Fraktur verlaufenden Nerven und Gefäße kommen.
- Bei der **proximalen Humeruskopffraktur** sind vor allem der N. axillaris, der Plexus brachialis sowie die A. brachialis gefährdet. Eine weitere Komplikation besteht in der Entwicklung einer Humeruskopfnekrose, die bei starker Ausprägung eine Endoprothesenversorgung notwendig machen kann. Außerdem kann die lange Bizepssehne durch eine Fraktur eingeklemmt werden.

Fall 49 Schwellung und Schmerzen am Oberarm

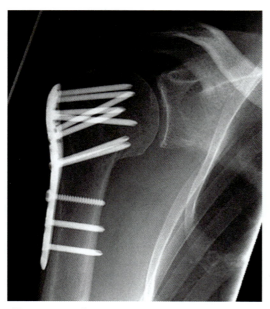

Abb. 49.2 Osteosynthesenversorgung einer subkapitalen Humerusfraktur. [T579]

- Bei der **Humerusschaftfraktur** stehen Läsionen des N. radialis im Vordergrund (klinisch „Fallhand").
- Die **distale Humerusfraktur** kann Schäden des N. ulnaris (klinisch „Krallenhand") im Bereich des Epicondylus humeri ulnaris nach sich ziehen.
  - **Suprakondyläre Humerusfraktur:** Sonderform der distalen Humerusfraktur, die vom IMPP gerne als im **Kindesalter** häufigste Humerusfraktur und ellenbogengelenksnahe Verletzung geprüft

wird. Sie weist als Komplikationen primäre Läsionen des N. radialis oder N. medianus (klinisch „Schwurhand"), häufiger Irritationen des N. ulnaris durch die Reposition oder eingebrachtes Osteosynthesematerial sowie eine Varusfehlstellung der Ellenbogenachse (Cubitus varus) auf.

MERKE
Die suprakondyläre Humerusfraktur ist die im Kindesalter häufigste Humerusfraktur und häufigste Ellenbogenverletzung.

ZUSAMMENFASSUNG
- Die proximale Humerusfraktur, die v. a. beim älteren Patienten vorkommt, zeigt sich klinisch mit Schwellung, lokalem Druckschmerz, (schmerzbedingter) Bewegungseinschränkung und ggf. Hämatom.
- Die proximalen Humerusfrakturen werden nach Neer in sechs Frakturtypen oder nach der AO-Klassifikation eingeteilt.
- Stabile Typ-1- und ggf. Typ-2-Frakturen nach Neer können konservativ für eine Woche im Gilchrist-Verband behandelt werden, während instabile Frakturen nach möglichst geschlossener Reposition operativ versorgt werden. Für inoperable Frakturen steht die Endothesenimplantation zur Verfügung.
- Als Begleitverletzungen können Schäden v. a. an Nerven und Gefäßen im Frakturbereich vorkommen.
- Prä- und postoperativ müssen die DMS geprüft sowie Röntgenaufnahmen der Schulter in zwei Ebenen (true a. p. und Y-Aufnahme) veranlasst werden.
- Eine physiotherapeutische Frühmobilisation wirkt der Gefahr von Bewegungseinschränkungen sowie Schultersteife entgegen.

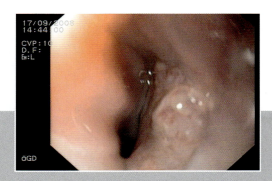

50

Schluckbeschwerden und retrosternales Druckgefühl

Anamnese
Der 59-jährige Herr T. wird Ihnen von seinem Hausarzt in der chirurgischen Sprechstunde wegen des oben sichtbaren Endoskopiebefundes (> Bild [T583]) vorgestellt. Die Untersuchung war aufgrund von Schluckbeschwerden und einem zunehmenden Druckgefühl hinter dem Brustbein erfolgt, das sich beim Essen verstärkte. Herr T. ist starker Raucher, trinkt regelmäßig drei bis vier Flaschen Bier pro Tag. Seit Jahren leidet er an einer chronischen Gastritis und einer chronischen Bronchitis.

Untersuchungsbefunde
59-jähriger Patient in kachektischem EZ und reduziertem AZ.
Körperliche Untersuchung: Lunge: beidseits deutlich verschärftes Atemgeräusch, während der Untersuchung hustet der Patient mehrmals. Herz: regelmäßig, keine pathologischen Herzgeräusche. Abdomen: nicht gebläht oder druckschmerzhaft, regelrechte Darmgeräusche. Extremitäten: Beide Beine sind ab Unterschenkelmitte etwas kühler. Leisten- und Popliteapulse können getastet werden, die Fußpulse sind nicht eindeutig palpabel.

1. Wie lautet Ihre Verdachtsdiagnose unter Berücksichtigung des vorliegenden Endoskopiebefundes?

2. Welche Differenzialdiagnosen der Dysphagie kennen Sie?

3. Durch welche Untersuchungen untermauern Sie Ihre Diagnose?

4. Welche Formen, Ursachen und Stadien des Krankheitsbilds kennen Sie?

5. Welche Therapieoptionen kennen Sie?

6. Welche Nachsorgemaßnahmen sind angebracht?

Fall 50 Schluckbeschwerden und retrosternales Druckgefühl

1. Verdachtsdiagnose und Endoskopiebefund

In der vom Hausarzt veranlassten Endoskopie des Ösophagus ist im rechten unteren Quadranten der Abbildung eine polypoide malignomverdächtige Veränderung der Schleimhaut zu sehen, das Lumen erscheint deutlich eingeengt. Eine Passage in den Magen war laut schriftlichem Befund mit dem Endoskop noch möglich. In Zusammenschau mit dem kachektischen Erscheinungsbild des Patienten, das einen Gewichtsverlust vermuten lässt, den bestehenden **Risikofaktoren** übermäßiger Nikotin- und Alkoholgenuss und mit dem führenden Symptom der Schluckbeschwerden (**Dysphagie**), die vor allem von der Speiseröhre ausgehen, besteht dringender Verdacht auf ein **Ösophaguskarzinom**.

2. Differenzialdiagnosen der Dysphagie

Zu unterscheiden sind **mechanische** von **funktionellen** Störungen:
- **Tumorbedingt:** Ösophagus- oder in den Ösophagus infiltriertes Kardiakarzinom, selten benigne Tumoren der Speiseröhre wie Leiomyome oder Lipome.
- **Ösophagusdivertikel:**
  - Zenker-Divertikel: Ausstülpung am oberen Ösophagussphinkter, verursacht eher Regurgitationen und Mundgeruch.
  - Traktionsdivertikel im mittleren Drittel durch Narbenzug.
  - Epiphrenische Divertikel knapp oberhalb des Zwerchfells bei Motilitätsstörungen.
- **Peptische Stenose** bei langjähriger Refluxösophagitis.
- **Mediastinale Prozesse** wie intrathorakale Struma, Mediastinaltumoren, Gefäßanomalien.
- **Motilitätsstörungen** der Speiseröhre: Achalasie, diffuser Ösophagusspasmus oder Nussknackerösophagus.

Selten bei systemischen Erkrankungen wie Sklerodermie, Dermatomyositis, Myasthenia gravis.

3. Untersuchungen

Wie bereits im vorliegenden Fall durch den Hausarzt veranlasst ist als erste diagnostische Maßnahme zur Abklärung von dysphagischen Beschwerden eine **Ösophago-Gastro-Duodenoskopie (ÖGD)** indiziert. Hierbei können genaue Lokalisation und Ausmaß von Schleimhautveränderungen beurteilt und **Probebiopsien** aus den suspekten Arealen entnommen werden. Bestätigt sich hierbei der klinische Verdacht auf ein Ösophaguskarzinom, wie bei Herrn T., sind zum weiteren **Staging** folgende Untersuchungen erforderlich:
- **CT des Thorax und Abdomens** zur Beurteilung der extraluminalen Ausbreitung und Abklärung von möglichen Fernmetastasen.
- **Endosonographie** zur Beurteilung der Infiltrationstiefe des Tumors in die Ösophaguswand und Stadieneinteilung.

Je nach vorhandener Symptomatik und Ausdehnung des Tumorgeschehens können ergänzend erfolgen:
- **Bronchoskopie:** z. B. bei Verdacht auf ösophagobronchiale Fistel oder Infiltration der Trachea.
- **Skelettszintigraphie:** bei Verdacht auf ossäre Filiae.
- **HNO-ärztliche Vorstellung:** Ausschluss Zweittumor in diesem Bereich aufgrund der Patientenklientel mit chronischem Alkohol- und Nikotinabusus mit hohem Risiko z. B. für Larynxkarzinome sowie Beurteilung bei Heiserkeit mit Verdacht auf Recurrensparese (durch Tumorinfiltration mediastinal).

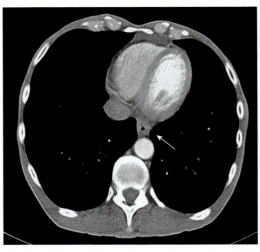

Abb. 50.1 CT-Thorax mit Wandverdickung des Ösophagus (Pfeil). [T581]

Bei Herrn T. konnte bei der nun auch vorliegenden histologischen Untersuchung der bei der ÖGD entnommenen Probebiopsien ein mäßig differenziertes Plattenepithelkarzinom des Ösophagus nachgewiesen werden. Die CT des Thorax zeigte den Befund in > Abb. 50.1 mit einer deutlichen, zirkulären Wandverdickung der Speiseröhre im distalen Drittel (Pfeil). Endosonographisch war ebenfalls eine Infiltration des Tumors durch alle Wandschichten zu sehen.

4. Erscheinungsformen, Ursachen und Stadieneinteilung

Das Ösophaguskarzinom tritt vier- bis fünfmal häufiger bei Männern als bei Frauen auf. Der Altersgipfel liegt zwischen dem 50. und 60. Lebensjahr. Die seltenere histologische Form ist das **Plattenepithelkarzinom**. Das mittlerweile häufigere **Adenokarzinom** am distalen Ösophagusdrittel entsteht auf dem Boden einer intestinalen Metaplasie, dem sog. **Barrett-Ösophagus** nach langjähriger Refluxösophagitis, und wird inzwischen als eigene Entität den sog. **AEG-Tumoren** des ösophagogastralen Übergangs (**a**denocarcinoma of the **e**sophago**g**astric junction) zugeschrieben.

In mehr als ¾ der Fälle ist das Ösophaguskarzinom mit einem **übermäßigen Nikotin- und/oder Alkoholgenuss** verbunden. Weitere Risikofaktoren stellen eine vorausgegangene Ösophagusverätzung, das Plummer-Vinson-Syndrom, die Sklerodermie, Zöliakie und die perniziöse Anämie dar. Auch wird ein Zusammenhang mit Infektionen mit humanen Papillomaviren oder der Aufnahme von Nitrosaminen bzw. Aflatoxinen vermutet.

Das **Metastasierungsverhalten** ist beim Ösophaguskarzinom **vom Tumorsitz abhängig**:
- **Lymphogen:** oberhalb der Trachealbifurkation mediastinal in Richtung zervikal sowie unterhalb der Bifurkation nach kaudal Richtung ösophagokardialer Übergang.
- **Hämatogen:** aufgrund der venösen Abflussgebiete kann sowohl eine pulmonale als auch über das Pfortadersystem eine Metastasierung in die Leber auftreten.
- Durch direkte Infiltration ist eine Beteiligung des Tracheobronchialsystem mit Ausbildung von Fisteln möglich.

Die Stadieneinteilung des Ösophaguskarzinoms erfolgt nach der TNM-Klassifikation (> Tab. 50.1) mithilfe der im Rahmen des Stagings erhobenen Befunde, wobei für die Therapieentscheidung dem Endosonographiebefund eine große Bedeutung zukommt.

Tab. 50.1 TNM-Klassifikation des Ösophaguskarzinoms nach UICC

Tis	Carcinoma in situ	Stadium 0: Tis N0 M0
T1	Infiltration bis in Lamina propria, Submukosa	Stadium I: T1 N0 M0
T2	Infiltration bis Muscularis propria	Stadium IIA: T2/T3, N0 M0
T3	Infiltration bis in die Adventitia	Stadium IIB: T1/T2, N1 M0
T4	Infiltration in Nachbarstrukturen	Stadium III: T3 N1 M0 oder T4 jedes N M0
N0	Keine regionären LK-Filiae	Stadium IV: jedes T, jedes N, M1
N1	Regionäre LK-Filiae	
M0	Keine Fernmetastasen	
M1	Fernmetastasen	

5. Therapie

Die schlechte Prognose des Ösophaguskarzinoms mit einer Fünf-Jahres-Überlebensrate von nur 10–15 % liegt in der oft erst späten Diagnosestellung in bereits fortgeschrittenen Stadien begründet. **Kontraindikationen** für eine operative Therapie sind:
- Fernmetastasen.
- Infiltration in den Bronchialbaum oder große Gefäße (Aorta, Pulmonalgefäße).
- Erheblich reduzierter AZ und/oder schwere Begleiterkrankungen (z. B. Leberzirrhose, eingeschränkte pulmonale oder kardiale Belastbarkeit).

In diesen Fällen sind palliative Maßnahmen wie **Stenteinlagen, Bougierung** oder lokale **Lasertherapien** zum Erhalt der Ösophaguspassage bzw. die Anlage einer Ernährungssonde (**PEG**) indiziert. Zusätzlich sollte auch in palliativer Intention eine kombinierte Radiochemotherapie erfolgen.

Fall 50 Schluckbeschwerden und retrosternales Druckgefühl

Ist eine Operabilität vonseiten des Patienten und der Tumorausdehnung gegeben, ist die **Ösophagusresektion** indiziert, ggf. **in Kombination mit einer Radiochemotherapie** präoperativ zur Tumorverkleinerung **(Down-Staging)** im Rahmen eines **multimodalen, neoadjuvanten Therapiekonzepts** (wie im vorliegenden Fall).
Anwendung finden zwei OP-Verfahren:
- **Transthorakale Ösophagektomie:** hat sich als Standardeingriff etabliert (sog. „Zweihöhlen-Eingriff").
- **Transmediastinale Ösophagektomie:** Hierbei wird von abdominell stumpf der Ösophagus mediastinal mobilisiert und über einen zweiten Zugang linkszervikal oralwärts abgesetzt.

Zum Ersatz der Speiseröhre dienen Magen **(„Magenhochzug")** oder **Kolon-,** seltener **Dünndarminterponate.**

6. Nachsorge
Neben der erforderlichen regelmäßigen Tumornachsorgeuntersuchungen, die im ersten Jahr in Abständen von drei Monaten und später halbjährlich erfolgen sollten, ist eine intensive Betreuung bzgl. des Alkohol- und Nikotinabusus angezeigt. Wiederaufgetretene Schluckbeschwerden sind durch eine Endoskopie abzuklären (Rezidiv? Stenose?). Eine CT des Thorax und Abdomens sollte zum Ausschluss eines extraluminalen Rezidivs zunächst sechs Monate postoperativ sowie bei fehlenden Beschwerden oder Symptomen weiter in jährlichen Abständen durchgeführt werden.

ZUSAMMENFASSUNG
- Eine Dysphagie kann mechanische oder funktionelle Ursachen an der Speiseröhre haben und sollte primär einer endoskopischen Untersuchung zugeführt werden.
- Das Ösophaguskarzinom korreliert eng mit einem gesteigerten Alkohol- und Nikotinkonsum.
- Das Metastasierungsverhalten ist von der Höhe der Tumorlokalisation in Bezug zur Trachealbifurkation abhängig.
- Bei fehlender Fernmetastasierung oder Infiltration in Nachbarstrukturen ist die transthorakale Ösophagektomie indiziert, ggf. in Kombination mit einer Radiochemotherapie präoperativ.
- Als Palliativmaßnahmen finden Stenteinlagen, Bougierungen oder eine lokale Lasertherapie Anwendung.

Register

A
ABCDE-Regel 64
Abstoßungsreaktion 101
– akute 101
– chronische 101
– hyperakute 101
Abszess 142
Advanced Trauma Life Support 64
– Definitive Care 64
– Primary Survey 64
– Secondary Survey 64
AEG-Tumoren 217
Akutes Abdomen 103, 104, 191, 192
– Diagnostik 105, 192
– Erbrechen bei 104
– Erstmaßnahmen 105
– extraabdominelle Ursachen 104
– Ileus 104
– intraabdominelle Ursachen 104
– Labordiagnostik 105
– Leitsymptome 104
– Röntgenaufnahme 105, 192, 193
– Schmerzausstrahlung 104
– Schmerzen 104
– Sonographie 105
– topographische Ursachen 104
Amaurosis fugax 38
Analkarzinom 167
Aneurysma
– Diagnostik 11
– dissecans 11
– falsum 11
– fusiformis 11
– sacciformis 11
– spurium 11
– verum 11
Angina abdominalis 136
Angina pectoris 188
– instabile 188
– stabile 188
Antirefluxoperationen 151
Aortenaneurysma
– Ätiologie 10
– Formen 11
– Klinik 10
– Risikofaktoren 10
Aortenklappenstenose 45
– Aortenklappenersatz 47
– Ätiologie 46
– Diagnostik 46
– Echokardiographie 46
– Pathogenese 46
– Schwergrade 46

– Therapie 47
Apley-Zeichen 96
Appendizitis, akute 25
– Appendektomie, laparoskopische 28
– Differenzialdiagnosen 27
– Klinik 26
– Komplikationen 28
– sonographischer Befund 26
– Therapie 27
– Verlaufsformen 27
Arterielle Verschlusskrankheit der Viszeralgefäße 136
Arterienverschluss, akuter 118
Arteriosklerose 39

B
Bajonett-Stellung 128
Bankart-Läsion 108
Barrett-Ösophagus 151
Barton-Fraktur 129
Bauchaortenaneurysma 9
– Ätiologie 10
– Diagnostik 11
– Klinik 10
– Komplikationen 11
– Operation, konventionelle offene 12
– Therapie 11
Beckenringfraktur 63, 65
– Komplikationen 65
Blood-pool-Szintigraphie 125
Blumberg-Zeichen 26
Bluterbrechen 123
Blutung
– intrakranielle, Übersicht 66
– intrazerebrale (ICB) 66
Bone bruise 96
Brachialgia paraesthetica nocturna 204
Bride 210
Brideileus 28
Bronchialkarzinom 53
– Ätiologie 54
– Computertomographie 54
– Diagnostik 54
– histologische Einteilung 55
– kleinzelliges 55
– Klinik 54
– Metastasierung 56
– Operationen 56
– paraneoplastische Symptome 54
– peripheres 56

– Staging 54
– Therapie 56
– zentrales 56
Brunnel-Zeichen 146
Brustwandteilresektion 56
B-Symptomatik 20
Bypass-Operation, koronare 190

C
Carotid Endarterectomy 40
Charcot-Trias 112
Chassaignac-Lähmung 129
Child-Pugh-Klassifikation 22
Choledochusverletzung 115
Cholelithiasis 112
Cholesterinsteine 112
Cholezystitis 111
– 6-F-Regel 113
– Ätiologie 112
– Diagnostik 113
– Klinik 112
– Therapie 113
Cholezystolithiasis 111, 112
– Diagnostik 113
– endoskopisch retrograde Cholangiographie 113
– Klinik 112
– Komplikationen 115
– Pigmentsteine 112
– Therapie 113
Chronisch entzündliche Darmerkrankungen 132
– Differenzialdiagnose 132
Claudicatio glutealis 118
Claudicatio intermittens 118
– Einteilung 120
Courvoisier-Zeichen 112, 200

D
D-Dimere 170
Detorquierung 147
Diarrhö 131
– osmotische 44
– paradoxe , 34
Divertikulitis 77
– Einteilung nach Hansen und Stock 80
– Klinik 78
– Kolon-Kontrasteinlauf 79
– Komplikationen 78
– Operationsverfahren 80
– Therapie 80
– Triple-Kontrast-CT 79, 81

Douglas-Abszess 28
Douglas-Schmerz 26
Down-Sizing 185
Drei-Säulenmodell nach Denis 60
Dünndarmspiegel 208
Duodenopankreatektomie
– partielle nach Whipple und Kausch 201
– partielle pyloruserhaltende 202
Dysphagie 216
– Diagnostik 216
– Differenzialdiagnosen 216
Dyspnoe, akute 1, 2

E

Einklemmung 31
Endokarditisprophylaxe 47
Epididymitis 146
– Therapie 148
Epiduralblutung 31, 65, 66
Epiphysenlösung 162
Ermüdungsfraktur 128
Erschütterungsschmerz 26
Erysipel 142

F

Fallhand 214
Fasziitis, nekrotisierende 142
Femurfraktur 179
– Klinik 180
– Lokalisationen 180
– Operation 181
– OP-Komplikationen 182
– pertrochantäre 181
– proximale 180
– Sofortmaßnahmen 181
– Therapie 181
Fettstühle 44
Fieber 111
Fischwirbel 62
Flaschen-Zeichen 205
Follikulitis 142
Fontaine-Ratschow-Einteilung 120
Forrest-Klassifikation 124
Fourchette-Stellung 128
Fournier-Gangrän 143
Frakturen 128
– Einteilung 128
– Femur 179
– Grünholzfraktur 162
– Skaphoid 83
Frakturen, kindliche 161, 162
– Einteilung 162
– Einteilung nach Aitken 162
– Einteilung nach Salter-Harris 162
– Epiphysenlösung 162
– Epiphysenstauchung 163

– Gelenkfraktur 163
– Grünholzfraktur 162, 163
– Misshandlungszeichen 162
– nahe der Wachstumsfuge 163
– Therapie 162
– Übergangsfraktur 163
– Wulstfraktur 163
Frakturzeichen 14
Frühdumping 71
Fundoplicatio nach Nissen-Rosetti 151
– Komplikationen 152
– laparoskopische 152
Fundusvarizen 124
Furunkel 142

G

Gabel-Stellung 128
Galeazzi-Fraktur 129
– Therapie 130
Gasbrand 143
Gastrointestinale Blutung
– Blood-pool-Szintigraphie 125
– Diagnostik 125
– Einteilung nach Forrest 124
– Klinik 124
– Notfalloperation 125
– obere 124
– Therapie 125
– untere 124
– Ursachen 124
Gehirnerschütterung 30
Giving-way-Symptomatik 96
Glasgow-Coma-Scale 30
– für Kinder 31
– SHT-Schweregrad 31
Grünholzfraktur 162, 163
– gebogene 162
– gestauchte 162
Gummibauch 42

H

Halsumfang, zunehmender 5
Hämatemesis 124
Hämatochezie 124
Hämatom
– subkapsuläres, bei Milzruptur 159
Hämoptoe 54
Hämoptyse 54
Hautemphysem 2
Heiserkeit 5
Helicobacter-Eradikationstherapie 194
Hemihepatektomie 22
Hemikolektomie 36
Hepatozelluläres Karzinom 20

– Diagnostik 20
– Differenzialdiagnosen 20
– Klinik 20
– Leberresektion 22
– Prognose 22
– Risikofaktoren 20
– Therapie 22
Herzklappenprothesen 48
– biologische 48
– mechanische 48
Herz-Lungen-Maschine 48
Herztransplantation 99
Hiatoplastik 152
Hiatushernie, axiale 150
Hill-Sachs-Läsion 108
Hirnprellung 30
Hirnquetschung 30
Histokompatibilität 100
Hodentorsion 145
– Auslöser 146
– Brunnel-Zeichen 146
– Detorquierung 147
– Diagnostik 147
– Differenzialdiagnosen 146
– extravaginale 146
– intravaginale 146
– Klinik 146
– Prehn-Zeichen 146
– Prognose 148
– Therapie 147
Hoffmann-Tinel-Zeichen 204, 205
Horner-Syndrom 54
Humerusfraktur 211
– AO-Einteilung 212
– Begleitverletzungen 213
– Diagnostik 212
– Einteilung nach Neer 212
– Humeruskopfnekrose 213
– konservative Therapie 213
– Medianusparese 214
– Mobilisation nach 213
– Osteosynthese 213
– Radialisparese 214
– Reposition 213
– Röntgenbefund 212
– subkapitale 212
– Therapie 212
– Ulnarisparese 214
Hustenanprall 50
Husten, chronischer 53
Hutchinson-Fraktur 129
Hutchinson-Handgriff 93
Hydatidentorsion 146
– Therapie 148
Hypokaliämie, bei Ileus 209
Hypoparathyreoidismus 7

I

Ikterus 111, 112, 199
– schmerzloser 112, 200
– Ursachen 112
Ileus 207, 208
– akutes Abdomen 104
– Bridenileus 210
– Diagnostik 209
– Erstmaßnahmen 209
– funktioneller 208
– mechanischer 208
– Operation 209
– Pathophysiologie 209
– Röntgenbefund 208
– systemische Störungen 209
– Ursachen 208
Intrakranielle Blutungen 66
Intrazerebrale Blutung 66
Intussuszeption, rektale 93
Invagination 91
– bei Erwachsenen 93
– Diagnostik 92
– Hutchinson-Handgriff 93
– hydrostatische Reposition 92
– Klinik 92
– Rezidivneigung 93
– sonographischer Befund 92
– Therapie 92

K

Karotisinsuffizienz 38
Karpaltunnelsyndrom 203
– Ätiologie 204
– Atrophie der Thenarmuskulatur 204
– Diagnostik 204, 205
– Hoffmann-Tinel-Zeichen 204
– Klinik 204
– Oppositionsprüfung 204
– Pathogenese 204
– Phalen-Test 204
– Sensibilitätsminderung 204
– Therapie 205
Kehr-Zeichen 158
Keilwirbel 62
Kniebinnentrauma 95, 96
Knie, Untersuchungstests 96
Knöchel-Arm-Index 119
Koagulationsnekrose 196
Kokardenphänomen 26
Kolektomie 36, 134
Kolitis
– unspezifische 78
Kolonkarzinom 33, 34
– Abdomensonographie 34
– Diagnostik 34
– Histologie 35
– Metastasierung 35
– Nachsorge 36
– Operationsverfahren 35
– Risikofaktoren 34
– Stadieneinteilung nach UICC 35
– Therapie 35
Kompressionsileus 208
Koronare Herzkrankheit 187
– Angina pectoris 188
– Ätiologie 188
– Bypass-Operation 190
– Klinik 188
– konventionelle Therapie 190
– Koronarangiographie 189
– Koronar-Computertomographie 190
– perkutane transluminale Koronarangioplastie 190
– Therapieindikationen 189
Koronarsyndrom, akutes 170, 188
Krallenhand 214
Kreuzbandersatz 97
Kreuzbandruptur 95, 96
– Analgesie 96
– Diagnostik 96
– Erstmaßnahmen 96
– Klinik 96
– Komplikationen 97
– Magnetresonanztomographie (MRT) 97
– Nachsorge 97
– Therapie 97
Krukenberg-Tumor 69
Kyphoplastie 61

L

Lanz-Punkt 26
Laugeningestion 88
Lebermetastasen 183, 184
– Diagnostik 184
– Down-Sizing 185
– Radiofrequenzthermoablation 185
– Resektion 184
– Resektionsoperationen 184
– Restaging 184
– stereotaktische Bestrahlung 185
– Therapie 184
– transarterielle Chemoembolisation 185
Leberresektion 22
Leichenspende 100
Leistenhernie 49, 50
– Ätiologie 50
– Differenzialdiagnosen 50
– direkte 50
– Hustenanprall 50
– indirekte 50
– Klinik 50
– minimal-invasive Operation 51
– Operation nach Lichtenstein 51
– Operation nach Rutkow 51
– Operation nach Shouldice 51
– Operationskomplikationen 51
– Pathogenese 50
– TAPP-Operation 51
– TEP-Operation 51
– Therapie 51
Leistenkanal 50
Leriche-Syndrom 118
Linksappendizitis 78
Lobektomie 56
Lungenembolie 169
– Elektrokardiographie 171
– Embolektomie 172
– Klinik 170
– Lysetherapie 172
– Therapie 172
Lungenresektion, thorakoskopische 4
Lysetherapie 172

M

Magenfrühkarzinom 70
Magenkarzinom 67
– Ausbreitung 69
– Chemotherapie 70
– Diagnostik 68
– Gastroskopie 68
– histologische Einteilung 69
– Klinik 68
– Lauren-Einteilung 69
– Metastasierung 69
– Nachbehandlung 70
– Operationsverfahren 70
– Palliativverfahren 70
– Risikofaktoren 69
– Staging 68
– Therapie 70
Maisonneuve-Fraktur 14
Malabsorption 71
Mallory-Weiss-Syndrom 124
Malnutrition 71
Mamillenekzem 155
Mamillenretraktion 155
Mammakarzinom 153, 154
– brusterhaltende Therapie 156
– Diagnostik 154
– Mammographie 154
– Mastektomie 156
– Metastasierung 156
– neoadjuvante Chemotherapie 156
– Röntgenbefund 154
– Sonographie 154

– Staging 154
– Symptome 155
– Therapie 156
– WHO-Formen 155
Manschettenresektion 56
Mantelpneumothorax 2
Mastitis 155
McBurney-Punkt 26
McGinn-White-Syndrom 171
Meckel-Divertikel 175, 176
– Behandlung 176
– Diagnostik 176
– Entartung 176
– Entzündung 176
– Komplikationen 176
– Symptome 176
– Therapie 177
– Ursache 176
Medianusparese 204, 214
– Klinik 204
Mediastinalshift 3
Melaena 124
Mesenterialarterienverschluss 137
– klinische Phasen 137
Mesenterialischämie 135, 136
– Computertomographie 136, 137
– Computertomographie (CT) 135
– Differenzialdiagnosen 136
– Duplex-Sonographie 138
– Klinik 136
– nicht okklusive 137
– Pathogenese 136
– Prognose 138
– Stadien 136
– Therapie 138
Mesenterialvenenthrombose 137
Metastasen
– Leber 184
– metachrone 184
– synchrone 184
Milzruptur 157, 158
– Computertomographie 159
– Klinik 158
– Laparotomie 160
– Sonographie 158
– Therapie 159
– Therapie n. Verletzungsmuster 159
– Ursachen 159
– zweizeitige 159
Miserere 208
Monteggia-Fraktur 129
– Therapie 130
Morbus Crohn 131, 132
– Ätiologie 132
– chirurgische Therapie 134
– Darmresektion 134

– Diagnostik 133
– Epidemiologie 132
– Fistelbildung 133
– Histologie 132
– Kolektomie 134
– Koloskopie 133
– Komplikationen 133
– konservative Therapie 134
– Strikturen 133
– Strikturoplastik 134
– Verlaufsformen 132
Murphy-Zeichen 112

N
Nephroblastom 73, 74
– bei Erwachsenen 76
– Epidemiologie 74
– genetische Komponente 76
– Histologie 74
– intraoperative Stadieneinteilung 75
– Klinik 74
– Pathogenese 74
– Syndromassoziation 76
– Therapie 75
Neuner-Regel nach Wallace 197

O
Oberbauchschmerzen 19, 41, 111
Operation nach Lichtenstein 51
Operation nach Rutkow 51
Operation nach Shouldice 51
OPSI-Syndrom 160
Orchidopexie 148
Ösophagektomie 218
Ösophagusdivertikel 216
Ösophaguskarzinom 215
– Ätiologie 217
– Computertomographie 216
– Diagnostik 216
– Epidemiologie 217
– Klinik 216
– Metastasierung 217
– Nachsorge 218
– Palliativmaßnahmen 217
– Therapie 217
– TNM-Klassifikation 217
Ösophagusperforation 88
Ösophagusverätzung 87, 88
– Erstmaßnahmen 88
– Komplikationen 89
– Nachbehandlung 89
– Ösophagektomie 89
– Spätfolgen 89
– Stadieneinteilung 88
Osteoporose 60
– primäre 60

– sekundäre 61
– Therapie 62

P
Pankreaskarzinom 199, 200
– Diagnostik 200
– Einteilung 201
– Histologie 201
– kurative OP 201
– Nachsorge 202
– palliative Operationen 202
– Therapie 201
– TNM-Klassifikation 201
Pankreatitis, akute 41
– Arrosionsblutung 44
– Autodigestion 44
– biliäre 42
– Computertomographie 42
– Diagnostik 42
– Fettstühle 44
– Klinik 42
– Komplikationen 43
– nekrotisierende 42
– ödematöse 42
– Pseudozysten 44
– Therapie 43
– Ursachen 42
Pankreatitis, chronische 42
Parierfraktur 129
– Therapie 130
Parkland-Formel, modifiziert nach Baxter 198
partiell reversible ischämische neurologische Symptome 38
Payr-Zeichen 96
Peau d'orange 155
Periphere arterielle Verschlusskrankheit 117
– Ätiologie 118
– Beckentyp 118
– Bypassoperation 120
– Diagnostik 119
– digitale Subtraktionsangiographie 119
– Einteilung nach Fontaine-Ratschow 120
– klinische Untersuchung 118
– konservative Therapie 120
– Oberschenkeltyp 118
– perkutane transfemorale Angioplastie 120
– Therapie 120
– Unterschenkeltyp 118
Perkutane transfemorale Angioplastie 120
Perkutane transluminale Koronarangioplastie 190

Phalen-Test 204, 205
Phlegmone 142
Pivot-shift-Test 96
Pneumektomie 56
Pneumothorax 2
– ätiologische Einteilung 2
– Diagnostik 3
– Mantelpneumothorax 2
Polytrauma 63, 64
– Definition 64
Prehn-Zeichen 146
prolongiertes ischämisches neurologisches Defizit 38
Pronationstrauma 14
Pseudarthrose, bei Skaphoidfraktur 85
Pseudokidney-Zeichen 92
Psoaszeichen 26

R

Radialisparese 214
Radiusfraktur, distale 128
– beim Kleinkind 161, 162
– Therapie 130
– Typ Barton 129
– Typ Colles 128
– Typ Hutchinson 129
– Typ Reverse-Barton 129
– Typ Smith 128
Radiusköpfchenfraktur 129
– Therapie 130
Recurrensparese 7
Refluxösophaggitis
– Los-Angeles-Klassifikation 151
Refluxösophagitis 149
– 24-h-Langzeit-pH-Metrie 151
– Diagnostik 151
– Differenzialdiagnosen 150
– Klinik 150
– Los-Angeles-Klassifikation 151
– Pathogenese 150
– Therapie 151
Rektumkarzinom 165, 166
– Diagnostik 166
– Einteilung 167
– Klinik 166
– Metastasierung 167
– Operationskomplikationen 168
– Operationsverfahren 168
– Therapie 167
– TNM-Klassifikation 167
Reverse-Barton-Fraktur 129
Roemheld-Syndrom 188
Rotatorenmanschettenruptur 108
Rovsing-Zeichen 26

S

Schädel-Hirn-Trauma 29, 30
– Ätiologie 30
– Computertomographie 31
– Diagnostik 31
– direkt offenes 30
– Epidemiologie 30
– Hirndruck bei 31
– indirekt offenes 30
– Klinik 30
– Schweregrad 30
– Therapie 32
Schädelprellung 30
Schaufensterkrankheit 118
Schenkelhalsfraktur 179, 180
– Komplikationen 180
– Röntgendiagnostik 180
Schießscheibe 92
Schilddrüsenkarzinom 5
– Diagnostik 6
– Einteilung 6
– Klinik 6
– Nachsorge 8
– Radioiodtherapie 7
– Therapie 7
Schlaganfall 38
Schmerzen
– akutes Abdomen 104
– Bauch, akute 135
– Hand 203
– Handgelenk 83
– Hüfte 179
– linker Unterbauch 77
– Oberbauch 41, 111
– parietale 104
– rechter Bauch 131
– rechter Oberbauch 19
– rechtsseitiger Unterbauch 25
– viszerale 104
– Wade 117
Schockindex 158
Schockraum 64
Schockraumaufnahme 64
Schubladentest 96
Schulterluxation 107
– Komplikationen 108
– posttherapeutisches Vorgehen 109
– Rezidivwahrscheinlichkeit 109
– Röntgendiagnostik 108
– Therapie 108
– Verhaltensmaßregeln 109
– vordere 108
Schulterreposition 109
Schultersteife 213
Schwurhand 214
Segmentresektion 56

Sentinellymphnod-Ektomie 156
Sigmakarzinom 183
Sigmaresektion 36, 80
– Diskontinuitätsresektion nach Hartmann 80
– laparoskopische 80
– offene 80
Skaphoidfraktur 83, 84
– Kahnbeinquartett 84
– Klinik 84
– Komplikationen 85
– konservative Therapie 85
– primäre Diagnostik 84
– Retentionszeiten 85
– Röntgenbefund 84
– Schrqaubenosteosynthese 85
– sekundäre Diagnostik 84
– Therapie 85
Spannungspneumothorax 1
– Diagnostik 3
– Differenzialdiagnosen 2
– Klinik 2
– Pathogenese 2
– Röntgenbefund 3, 4
– Therapie 2
– Thoraxdrainage 3
Spätdumping 71
Splenektomie 160
– Komplikationen 160
– Nachbehandlung 160
– OPSI-Syndrom 160
– Pneumokokkenimpfung 160
– Thrombose 160
Spontanpneumothorax 2
– ätiologische Einteilung 2
– Therapie 4
Sportverletzungen der Hand 84
Sprunggelenk, oberes 16
Sprunggelenksfraktur 13
– bimalleoläre 16
– Diagnostik 14
– Einteilung nach Denis und Weber 16
– Klinik 14
– Maisonneuve-Fraktur 14
– Spätfolgen 17
– Therapie 16
– trimalleoläre 16
– Weiterbehandlung 16
Sputum, blutiges 53
Steinmann-II-Zeichen 96
Steinmann-I-Zeichen 96
Strangulationsileus 208
Strikturoplastik 134
Struma 5
Subarachnoidalblutung 65, 66
Subduralblutung 65, 66

Supinationstrauma 14
sympathische Reflex-
  dystrophie 130

T
Tabatière 84
Teerstuhl 68, 124
Tetanus
– Prophylaxe 163
Thoraxdrainage
– nach Bülau 3
– nach Monaldi 3
– Vorgehen 3
Thoraxschmerz, akuter 169
– belastungsabhängiger 187
– Differenzialdiagnosen 170, 189
– Labordiagnostik 170
Thromboseprophylaxe, bei Sprung-
  gelenksfraktur 17
Thyreoidektomie
– Hormonsubstitution 7, 8
Totenstille 208
Traktionsdivertikel 216
Transarterielle Chemo-
  embolisation 185
Transitorische ischämische
  Attacke 38
Transplantation 99
– Abstoßungsreaktionen 101
– Abstoßungstherapie 102
– allogene 100
– autologe 100
– auxiliäre 100
– CMV-Infektion 102
– Erhaltungstherapie 102
– heterologe 100
– heterotope 100
– Immunsuppression nach 101
– Induktionstherapie 101
– Kompatibilitätstestung 101
– Komplikationen 102
– orthotope 100
– Pilzinfektionen 102
– postmortale 100
Transplantationsgesetz 100
Transversumresektion 36

Trisegmentektomie 22
Troponin 170
True-a.p.-Aufnahme 108
Tubentorsion 106
Tumornachsorge-
  untersuchungen 185

U
Übergangsfraktur 163
Überlauferbrechen 104
Ulcus duodeni 123, 124
Ulkuskrankheit 193
– Pathogenese 193
– Therapie 194
Ulkusperforation 191
– Operation 193
– Röntgenbefund 192, 193
unhappy triad 96
Unterarmfraktur 127
– Chassaignac-Lähmung 129
– Diagnostik 129
– Galeazzi-Fraktur 129
– Komplikationen 130
– Monteggia-Fraktur 129
– Parierfraktur 129
– Radiusfraktur, distale 128
– Radiusköpfchenfraktur 129
– Röntgendiagnostik 129
– Therapie 129
Unterbauchschmerzen 25, 77

V
Verbrennungen 195
– Ausmaß 197
– Eindringtiefe 197
– Erstmaßnahmen 196
– Herzog-Klassifikation 197
– Komplikationen 198
– Neuner-Regel nach Wallace 197
– Ödemphase 198
– Pathophysiologie 196
– Rückresorptionsphase 198
– Schweregrade 197
– Therapie 197
Verbrennungskrankheit 198

Verbrennungszentrum,
  Aufnahmekriterien 197
Verschlussdruckmessung 119
Vertebroplastie 61

W
Wadenschmerzen 117
Weber-Frakturen 16
Weichteilinfektion 141, 142
– Antibiotikatherapie 143
– chirurgische Therapie 143
– Erstmaßnahmen 143
– Klinik 142
– oberflächliche 142
– tiefe nekrotisierende 142
– Verlaufsformen 142
Wilms-Tumor 74
Wirbelkörperfraktur 59, 60
– Diagnostik 60
– Einteilung 60
– Fixateur interne 61
– Kyphoplastie 61
– Röntgenbefund 60
– Spätfolgen 62
– Therapie 61
– Vertebroplastie 61
Wulstfraktur 163

X
Xenotransolantation 100

Z
Zenker-Divertikel 216
zerebrovaskuläre Insuffizienz
– Stadieneinteilung n. Vollmer 38
Zerebrovaskuläre Insuffizienz 37
– Angioplastie 40
– Angioplastie bei 40
– Ätiologie 39
– Carotid Endarterectomy 40
– Diagnostik 39
– Duplex-Sonographie 39
– Klinik 38
– klinische Stadien 38
– Therapie 40

DAS MÜNDLICHE EXAMEN

Praxis und Theorie für Tag 1 und 2

Mit den Büchern dieser Reihe bist Du bestens gewappnet, um Deinen Prüfern in der mündlich-praktischen Prüfung des 2. Staatsexamens Rede und Antwort zu stehen:

- **Garantiert professionell auftreten** dank zahlreicher Tipps und Fakten zu Vorbereitung und Ablauf der Mündlichen
- **Die perfekte Anleitung für den 1. Prüfungstag am Krankenbett** – Schritt für Schritt: Anamnese, Untersuchungsmethoden, Diagnostik
- **Anschauliche Flussdiagramme** der häufigsten Leitsymptome
- **Optimale Vorbereitung auf die Patientenpräsentation** durch alltags- und prüfungsrelevante Fälle
- **Ideales Training** nach dem Frage-Antwort-Prinzip anhand der aktuellsten Prüfungsprotokollfragen

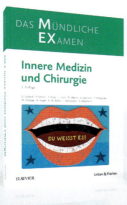

ISBN 978-3-437-41057-4

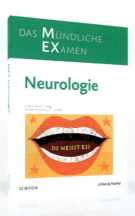

978-3-437-41183-0

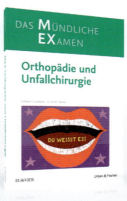

978-3-437-41851-8

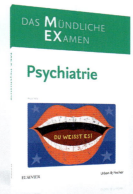

978-3-437-41911-9

MEX – DU LIEST ES, DU VERSTEHST ES, DU WEISST ES!

Bestellung unter www.shop.elsevier.de oder bestellung@elsevier.de

ELSEVIER

KLINIKPRAXIS

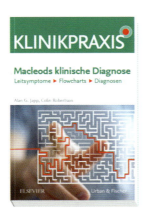

Japp, Alan G.
Macleods Klinische Diagnose

Macleods klinische Diagnose: Mit Flowcharts vom Leitsymptom zur Diagnose

- **Praktische Vorgaben für zahlreiche Leitsymptome:** Überblick durch farbige Flowcharts, dazu farbcodierte Hintergrundinformationen mit Erklärungen, auch bei atypischer Symptomatik.
- **Sicheres Behandeln:** schnelles Erkennen der „red flags", Management lebensbedrohlicher Zustände, Durchführung aller notwendigen Untersuchungen.
- **Stellen einer fundierten Diagnose:** systematisches Zusammenführen von Informationen aus Anamnese, Untersuchung und Diagnostik und Ausschluss der Differentialdiagnosen.
- **Konkrete Anleitung für das erste Arbeiten am Patienten:** Ideal für Famulatur, Blockpraktikum und PJ bis hin zur Assistenzzeit.

KLINIKPRAXIS: Gut vorbereitet in die Patientenversorgung!

1. Aufl., Feb 2018, 432 S.,
124 farb./12 sw. Abb., Kartoniert.
ISBN 978-3-437-42203-4

Abonnieren Sie unseren Newsletter unter www.elsevier.de/newsletter

Bestellen Sie in Ihrer Buchhandlung oder unter www.elsevier.de bzw. bestellung@elsevier.de
Tel. (0 70 71) 93 53 14 / Fax (0 70 71) 93 53 24

Weitere Informationen und Preise finden Sie unter www.shop.elsevier.de

Empowering Knowledge
www.elsevier.de

ELSEVIER